全国高职高专药学类专业规划教材（第三轮）

中药制剂技术

第 2 版

（供中药学、中药制药、药物制剂技术、药品生产技术专业用）

主　编　李忠文
副主编　梁伟玲　牛小花　黄福荣　杨佀志　马春娟
编　者　（以姓氏笔画为序）
　　　　马春娟（长春医学高等专科学校）
　　　　王　帆（安徽中医药高等专科学校）
　　　　王　咏（江苏医药职业学院）
　　　　王文心（山东省食品药品检验研究院）
　　　　牛小花（重庆三峡医药高等专科学校）
　　　　李忠文（山东医学高等专科学校）
　　　　李彩艳（山西卫生健康职业学院）
　　　　杨佀志（山东医药技师学院）
　　　　杨怡君（山东医学高等专科学校）
　　　　肖　然（北京卫生职业学院）
　　　　欧阳若水（广东江门中医药职业学院）
　　　　黄福荣（楚雄医药高等专科学校）
　　　　梁伟玲（山东中医药高等专科学校）

中国健康传媒集团
中国医药科技出版社

内 容 提 要

本教材是"全国高职高专药学类专业规划教材（第三轮）"之一，根据中药制剂技术课程标准的基本要求和课程特点编写而成，内容上涵盖中药制剂工作基础知识、中药制剂通用技术、液体制剂、浸出制剂、注射剂、片剂、丸剂、胶囊剂、外用膏剂、栓剂、中药制剂新技术与新剂型、中药制剂稳定性等12章、22个实训项目。本教材紧密结合当前行业发展和岗位实际要求，充分体现新技术、新工艺和新规范，具有标准新、理论知识与实践技能并重、适用性强等特点。本教材为书网融合教材，配套有教学课件、微课视频、目标检测答案解析、重点小结和试题库等。

本教材供全国高职高专院校中药学、中药制药、药物制剂技术、药品生产技术等专业师生教学使用，也可作为相关从业人员学习参考用书。

图书在版编目（CIP）数据

中药制剂技术／李忠文主编. -- 2版. -- 北京：中国医药科技出版社，2024.11. --（全国高职高专药学类专业规划教材）. -- ISBN 978-7-5214-4976-1

Ⅰ. R283

中国国家版本馆 CIP 数据核字第 2024ZL1196 号

美术编辑 陈君杞

版式设计 友全图文

出版 **中国健康传媒集团** | 中国医药科技出版社

地址 北京市海淀区文慧园北路甲 22 号

邮编 100082

电话 发行：010 - 62227427　邮购：010 - 62236938

网址 www.cmstp.com

规格 889mm×1194mm $\frac{1}{16}$

印张 18 $\frac{1}{4}$

字数 521 千字

初版 2015 年 8 月第 1 版

版次 2025 年 1 月第 2 版

印次 2025 年 1 月第 1 次印刷

印刷 天津市银博印刷集团有限公司

经销 全国各地新华书店

书号 ISBN 978 - 7 - 5214 - 4976 - 1

定价 **59.00 元**

获取新书信息、投稿、为图书纠错，请扫码联系我们。

数字化教材编委会

主　编　马春娟　杨怡君

副主编　李忠文　梁伟玲　牛小花　黄福荣　杨佃志

编　者　（以姓氏笔画为序）

马春娟（长春医学高等专科学校）

王　帆（安徽中医药高等专科学校）

王　咏（江苏医药职业学院）

王文心（山东省食品药品检验研究院）

牛小花（重庆三峡医药高等专科学校）

李忠文（山东医学高等专科学校）

李彩艳（山西卫生健康职业学院）

杨佃志（山东医药技师学院）

杨怡君（山东医学高等专科学校）

肖　然（北京卫生职业学院）

欧阳若水（广东江门中医药职业学院）

黄福荣（楚雄医药高等专科学校）

梁伟玲（山东中医药高等专科学校）

出版说明

　　全国高职高专药学类专业规划教材，第一轮于2015年出版，第二轮于2019年出版，自出版以来受到各院校师生的欢迎和好评。为深入学习贯彻党的二十大精神，落实《国务院关于印发国家职业教育改革实施方案的通知》《关于深化现代职业教育体系建设改革的意见》《关于推动现代职业教育高质量发展的意见》等有关文件精神，适应学科发展和高等职业教育教学改革等新要求，对标国家健康战略、对接医药市场需求、服务健康产业转型升级，进一步提升教材质量、优化教材品种，支撑高质量现代职业教育体系发展的需要，使教材更好地服务于院校教学，中国健康传媒集团中国医药科技出版社在教育部、国家药品监督管理局的领导下，组织和规划了"全国高职高专药学类专业规划教材（第三轮）"的修订和编写工作。本轮教材共包含39门，其中32门为修订教材，7门为新增教材。本套教材定位清晰、特色鲜明，主要体现在以下方面。

1. 强化课程思政，辅助三全育人

　　贯彻党的教育方针，坚决把立德树人贯穿、落实到教材建设全过程的各方面、各环节。教材编写将价值塑造、知识传授和能力培养三者融为一体。深度挖掘提炼专业知识体系中所蕴含的思想价值和精神内涵，科学合理拓展课程的广度、深度和温度，多角度增加课程的知识性、人文性，提升引领性、时代性和开放性，辅助实现"三全育人"（全员育人、全程育人、全方位育人），培养新时代技能型创新人才。

2. 推进产教融合，体现职教特色

　　围绕"教随产出、产教同行"，引入行业人员参与到教材编写的各环节，为教材内容适应行业发展献言献策。教材内容体现行业最新、成熟的技术和标准，充分体现新技术、新工艺、新规范。

3. 创新教材模式，岗课赛证融通

　　教材紧密结合当前实际要求，教材内容与技术发展衔接、与生产过程对接、人才培养与现代产业需求融合。教材内容对标岗位职业能力，以学生为中心、成果为导向，持续改进，确立"真懂（知识目标）、真用（能力目标）、真爱（素质目标）"的教学目标，从知识、能力、素养三个方面培养学生的理想信念，提升学生的创新思维和意识；梳理技能竞赛、职业技能等级考证中的理论知识、实操技能、职业素养等内容，将其对应的知识点、技能点、竞赛点与教学内容深度衔接；调整和重构教材内容，推进与技能竞赛考核、职业技能等级证书考核的有机结合。

4. 建新型态教材，适应转型需求

　　适应职业教育数字化转型趋势和变革要求，依托"医药大学堂"在线学习平台，搭建与教材配套的数字化课程教学资源（数字教材、教学课件、视频及练习题等），丰富多样化、立体化教学资源，并提升教学手段，促进师生互动，满足教学管理需要，为提高教育教学水平和质量提供支撑。

前言 PREFACE

中药制剂技术是中药学、中药制药专业的专业核心课程，是一门综合性应用技术学科，也是促进中药制剂质量提高、推进中医药事业向前发展的主干学科，对学生职业能力培养、职业素养形成和医药行业岗位适应能力提升起着重要支撑作用。

本教材围绕立德树人根本任务，参考高等职业院校中药制药、中药学专业国家教学标准，以中药制剂岗位能力需求为依据，以职业能力培养为中心，总结当前《中药制剂技术》教材使用经验，融入国家药品标准、"1＋X"职业技能等级标准和药事管理法律法规的要求，切实贯彻坚持药品生产安全和用药安全的准则，按照本套教材编写原则和要求编写而成。

本版教材在上一版教材的基础上进行了全面的梳理、调整和更新，具有以下特点。

1. 立足岗位要求，优化整合教材内容　增加新工艺、新技术、新剂型、新辅料，删除落后于时代发展的陈旧内容；以现行版《中华人民共和国药典》（以下简称《中国药典》）为依据，规范剂型概念、质量要求与质量控制；体现了教材的科学性、先进性和适用性。

2. 对接岗位实际，促进书证课证融通　充分考虑学生考取相关职业资格证书和职业技能证书的需要，内容选取涵盖相关的考试内容，实现"书证融通""课证融通"，为"1＋X"证书制度的落实提供有力支撑。

3. 改善模块设计，体现职业教育属性　增加"情境导入"模块，借助真实工作情景开启各章内容的学习；设置"知识链接"，将中医药文化、立德树人的职业教育理念融入教材中，达到知识传授和价值引领的有机统一；设置"重点小结""目标检测"，将每章重点难点归纳梳理，及时反馈学习目标达成情况。

4. 注重素养教育，强化"德技并修"理念　增加素质目标，将依法制药、药品质量意识、安全意识、爱岗敬业、精益求精、严谨规范等职业道德、工匠精神贯穿于教材中，培养学生职业素养，使学生成为德才兼备的新时代劳动者和技术技能人才。

5. 纸数教材同步，资源融合服务教学　本教材同步建设了以纸质教材内容为核心的多样化数字教学资源，从广度、深度上拓展纸质教材内容。学生可以灵活自主学习，为多元化的人才培养提供更多的信息知识支持。

参加教材编写的老师具体分工：李忠文编写第一章，杨佃志、欧阳若水编写第二章，黄福荣编写第三章，梁伟玲编写第四章，王帆编写第五章，李彩艳编写第六章，王咏编写第七章，牛小花编写第八章，杨怡君编写第九章，马春娟编写第十章，肖然编写十一章，王文心编写十二章。本教材可供高职高专中药学、中药制药专业师生使用，亦可作为相关从业人员学习参考用书。

本教材编写过程中，得到了各位编者所在单位的大力支持，在此表示衷心感谢。鉴于编者水平所限，书中疏漏之处在所难免，望广大读者提出宝贵意见。

编　者
2024 年 7 月

CONTENTS 目录

第一章 中药制剂工作基础知识

PPT

学习目标

知识目标

通过本章学习，应能掌握中药制剂工作中的常用术语，药物剂型的分类，中药剂型选择的基本原则；熟悉药物剂型的重要性，药用辅料的分类及其功能，《中华人民共和国药典》概况；了解中药制剂的发展与今后任务，相关药事法规。

能力目标

能运用中药制剂工作基础知识区分剂型与制剂，并进行药物剂型的分类；具备熟练查阅《中华人民共和国药典》相关内容的能力。

素质目标

通过本章学习，树立严谨规范、依法制药的职业精神，增强爱国情感及中医药文化自信心和自豪感，强化中医药事业传承创新的责任感和使命感。

情境导入

情境：双黄连方剂是由清代《温病条辨》中记载的银翘散药方精简而来，医药工作者结合古代经验方，用双黄连（金银花、黄芩、连翘）加减制成汤剂治疗外感风热引起的感冒、发热、头痛、咽痛、咳嗽等病症，取得较好的疗效。如今双黄连口服液、双黄连颗粒已进入百姓家小药箱，药店里还有双黄连胶囊、双黄连泡腾片、双黄连注射剂等药品。

思考：1. 同样含有金银花（双花）、黄芩、连翘三种中药，为什么生产汤剂、口服液、颗粒、胶囊、片剂、注射剂等多种剂型？

2. 上述双黄连药品中存在哪些不同之处？

3. 为保证药品质量应遵循的法定依据有哪些？

第一节 概 述

一、中药药剂学与中药制剂技术

中药药剂学是以中医药理论为指导，运用现代科学技术研究中药制剂的基本理论、处方设计、制备工艺、质量控制与合理应用等内容的一门综合性应用技术科学。中药药剂学研究的内容主要包括中药制剂学和中药调剂学。

中药制剂技术是指在中药药剂学理论指导下，研究中药制剂生产和制备技术的综合性应用技术学科。

中药材、中药饮片在用于临床前，一般应当依据中药药剂学的理论指导，通过中药制剂技术加工制成适合于治疗或预防疾病需要的安全、有效、稳定、经济、质量可控、方便使用的临床给药形式。中药制剂技术是中医药学的重要组成，是连接中医与中药的桥梁与纽带，也是实现从实验室向工厂产业化转化的关键环节。中药制剂技术伴随着现代制药新技术、新工艺、新设备、新辅料及新理论的发展而不断发展和完善，在一定程度上集中体现了现代科学技术和整体中医药行业的发展水平。中药制剂技术是促进中药制剂质量提高、推进中医药事业向前发展的主干学科，在医药工业和中医临床中占有重要地位。

二、常用术语

1. 药品　药品是指用于预防、治疗、诊断人的疾病，有目的地调节人的生理功能并规定有适应证或者功能主治、用法和用量的物质，包括中药、化学药和生物制品等。

2. 剂型　剂型是指将原料药加工制成适合医疗或预防疾病需要的应用的形式，即药物剂型，简称剂型。一般是指药物制剂的类别，如片剂、丸剂、颗粒剂、胶囊剂、汤剂、煎膏剂、注射剂等，目前常用的中药剂型有 40 余种。

3. 制剂　制剂是指根据药典、药品监督管理部门批准的标准或其他规定的处方，将原料药物按某种剂型制成的具有一定规格的药物制品，即药物制剂，简称制剂。如板蓝根颗粒、通宣理肺丸、银黄口服液等。

4. 原料药物　原料药物是指用于制剂制备的活性物质，包括中药原料药物、化学药原料药物（简称原料药）和生物制品原料药物。中药原料药物系指饮片、植物油脂、提取物、有效成分或有效部位。

5. 辅料与物料　辅料是指生产药品和调配处方时所用的赋形剂和附加剂。物料是指制剂生产过程中所用的原料、辅料和包装材料等物品的总称。

6. 中药材与中药饮片　中药材是指药用植物、动物或矿物的药用部分采收后经产地初加工形成的原料药材。中药饮片是指药材经炮制后可直接用于中医临床或制剂生产使用的处方药品。

三、中药制剂技术的任务

1. 学习、继承和整理中医药学中有关中药制剂的理论、技术与经验　将我国历代医药典籍中传统剂型和品种、制备理论、技术和经验等内容进行发掘整理，使其系统化、科学化，为发展中药制剂奠定基础。

2. 加强中药制剂基础理论研究　中药制剂理论包括中药制剂组方理论、药效物质提取、分离与纯化理论、制剂成型理论、化学动力学理论等，它是中药制剂从传统经验开发向现代科学技术开发过渡的重要研究内容。丰富、发展和完善中药制剂的理论体系，使中药制剂技术成为一门既有中医药特色，又具有先进理论和技术的学科，对促进中药新剂型与新制剂开发，提高中药制剂生产水平，优化中药制剂质量均有重要意义。

3. 充分吸收和应用现代科学技术研究成果，加速中药制剂现代化进程　在中医药理论指导下，积极应用和推广新技术、新设备和新工艺，不断提高传统中药制剂水平。积极开发中药制剂新技术，研发中药新剂型与新制剂，设计、开发适合于现代化中药制剂的生产设备，不断促进中药制药行业的发展。广泛应用现代分析技术和检测手段控制中药制剂质量也是中药制剂的重要任务。

4. 研究和开发药用新辅料　新剂型、新技术的研究离不开新辅料的有力支撑，无论是速释、缓释、控释制剂或靶向制剂，首先必须选择优良的辅料。药用辅料对新剂型的开发和常规制剂质量的提高具有重要意义。

第二节 中药制剂技术的发展

一、中药制剂技术发展沿革

中药制剂技术是人类在与疾病长期斗争的实践中发展起来的，最初大多是将新鲜动植物药直接使用；经过长期的医疗实践，人们逐渐认识到为了更好地发挥药效和方便应用，需要将药物加以修治、加工。随着生产力的发展和长期的医药实践，人们进一步将药物制成不同剂型，剂型和制剂品种逐渐增加，药剂的制备技术不断提高，药剂的内容也越来越丰富。

远在夏禹时代，祖先们已掌握酿酒法并发现酒的作用，开始利用多种药物浸制成的药酒治疗疾病。在酿酒的同时发现了曲和曲剂的健脾胃、助消化和消积导滞功效。

商汤时期，伊尹首创汤剂并总结写出《汤液经》。汤剂是最早使用的剂型之一，晋代皇甫谧《针灸甲乙经》序中载有"伊尹以亚圣之才撰用神农本草，以为汤液"。可见，我国药剂的创用远远先于国外。

战国时期的《黄帝内经》是我国现存最早的系统医药典籍，提出了"君、臣、佐、使"组方原则，记载了汤（饮）、丸、散、丹、膏、药酒等剂型及其制法。

东汉《神农本草经》是我国现存最早的本草专著，论述了制药理论和制备法则。文中指出"药性有宜丸者，宜散者，宜水煮者，宜酒浸者，宜膏煎者，亦有一物兼宜者，亦有不可入汤酒者，并随药性，不得违越"，奠定了根据药性选择剂型的理论基础。东汉张仲景所著《伤寒杂病论》和《金匮要略》中记载有汤剂、丸剂、散剂、膏剂、酒剂、栓剂、糖浆剂等 10 余种剂型及其制备方法，并首次记载用动物胶汁、炼蜜、枣肉和淀粉糊为赋形剂的丸剂。

晋代葛洪所著《肘后备急方》记有铅硬膏、干浸膏、蜡丸、浓缩丸、锭剂、条剂、灸剂、尿道栓、饼剂等剂型；并将成药、防疫药剂及兽用药剂列专章论述。

梁代陶弘景编著的《本草经集注》指出"疾有宜服丸者，宜服散者，宜服汤者，宜服酒者，宜服膏煎者"，总结提出了依据疾病确定药物剂型和给药途径的理论。书中考证了古今度量衡，并规定了汤、丸、散、膏、药酒的制作常规，是近代制剂工艺规程的雏形。

唐代《新修本草》是我国第一部，也是世界上最早的国家药典，全书 54 卷，收载药物 800 余种。唐代孙思邈所著《备急千金要方》《千金翼方》，在收载各科应用方剂的同时，对制药理论、工艺和质量问题均有论述。

宋代成方制剂已有规模生产，并出现了官办药厂。由太师院颁布、陈师文等校正的《太平惠民和剂局方》是我国最早的一部中药制剂规范，记载成方制剂 788 种，并详述其制备方法。

明代李时珍编著的《本草纲目》是国内外公认的药学巨著，其收载药物 1892 种，附方 10000 余首，剂型 40 余种，除现代剂型中的片剂、注射剂等新剂型外，几乎都有记载，是对我国 16 世纪之前本草学的全面总结，充分体现了中华民族在中药药剂学漫长发展史中做出的重要贡献。

19 世纪初至 20 世纪中叶的 100 多年，片剂、注射剂、胶囊剂等近代药物剂型由西方引入我国，当时半封建半殖民地社会性质严重摧残了国内制药工业，大大束缚了祖国医学科学的发展，故此阶段中药制剂技术发展速度缓慢。

1949 年以后，国家十分重视中医药宝库的发掘和研究工作，制定了一系列旨在促进中医药事业发展的方针政策。1955 年在北京成立了中医研究院，设立中药剂型研究室，此后多地成立中药研究机构。1956 年全国各地创办中医学院，并相继设置中药专业。国家建立各级药品监督管理及检验机构，并陆续制定中成药制剂规范和中药制剂质量标准。政府先后颁布了多版含有中药材、中药饮片、单方和成方制剂的《中华人民共和国药典》（以下简称《中国药典》），以及《中华人民共和国药品管理法》《中药材生产质量管理规范》《药品生产质量管理规范》《药品经营质量管理规范》等药事法律法规，对中药的研制、生产、经营和使用进行了法律规范，加之现代科学技术的引入，在很大程度上保证了中药质量，促进了中药制剂技术学科的发展。

二、现代中药制剂技术进展

（一）新技术的研究

1. 粉碎技术 超细粉碎技术可促进有效成分的溶出、低温粉碎技术有利于常温下难以粉碎的物料粉碎。

2. 提取分离纯化技术 超临界流体萃取法、超声波提取法、大孔树脂吸附法、膜分离法与超滤法等中药提取、分离、纯化新技术的应用，使中药制剂前处理过程更加高效合理。

3. 浓缩干燥技术 减压蒸发、薄膜蒸发、多效蒸发、减压干燥、沸腾干燥、喷雾干燥以及冷冻干燥是目前中药制剂生产常用的浓缩干燥技术，有助于节能、环保或保护热敏成分、提高生产效率。

4. 中药制粒技术 挤压制粒、高速搅拌制粒、沸腾制粒、喷雾干燥制粒等制粒技术为中药颗粒剂、胶囊剂和片剂的成型与成品质量提供保障。

5. 中药包衣技术 采用不同包衣材料和包衣技术不仅可以掩盖药物不良嗅味、提高稳定性，还可以达到速释、缓释、控释、靶向的目的。

6. 固体分散技术 采用不同性质的固体材料作为载体制成的固体分散体可以达到速释、缓释和控释的目的。

7. 其他 包合技术、微囊（球）技术、脂质体技术、纳米制剂技术等对于掩盖药物不良嗅味、增加药物稳定性、使液体药物固体化、增加药物溶解度、改善药物吸收和靶向性给药等方面具有广阔的应用前景。

（二）新剂型的研究

中药剂型的发展大致经历了五个时代。

1. 第一代剂型 将药物经简单加工制成的传统药物剂型，如汤剂、丸剂、散剂、膏剂、栓剂等。

2. 第二代剂型 以机械化和自动化生产为标志，对药物释放未加以控制的近代药物剂型，如片剂、注射剂、胶囊剂等。

3. 第三代剂型 以减慢药物释放、延长药效、减少给药次数为目的的缓控释给药系统。

4. 第四代剂型 使药物浓集于靶器官、靶组织、靶细胞，提高疗效并降低全身毒副作用的靶向给药系统。

5. 第五代剂型 采用时辰生物学技术，使药物根据体内生理节律性变化和信息反馈脉冲式释放药物的智能化给药系统。

随着科学技术的进步，剂型的发展已远超出其原有的内涵，需要用药物传递系统（drug delivery system，DDS）来完善和丰富剂型对药物的载体功能。DDS 概念出现于 20 世纪 70 年代初，是指能将药物传递进入机体并通过控制药物在体内的释放速度、释放时间及释放部位来提高药物效能和安全性的载体，第三代至第五代剂型均属于 DDS。DDS 旨在提高药物的生物利用度和治疗指数，降低药物毒副作用以及提高患者的依从性。目前中药新剂型的研究侧重于口服缓、控释制剂，经皮吸收制剂与靶向制剂。

（三）新辅料的研究

中药制剂是由具有药效的原料药物和辅料所组成，辅料不仅是中药各种剂型研制的物质基础，而且与药物制剂的安全性、有效性、稳定性和患者的依从性密切相关。为了适应现代化药物剂型和 DDS 的发展，需要不断研究开发新的药用辅料。目前，天然高分子物质、纤维素衍生物、淀粉衍生物、半合成和合成油脂、合成表面活性剂、乙烯聚合物、丙烯酸聚合物、可生物降解聚合物等辅料的应用，为中药各类新剂型的研究创造了良好的条件，为缓控释制剂及靶向制剂的研究提供了必备的物质基础。

（四）质量控制的研究

随着科学技术的进步和药品质量的提升，国内外医药市场对中药制剂质量的要求不断提高，中药制剂质量标准的研究越来越受到重视，各种色谱、光谱技术及其联用技术分析的快速发展为中药制剂的质量控制提供了技术支持。高效液相色谱法（HPLC）、薄层色谱扫描法（TLCS）、气相色谱法（GC）等色谱分析方法兼具分离与分析双重功能，成为中药制剂质量控制的主流方法。原子吸收光谱（AAS）、超临界流体色谱（SFC）、高效毛细管电泳（HPCE）、离子色谱（IC）、核磁共振波谱（NMR）、气 – 质联用（GC – MS）、液 – 质联用（LC – MS）、DNA 分子鉴定、薄层 – 生物自显影等新技术已成为今后中药制剂质量控制的发展趋势。中药指纹图谱的建立使中药制剂的质量控制又上了一个新台阶。

第三节　中药制剂的剂型

一、中药制剂剂型的重要性

剂型是药物的传递体，是药物应用于临床的最终形式，对药效的发挥起着极为重要的作用，其重要性主要体现在以下几个方面。

1. 剂型可改变药物作用性质　如天花粉蛋白注射液用于中期引产，而天花粉制成水煎液口服发挥清热生津、清肺润燥作用。硫酸镁口服溶液剂可作泻下药，硫酸镁注射液静脉滴注能抑制大脑中枢神经，有镇静、解痉作用。

2. 剂型能调节药物作用速度　不同剂型，药物作用速度亦不同。如注射剂、吸入气雾剂等起效快，属速效制剂，常用于急救。普通片剂、胶囊剂、丸剂从口服到吸收需要崩解、溶解或溶散等过程，显效较慢。缓控释制剂、植入剂等显效更为缓慢，属长效制剂。我国古代医药典籍里记载的"欲速用汤，稍缓用散，甚缓者用丸"亦是对不同剂型药物显效速度快慢不同的描述。

3. 剂型可降低药物毒副作用　芸香草制成汤剂口服治疗咳喘病，有恶心、呕吐等不良反应，疗效不佳；但制成气雾剂给药不仅显效快，且剂量减少，副作用小。缓释与控释制剂，能控制药物释放速率并保持稳定的血药浓度，降低副作用。

4. 某些剂型使药物具有靶向作用　含有微粒分散体系的制剂，如脂质体、微乳、微球、纳米粒等制成的注射剂，在体内能被网状内皮系统的巨噬细胞所吞噬，使药物在肝、脾、肾、肺等器官分布较多，发挥药物的靶向治疗作用。

5. 剂型可改善患者依从性　将汤剂改为水果口味的口服颗粒后深受儿童患者的欢迎；将抗高血压药改为缓控释片后，既可克服血药浓度的峰谷现象、减轻患者的不良反应，又可减少服药次数，提高患者依从性。

6. 剂型可以提高药物稳定性　固体剂型中药物的稳定性通常高于液体剂型；包衣片的稳定性往往比素片要高；冻干粉针剂的稳定性明显好于常规注射剂。

二、中药制剂剂型的分类

（一）按形态分类

1. 液体剂型 包括露剂、糖浆剂、合剂、搽剂、注射液等。

2. 固体剂型 包括散剂、丸剂、颗粒剂、片剂、胶囊剂、粉针剂等。

3. 半固体剂型 包括软膏剂、乳膏剂、凝胶剂、糊剂等。

4. 气体剂型 包括气雾剂、喷雾剂、吸入粉雾剂等。

按剂型形态分类的方法比较简单，属于同一形态的剂型在制备工艺、包装和贮存、运输要求上有很多相似之处，如液体剂型制备时多采用溶解、分散等方法，固体剂型制备时多需要粉碎、过筛、混合及成型工艺。剂型按形态分类对生产、贮运有一定指导意义，但属于一种形态的剂型可以有不同的质量要求和不同的给药途径。

（二）按分散系统分类

1. 真溶液型 是指药物以分子或离子形态（直径小于1nm）分散在分散介质中所形成的均相分散体系。如露剂、口服溶液剂、甘油剂、醋剂等。

2. 胶体溶液型 是指一定大小的固体药物微粒或高分子药物分散在分散介质中所形成的不均匀（溶胶）或均匀（高分子溶液）分散体系，分散相质点的直径一般在 1～100nm 之间，如胶浆剂、涂膜剂、溶胶剂等。

3. 乳剂型 是指由两种互不相溶的液体组成，其中一种液体作为分散相（质点直径在 0.1～50μm）分散于另一种液体中形成的非均匀分散体系，如鱼肝油乳剂、静脉注射乳剂。

4. 混悬型 是指固体药物以微粒状态（质点直径0.1～100μm）分散在液体分散介质中形成的非均匀分散体系，如炉甘石洗剂。

5. 气体分散体型 气体分散体型是指液体或固体药物以微粒状态分散在气体分散介质中所形成的不均匀分散体系，如麝香祛痛气雾剂、复方丹参喷雾剂等。

6. 固体分散体型 是指药物以固体形式分散在其他固体介质（辅料）中形成的分散体系。如散剂、片剂、丸剂、颗粒剂等。

7. 微粒分散体型 是指借助一定的分散与包埋技术将药物与适宜载体制成具有一定粒径（微米级或纳米级）的微粒组成的固态、液态或气态药物制剂。如微球剂、微囊剂、脂质体、纳米球等。

按分散系统分类的剂型，对同属一个分散系统的剂型便于应用物理化学的原理阐明其特点和稳定性问题，但不能反映给药途径与用药方法对剂型的要求。

（三）按给药途径分类

1. 经胃肠道给药的剂型 药物通过口服进入胃肠道，有的在胃肠道发挥局部作用，多数经胃肠道吸收发挥全身作用。如丸剂、片剂、胶囊剂、颗粒剂、口服液、合剂等。经直肠给药的如灌肠剂、栓剂等。

2. 不经胃肠道给药的剂型

（1）注射给药剂型 如注射剂，包括静脉注射、肌内注射、皮下注射、皮内注射和穴位注射等。

（2）呼吸道给药剂型 如气雾剂、粉雾剂、喷雾剂等。

（3）皮肤给药剂型 如软膏剂、膏药、橡胶膏剂、凝胶剂、糊剂、搽剂、洗剂、贴剂、离子透入剂等。

（4）黏膜和腔道给药剂型 有滴眼剂、眼膏剂、滴鼻剂、滴耳剂、含漱剂、舌下片、栓剂、灌肠剂等。

按给药途径分类的剂型与临床应用紧密结合，可以反映给药途径与应用方法对剂型制备的特殊要求，如注射剂均要求无菌。但此分类法不能反映剂型的内在特性和工艺学的要求，如同样为注射给药的剂型，有溶液型、乳浊液型，还有固体粉末型，其制备工艺各不相同。

（四）按制备方法分类

将主要工序采用同样方法制备的剂型列为一类。如浸出制剂是将用浸出方法制备的汤剂、合剂、酒剂、酊剂、流浸膏剂与浸膏剂等归纳为一类。无菌制剂是将用灭菌方法或无菌操作法制备的注射剂、滴眼液等列为一类。按剂型制备方法分类有利于研究制备的共同规律，但归纳不全，不能涵盖全部剂型。

以上剂型的分类方法各有其特点，但均不够全面和完善，因此本教材根据医疗、生产实践、教学活动等方面长期沿用的习惯，采用综合分类的方法。

三、中药制剂剂型的选择原则

药物剂型可影响药物的作用性质、显效快慢、作用部位、持续时间和毒副作用等方面，不同剂型在其贮藏、运输、使用的便利程度上也不相同。因此，剂型的选择是中药药剂研究的一项重要内容，中药剂型选择的基本原则如下。

（一）根据防治疾病需要选择剂型

由于病有缓急，症有表里，应当因病施治，对症下药。一般对于急症应选择奏效迅速的剂型，如注射剂、气雾剂、舌下片、口服液等；慢性病通常选择作用缓和、药效持久的剂型，如丸剂、缓控释片剂、煎膏剂等；皮肤疾患一般选用软膏剂、乳膏剂、洗剂、涂膜剂等；某些部位的黏膜用药可选择栓剂、甘油剂、凝胶剂等。

（二）根据药物性质选择剂型

有些药物只有加工成适宜的剂型，才能更好地发挥药效。如妇科通经丸处方中因含有巴豆、雄黄等毒性药物，故选择制成蜡丸；三七三醇皂苷、青藤碱均会引起胃部不适、恶心等胃肠道刺激症状，其口服制剂分别是三七通舒肠溶胶囊和正清风痛宁肠溶片，旨在减轻药物的不良反应。再如，胰酶遇胃酸易失去活性，制成肠溶制剂，使其药效得以充分发挥。

（三）根据方便性要求选择剂型

中药剂型的选择应首先满足防治疾病需要和药物性质的要求，还应考虑生产、运输、贮藏、携带和应用方便（"五方便"）等要求。对儿童用药尽量做到色美、味香、剂量适宜和剂型多样，方便儿童使用。

总之，在选择药物剂型时，应统筹考虑，综合判断，力求使药物剂型符合"三小"（剂量小、毒性小、副作用小）、"三效"（高效、速效、长效）、"五方便"和成本低廉等要求。

第四节　中药制剂的原辅料

一、中药制剂原料

（一）中药制剂原料的类别

1. 中药饮片　"饮片"一词首次出现在南宋时期，当时有"熟药圆散，生药饮片"记载，明代以后饮片开始被广泛应用，至今仍作为汤剂及其他剂型用药的主要原料。中药饮片包括切制后的片、丝、段、块等，也包括净制后的花、叶、种子、果实，以及经炒、煅、煨等炮炙后的炮制品，是目前中药制剂的主要原料。

2. 植物油脂 植物油脂分为植物挥发油与植物脂肪油两类，《中国药典》一部中所收载的植物油脂共 14 种，其中植物挥发油 10 种，植物脂肪油 4 种。植物挥发油是存在于植物体内的一类具有挥发性、可随水蒸气蒸馏、与水不相混溶的油状液体，大多具有芳香味。如广藿香油、莪术油等。植物脂肪油是植物组织经过直接压榨、精制而得的油状液体，如茶油、麻油、香果脂等。

3. 中药提取物 中药提取物一般分为总提取物、有效部位和有效成分 3 类。《中国药典》一部中所收载的中药提取物共 33 种，其中总提取物 14 种，有效部位 13 种，有效成分 6 种。①总提取物：系指根据处方功效、药味性质和制剂制备需要，经提取、分离、浓缩、干燥等工艺制得的各类成分的综合提取物，用作中药制剂的原料，一般包括流浸膏、浸膏或干浸膏。如刺五加浸膏、大黄流浸膏。与中药饮片相比，总提取物可使制剂体积缩小，含量提高，疗效增强，减少服药剂量；有利于制剂质量标准化；可使制剂的稳定性、安全性提高；便于运输和贮藏。②有效部位：系指从植物、动物、矿物等中提取的一类或者数类有效成分。中药有效部位具有相对明确的药效物质基础和特定的药理活性，且能代表原料药或原方某一方面或者几方面的功效，有利于发挥中药的综合效能，如人参总皂苷、丹参总黄酮等。③有效成分：系指起主要药效的物质，一般指化学上的单体化合物，能用分子式或结构式表示，并具有一定的理化性质，如灯盏花素、岩白菜素等。以有效成分为原料制备的制剂具有物质基础明确、稳定性好、安全性高等优点。一种中药往往含有多种有效成分，若以单一有效成分来说明复方中药的综合作用显然是不够的，亦不符合中医药用药的特点。

（二）中药制剂原料的特点

1. 来源的多样性 中药饮片、植物油脂和提取物均由中药材经一定的处理后而得，中药材来源于植物、动物和矿物，其中 80% 以上来源于植物，具有显著的多样化特征。"一药多基原"现象较为普遍，如大黄有掌叶大黄、唐古特大黄和药用大黄之分。另外，有些药材虽来源于同一植物，但药用部位不同，作用亦不同，如麻黄茎和根均可入药，但茎能发汗，根能止汗。中药材来源的多样性常会影响中药制剂原料的质量，故在选择原料来源时，应规定基原，明确品种和入药部位，确保源头的可控性。

2. 成分、性味、功效的多样性 中药制剂原料成分复杂，一种药物往往包含多种活性成分，如人参中含人参皂苷 30 余种，同时亦含有多糖、有机酸、酯类等，具有多种功效。尤其是中药饮片更具备了多样化的属性特征，如鲜地黄和熟地黄性味归经有所不同，主要功效也不同。且中药制剂常以复方入药，其所用原料多以配伍的形式发挥多成分、多靶点、多作用的特征。

3. 质量影响因素的多样性 多种因素会影响到中药制剂原料的质量，如药材的品种、产地、采收加工、运输、贮藏等。同一药物，基原不同，质量差异较大；即使是同一基原，受生态坏境、采收季节、加工方法等的影响，其质量亦有一定差别。如防己类的商品药材达 10 余种，有粉防己、木防己、广防己、川防己等，分属防己科和马兜铃科，其中粉防己含有肌肉松弛成分，有祛风止痛的功效，而广防己中含有马兜铃酸，具有肾脏毒性，如误用则可能导致中毒。

（三）中药制剂原料的质量控制

中药制剂中使用的饮片均应符合现行版《中国药典》一部的相关规定，《中国药典》一部中未收载的饮片，应符合国家、省、自治区、直辖市药品监督管理部门批准的有关规定。中药饮片的质量控制主要包括炮制、性状、鉴别、检查、浸出物测定、含量测定等。《中国药典》对植物油脂的质量控制包括性状、鉴别、检查和含量测定等。一般要求植物油脂应澄清，检查项目主要包含重金属、乙醇不溶物的检查等。中药提取物的质量标准主要包括国家标准、地方标准以及企业标准等。中药提取物的质量控制项目主要包括性状、鉴别、检查、含量测定等，《中国药典》一部中部分提取物项下新增指纹图谱或特征图谱质量控制项目。另外，《药品生产质量管理规范（2010 年修订）》中规定中药提取各生产工序的操作至少应当有以下记录：中药材和中药饮片名称、批号、投料量及监督投料记录；提取工艺的设备编号、相关溶剂、浸泡时间、升温时间、提取时间、提取温度、提取次数、溶剂回收等记录；浓缩和干燥工艺的设备编号、温度、浸膏干燥时间、浸膏数量记录；精制工艺的设备编号、溶剂使用情况、精制条件、收率记录等。此外，还规定了中药提取物外包装上至少应当标明品名、规格、批号等。

《中国药典》《药品生产质量管理规范》《中药材生产质量管理规范》（GAP）等相关法规对中药制剂原料的来源、加工、生产、管理等进行了规范，这对保证中药制剂原料质量，提高中药制剂市场竞争力具有重要意义。中药制剂原料质量的影响因素众多，为保证中药制剂原料的质量，应在中医药理论指导下，重视中药 GAP 的建设，合理选择原料种类，规范中药制剂原料行业的生产、加工、管理等，提高中药制剂原料的质量标准，尤其是控制重金属、农残的含量，加强中药制剂原料的基础研究，才能逐步实现中药制剂的高质量发展。

二、中药制剂辅料

药用辅料是中药制剂的重要组成，也是影响药品质量、安全性和有效性的重要成分。没有优质的辅料就没有优质的药品。剂型的改进与发展、药品质量的提高、制药新技术与新设备的应用等，均需要各种各样的药用辅料。新型药物传递系统的发展对药用辅料提出更高、更新的要求。中药制剂辅料的研发与应用，在中药制剂中的位置越来越重要。

（一）中药制剂辅料的分类

1. 按来源分类 中药制剂辅料可分为天然物（如葛根、茯苓、淀粉、乳糖、阿拉伯胶等）、半合成物（如氢化蓖麻油、羧甲基纤维素钠等）和全合成物（泊洛沙姆、聚乙二醇等）。

2. 按制剂剂型分类 药用辅料可用于制备的药物制剂类型主要包括片剂、注射剂、胶囊剂、颗粒剂、眼用制剂、鼻用制剂、栓剂、丸剂、软膏剂、乳膏剂、吸入制剂、喷雾剂、气雾剂、凝胶剂、散剂、糖浆剂、搽剂、涂剂、涂膜剂、酊剂、贴剂、贴膏剂、口服溶液剂、口服混悬剂、口服乳剂、植入剂、膜剂、耳用制剂、冲洗剂、灌肠剂、合剂、胶剂、黑膏药等。

3. 按用途分类 中药制剂辅料可用作溶剂、抛射剂、增溶剂、助溶剂、乳化剂、着色剂、黏合剂、崩解剂、填充剂、润滑剂、润湿剂、渗透压调节剂、稳定剂（如蛋白稳定剂）、助流剂、矫味剂、抑菌剂、助悬剂、包衣剂、抗氧剂、pH 调节剂、保护剂、释放调节剂、皮肤渗透促进剂、稀释剂、吸收剂、增塑剂、絮凝与反絮凝剂、基质（如栓剂基质和软膏基质）等。

4. 按给药途径分 中药制剂辅料可分为口服给药、注射给药、黏膜给药、经皮或局部给药、经鼻或吸入给药以及眼部给药等辅料。

（二）中药制剂传统辅料的特点

1. "药辅合一" 在中药制剂处方中某些药味既是发挥主要治疗作用的药物，又是配合药物成型的辅料。如中药半浸膏片通常是利用处方中一部分中药提取所得浸膏作为黏合剂，另一部分中药饮片细粉作为填充剂和崩解剂。再如蜂蜜在丸剂中常作黏合剂，同时兼具有镇咳、润燥、缓下、解毒等功效。

2. "药引" 即引药归经，指某些药物能引导其他药物的药力到达疾病所在部位（经络或脏腑），起"向导"作用。如在治疗风寒感冒、畏寒呕吐的中药方剂中常以 3～5 片生姜为引。

（三）中药制剂辅料的功能

1. 赋予剂型特定的形态 如软膏剂、栓剂、滴丸剂中的基质；气雾剂中的抛射剂；注射液中的溶剂；冻干粉针中的冻干保护剂等。

2. 有利于剂型成型 如片剂中的黏合剂、润滑剂与助流剂；滴丸剂中的冷凝剂，乳膏剂与口服乳剂中的乳化剂；液体制剂中的增溶剂、助溶剂与助悬剂。

3. 提高药物制剂的稳定性 制剂中加入的 pH 调节剂、抗氧剂、防腐剂、保湿剂、金属螯合剂等均可增加其稳定性。

4. 充当药物载体 新型药用辅料可改变药物的理化性质，使药物具有速释性、缓释性、肠溶性、靶向性、热敏性、pH 敏感性、体内可生物降解性等，促进了剂型改进和 DDS 创新。

5. 增加患者用药依从性 如片剂、颗粒剂、口服液体制剂中加入的矫味剂、芳香剂和着色剂，控释制剂中的释放调节剂。

6. 提高药物疗效 如片剂中的崩解剂、贴剂中的皮肤渗透促进剂、口服混悬剂中的助悬剂等。

第五节 中药制剂工作的依据

一、药品标准

国家药品标准是国家为保证药品质量，对药品的质量指标、检验方法等作出的强制性技术规定。《中华人民共和国药品管理法》（2019 年修订）中规定，国务院药品监督管理部门颁布的《中华人民共和国药典》和药品标准为国家药品标准。

（一）国家药品标准

1. 药典 药典是一个国家记载药品规格和标准的法典。由国家药典委员会组织编纂、出版，并由政府颁布、执行，具有法律约束力。药典中收载的是疗效确切、副作用小、质量较稳定的常用药物及其制剂，并规定其质量标准、制备要求、鉴别、杂质检查与含量测定等内容。药典是药品生产、检验、供应与应用的重要依据，对提高药品质量，促进药品研究、生产和流通，保证公众用药安全有效具有重要作用。随着医药科技的进步与发展，新的药物、制剂和检验方法会不断涌现，药典出版后需要不断修订以补充、完善、更新其收载内容。一个国家的药典在一定程度上可以反映这个国家药品生产、医疗保健和科学技术发展水平。

> **知识链接**
>
> #### 我国药典的历史沿革
>
> 我国药典是由本草学、药物学以及处方集的编著演化而来，其发展历史源远流长。《神农本草经》是目前我国现存最早的医学专著。唐显庆四年（公元 659 年）颁布的《新修本草》是我国历史上第一部官修本草，也是世界上最早的一部国家药典。
>
> 中华人民共和国成立后，党和政府高度重视医药卫生事业，1950 年成立了第一届药典委员会，并于 1953 年颁布了第一版《中国药典》。此后陆续颁布了 1963 年版、1977 年版、1985 年版、1990 年版、1995 年版、2000 年版、2005 年版、2010 年版、2015 年版、2020 年版共 11 版，2025 年版也即将出版。历版《中国药典》均客观反映了我国不同历史时期医药产业和临床用药的水平，对于提升我国药品质量控制水平发挥不可替代的重要作用。

　　《中国药典》英文缩写为 ChP，是我国国家药品标准体系的核心，是药品研制、生产（进口）、经营、使用和监督管理等相关单位均应遵循的法定技术标准。我国药典从 1985 年后每隔五年进行修订再版一次，为及时补充新的药物及其制剂，在新版药典出版前，还会出版增补本。

　　（1）凡例　是为正确使用《中国药典》，对品种正文、通用技术要求以及药品质量检验和检定中有关共性问题的统一规定和基本要求。

　　（2）品种正文　是根据药物自身理化性质与生物学特性，按照批准的处方来源、生产工艺、贮存运输条件等所制定的用以检测药品质量是否达到用药要求并衡量其质量是否稳定均一的技术规定。品种正文内容根据品种和剂型的不同，包括的项目也不完全相同。如一部药典成方制剂的正文按顺序分别列有品名、处方、制法、性状、鉴别、检查、含量测定、功能主治、用法用量、规格、贮藏。

　　（3）通用技术要求　四部药典收载的通用技术要求包括通则和指导原则。通则主要包括制剂通则、其他通则、通用检测方法。制剂通则系为按照药物剂型分类，针对剂型特点所规定的基本技术要求。通用检测方法系为各品种进行相同项目检验时所应采用的统一规定的设备、程序、方法及限度等。指导原则系为规范药典执行，指导药品标准制定和修订，提高药品质量控制水平所规定的非强制性、推荐性技术要求。

　　（4）目次与索引　是快速查阅药典有关品种和内容的路径。目次是以中文笔画为序将收载内容排列；索引包括中文索引、汉语拼音索引和外文索引（第一部为拉丁名、拉丁学名索引，第二、三、四部均为英文索引），可根据个人习惯选择查阅路径。

　　据不完全统计，世界上有近 40 个国家编制了国家药典，另外还有 3 种地区性药典和世界卫生组织（WHO）组织编制的《国际药典》。国际上比较有影响力的药典主要有《美国药典/国家处方集》（USP－NF）、《英国药典》（BP）、《欧洲药典》（EP）、《日本药局方》（JP）和《国际药典》。

　　2. 局（部）颁标准　因药典不能涵盖已上市的全部药品品种，故在药典以外还有其他药品标准作为补充。如原国家卫生部颁布的《中华人民共和国卫生部药品标准》（即《部颁药品标准》），国家药品监督管理部门颁布的《国家药品标准》《国家中成药标准汇编》等局颁标准，其收载的是国内已生产、疗效较好、需统一标准但尚未载入药典的品种。如大活络丹收载于《部颁药品标准》［标准编号：WS1－67（B）－89］。

（二）其他药品标准

　　1. 药品注册标准　经国家药品监督管理局核准的药品质量标准为药品注册标准，它是国家药品监督管理部门批准给申请人特定药品的标准，生产该药品的生产企业必须执行该注册标准。药品注册标准应当符合《中国药典》通用技术要求，不得低于《中国药典》的规定。药品注册标准中收载检验项目多于或者异于药典规定的，或者质量指标严于药典要求的，应在执行药典要求的基础上，同时执行注册标准的相应项目和指标。药品注册标准收载检验项目少于药典规定或质量指标低于药典要求的，应执行药典规定。

　　2. 企业内控标准　国家药品标准是药品质量应符合的最低标准。为使产品质量达到国家标准的要求，药品生产企业往往自行制定高于法定标准的企业内控质量标准，以确保按内控标准进行生产和控制后的药品能在更大程度上满足国家标准的要求。

二、药品质量管理规范

　　药品生命周期包括药品研发、生产、经营与使用等环节，而每个环节又有诸多因素会影响药品质量，影响用药的安全性和有效性，必须采取严格措施进行质量控制。因此，国家会颁布一系列法规、规章来保证药品质量，如在药品研发阶段实行药物非临床研究质量管理规范和药物临床试验质量管理规范，在药品生产阶段实行药品生产质量管理规范，在药品经营阶段实行药品经营质量管理规范。

（一）药品生产质量管理规范

药品生产质量管理规范（Good Manufacturing Practice，GMP）是药品生产管理和质量控制的基本要求，是对药品生产全过程实施的质量管理，是保证药品质量和用药安全的一整套科学、系统和行之有效的管理制度，旨在最大限度地降低药品生产过程中污染、交叉污染以及混淆、差错等风险，确保持续稳定地生产出符合预定用途和注册要求的药品。我国 1988 年第一次颁布 GMP，期间经历了 1992 年和 1998 年两次修订，新版 GMP 是 2011 年 3 月 1 日起施行的《药品生产质量管理规范（2010 年修订）》，内容包括总则、质量管理、机构与人员、厂房与设施、设备、物料与产品、确认与验证、文件管理、生产管理、质量控制与质量保证、委托生产与委托检验、产品发运与召回、自检与附则，共计 14 章 313 条。GMP 2010 年修订后，国家又陆续发布了无菌药品、原料药、生物制品、血液制品及中药制剂、放射性药品、生化药品等 12 个附录作为 GMP（2010 年修订）的配套文件。

（二）中药材生产质量管理规范

中药材生产质量管理规范（Good Agricultural Practice，GAP）是中药材生产和质量管理的基本要求，适用于中药材生产企业种植、养殖或野生抚育中药材的全过程。我国 GAP 自 2002 年 6 月 1 日起施行，对规范中药材生产，保证中药材质量，促进中药材生产标准化和规范化具有重要意义。

（三）药物非临床研究质量管理规范

药物非临床研究是在实验室条件下，通过动物试验进行非临床（非人体）的各种试验，如急性、亚急性、慢性毒性试验，生殖毒性试验，致癌、致畸、致突变试验，各种刺激性试验，依赖性试验等，用于评价药品的安全性。药物非临床研究质量管理规范（Good Laboratory Practice，GLP）是药物进行非临床试验从方案设计、实施、质量保证、记录、报告到归档的指南和准则，以保证新药临床前研究安全性试验数据和资料的真实性与可靠性。

（四）药物临床试验质量管理规范

药物临床试验质量管理规范（Good Clinical Practice，GCP）是为保证临床试验数据的质量、保护受试者的安全和权益而制定的进行临床试验的准则。GCP 的内容主要涵盖了临床试验方案的设计、实施、组织、监查、记录、分析、统计、总结、报告、审核等全过程。GCP 旨在保证药品临床试验过程的规范化，使结果具有科学性、可靠性、准确性、完整性。

（五）药品经营质量管理规范

药品经营质量管理规范（Good Supplying Practice，GSP）是药品经营管理和质量控制的基本准则，旨在对药品流通全过程进行质量控制，保持药品的安全性、有效性和稳定性，防止假劣药品及其他不合格药品进入流通领域。企业应当严格执行 GSP，在药品采购、储存、销售、运输等环节采取有效的质量控制措施，确保药品质量，并按照国家有关要求建立药品追溯系统，实现药品可追溯。

实训 1 查阅 《中国药典》

一、实训目的

1. 掌握《中国药典》的结构和内容。
2. 能够快速准确查阅《中国药典》相关内容。

二、实训条件

1. 实训场所　教室、图书馆。

2. 实训仪器与设备　《中国药典》纸质资源或数字资源。

三、实训内容

（一）熟悉《中国药典》的架构

《中国药典》主要由凡例、通用技术要求（包括通则、指导原则）和品种正文构成。凡例为基本要求、通则为总体规定、指导原则为技术引导、品种正文为具体要求。

（二）查阅《中国药典》

按照下列项目，查阅《中国药典》，记录所在部册、页码、内容等查阅结果。

序号	查阅项目	所在位置 部　页至　页		查阅结果
1	大黄的来源			
2	密封的贮藏条件			
3	单糖浆处方			
4	阿司匹林肠溶片的规格			
5	《中国药典》所用药筛的分等			
6	龙胆泻肝丸的处方与制法			
7	农药残留量测定法			
8	中药生物活性测定指导原则			
9	崩解时限检查法			
10	水痘减毒活疫苗的稀释剂			
11	碘［^{131}I］化钠口服溶液的 pH			
12	丸剂在生产和贮藏期间应符合的有关规定			
13	三七总皂苷指纹图谱			
14	明胶空心胶囊的检查			
15	远志流浸膏的制法			
16	阿奇霉素的制剂			
17	高氯酸滴定液的配制方法			
18	灭菌法			
19	微粒制剂指导原则			
20	蟾酥的性状与鉴别			

四、实训报告及思考

小组完成实训后，对实训过程、结果及收获进行讨论并总结，撰写实训报告。

1. 凡例所规定共性问题能否通过品名目次或索引找到答案？

2. 《中国药典》未收载的药品，其药品标准如何查找？

●●●●● **目标检测**

答案解析

一、选择题

[A 型题]

1. 软膏剂按形态分类，属于
   A. 半固体剂型　　　　　B. 固体剂型　　　　　C. 液体剂型
   D. 气体剂型　　　　　　E. 口服剂型

2. 消毒乙醇按分散系统分类，属于
   A. 胶体溶液型　　　　　B. 溶液型　　　　　　C. 乳剂型
   D. 混悬液　　　　　　　E. 固体分散型

3. 属于药物剂型的是
   A. 双黄连注射液　　　　B. 栓剂　　　　　　　C. 复方丹参片
   D. 红霉素　　　　　　　E. 连花清瘟颗粒

4. 下列内容收载于《中国药典》一部的是
   A. 药用辅料　　　　　　B. 抗生素　　　　　　C. 远志流浸膏
   D. 生物制品　　　　　　E. 化学药品

5. 药品生产质量管理规范的英文简称是
   A. GSP　　　　　　　　B. GAP　　　　　　　C. GCP
   D. GMP　　　　　　　　E. GLP

[X 型题]

6. 下列属于 DDS 的是
   A. 汤剂　　　　　　　　B. 靶向制剂　　　　　C. 控释片剂
   D. 控释胶囊　　　　　　E. 脉冲制剂

7. 中药制剂的原料药物包括
   A. 植物油脂　　　　　　B. 疫苗　　　　　　　C. 中药饮片
   D. 药用辅料　　　　　　E. 中药提取物

二、简答题

1. 简述药物剂型的重要性。
2. 剂型的分类方法有哪些，请举例说明。

（李忠文）

书网融合……

重点小结　　　　　微课　　　　　习题

第二章 中药制剂通用技术

▶ **学习目标** ///

知识目标

掌握 GMP 对制剂生产区域空气净化的基本要求；制药用水的分类、纯化水与注射用水的制备工艺与应用；灭菌、粉碎、筛析与混合技术的常用方法；浸提、精制、浓缩、干燥常用技术。熟悉空气净化系统的分类；各类灭菌方法的原理与适用范围；粉碎、筛析、混合的目的和操作注意事项；药材浸提、滤过、浓缩、干燥的原理及其影响因素。了解药剂的卫生学标准；制水、灭菌、粉碎、粉碎、筛析、混合相关生产设备；常用浸提溶媒的特点；浸提、分离、浓缩、干燥的常用设备。

能力目标

能独立进行相关中药制剂的单元操作。能使用常用设备进行简单的工艺生产。

素质目标

培养学生爱岗敬业、严谨规范、依法生产的职业精神。培养学生良好沟通交流能力及团结协作精神。

▶ **情境导入** ///

情境：林先生，某制药企业岗位能手，受单位派遣来到校企合作的某高校开展职业认知教育。他携带本企业生产的中药片剂、颗粒剂、口服液和注射剂等多个品种，借助图片和视频向刚入校的大一新生介绍了他们企业的规模、生产环境、几种中药制剂的生产工艺过程与设备。学生们了解到：药品作为特殊商品，从其卫生学要求到生产环境支持保障；从原辅料的前处理（粉碎、筛析与混合、浸提、精制、纯化及浓缩和干燥）到工艺用水选择、成品灭菌等生产工序都有详细而严格的操作要求。这些保障药品质量的规定和标准是从事药品生产的重要基础知识。

思考：1. 为保证药品质量，药品生产环境有哪些要求？

2. 有哪几种水可用于制药工艺？常用制药用水是如何制备与选用的？

3. 你知道中药制剂生产工艺中的粉碎、筛析、混合、浸提、精制、纯化、浓缩、干燥与灭菌等单元操作常用的方法与技术要求吗？

第一节 空气净化技术

PPT

一、制剂卫生标准

为严格控制药品质量，确保临床用药的安全性与稳定性，国家有关部门颁布了药品卫生标准。《中国药典》四部通则对药物制剂卫生标准的具体要求、检查方法、结果判断等均做出了明确规定，是控制药品卫生的法定依据。主要包括热原检查法、细菌内毒素检查法、无菌检查法、非无菌产品微生物限度检查及限度标准。

根据人体对微生物的耐受程度，《中国药典》将不同给药途径的药物制剂大体分为：无菌制剂和非无菌制剂（限菌制剂）。

1. 无菌制剂 无菌制剂系指制剂中不含有任何活微生物的制剂产品，如注射剂、手术、烧伤或严重创伤的局部给药制剂、眼用制剂应符合无菌要求。

2. 非无菌制剂 非无菌制剂即限菌制剂，其微生物限度标准是基于药品的给药途径和对患者健康潜在的危害以及药品的特殊性而制定的。

根据原辅料的性质、来源、制剂成品的特点分为如下几种情况。

（1）非无菌化学药品制剂、生物制品制剂、不含药材原粉的中药制剂的微生物限度标准见表2-1。

（2）非无菌含药材原粉的中药制剂的微生物限度标准见表2-2。

（3）非无菌药用原料及辅料的微生物限度标准见表2-3。

（4）中药提取物及中药饮片的微生物限度标准见表2-4。

（5）有兼用途径的制剂应符合各给药途径的标准。

表2-1 非无菌化学药品制剂、生物制品制剂、不含药材原粉的中药制剂的微生物限度标准

给药途径	需氧菌总数 （cfu[①]/g、cfu/ml 或 cfu/10cm²）	霉菌和酵母菌总数 （cfu/g、cfu/ml 或 cfu/10cm²）	控制菌
口服制剂[②] 　固体制剂 　液体及半固体制剂	10^3 10^2	10^2 10^1	不得检出大肠埃希菌（1g 或 1ml）；含脏器提取物的制剂还不得检出沙门菌（10g 或 10ml）
口腔黏膜给药制剂 齿龈给药制剂 鼻用制剂	10^2	10^1	不得检出大肠埃希菌、金黄色葡萄球菌、铜绿假单胞菌（1g、1ml 或 10cm²）
耳用制剂 皮肤给药制剂	10^2	10^1	不得检出金黄色葡萄球菌、铜绿假单胞菌（1g、1ml 或 10cm²）
呼吸道吸入给药制剂	10^2	10^1	不得检出大肠埃希菌、金黄色葡萄球菌、铜绿假单胞菌、耐胆盐革兰阴性菌（1g 或 1ml）
阴道、尿道给药制剂	10^2	10^1	不得检出金黄色葡萄球菌、铜绿假单胞菌、白色念珠菌（1g、1ml 或 10cm²）；中药制剂还不得检出梭菌（1g、1ml 或 10cm²）
直肠给药	10^3	10^2	—
其他局部给药制剂	10^2	10^1	不得检出金黄色葡萄球菌、铜绿假单胞菌（1g、1ml 或 10cm² 或 1 贴）

注：①cfu：菌落形成单位（Colony-Forming Unit）。
　　②化学药品制剂和生物制品制剂若含有未经提取的动植物来源的成分及矿物质，还不得检出沙门菌（10g 或 10ml）。

表2-2 非无菌含药材原粉的中药制剂的微生物限度标准

给药途径	需氧菌总数 （cfu/g、cfu/ml 或 cfu/10cm²）	霉菌和酵母菌总数 （cfu/g、cfu/ml 或 cfu/10cm²）	控制菌
固体口服给药制剂 　不含豆豉、神曲等发酵原粉 　含豆豉、神曲等发酵原粉	10^4（丸剂 3×10^4） 10^5	10^2 5×10^2	不得检出大肠埃希菌（1g）；不得检出沙门菌（10g）；耐胆盐革兰阴性菌应小于 10^2cfu（1g）

续表

给药途径	需氧菌总数 （cfu/g、cfu/ml 或 cfu/10cm²）	霉菌和酵母菌总数 （cfu/g、cfu/ml 或 cfu/10cm²）	控制菌
液体及半固体口服给药制剂 　不含豆豉、神曲等发酵原粉 　含豆豉、神曲等发酵原粉	5×10^2 10^3	10^2 10^2	不得检出大肠埃希菌（1g 或 1ml）；不得检出沙门菌（10g 或 10ml）；耐胆盐革兰阴性菌应小于 10^1 cfu（1g 或 1ml）
固体局部给药制剂 　用于表皮或黏膜不完整 　用于表皮或黏膜完整	10^3 10^4	10^2 10^2	不得检出金黄色葡萄球菌、铜绿假单胞菌（1g 或 10cm²）；阴道、尿道给药制剂还不得检出白色念珠菌、梭菌（1g 或 10cm²）
液体及半固体局部给药制剂	10^2	10^2	不得检出金黄色葡萄球菌、铜绿假单胞菌（1g 或 1ml）；阴道、尿道给药制剂还不得检出白色念珠菌、梭菌（1g 或 10cm²）

表 2 - 3　非无菌药用原料及辅料的微生物限度标准

	需氧菌总数（cfu/g 或 cfu/ml）	霉菌和酵母菌总数（cfu/g 或 cfu/ml）	控制菌
药用原料及辅料	10^3	10^2	未做统一规定

表 2 - 4　中药提取物及中药饮片的微生物限度标准

	需氧菌总数 （cfu/g 或 cfu/ml）	霉菌和酵母菌总数 （cfu/g 或 cfu/ml）	控制菌
中药提取物	10^3	10^2	未做统一规定
直接口服及泡服饮片	10^5	10^3	不得检出大肠埃希菌（1g 或 1ml）；不得检出沙门菌（10g 或 10ml），耐胆盐革兰阴性菌应小于 10^4 cfu（1g 或 1ml）

二、空气净化系统

大气中悬浮着大量的灰尘、纤维、煤烟、毛发、花粉、霉菌、孢子、细菌等微粒，它们很轻，能长时间悬浮于大气中。为确保中药制药生产场所的生产环境安全，需采取空气洁净技术，有效控制空气中的含尘浓度，降低细菌污染水平，以防止由于大气的原因而引起药品被微生物污染的情况发生。目前，常用的空气净化系统一般可分为：非层流型空调系统和层流洁净型空调系统。

（一）非层流型空调系统

非层流型空调系统的气流运动形式是乱流，或称紊流，目的是使用高度净化的空气将操作室内产生的尘粒稀释的空气净化方式。

空气在乱流洁净室中的流动特点是从送风口到回风口之间空气的流动断面是变化的。洁净室的断面比送风口的断面大得多，因此不能在整个洁净室或工作区的断面形成均匀气流。气流不可能在室内以单一方向流动，室内存在回流和涡流。当干净的空气从送风口送入室内后，它将迅速向四周扩散混合，同时将同样数量的空气从回风口排走。即送风的目的是稀释室内受污染的空气，把原来含尘浓度高的空气冲淡，满足规定的含尘浓度。非层流型空调系统如图 2 - 1 所示。

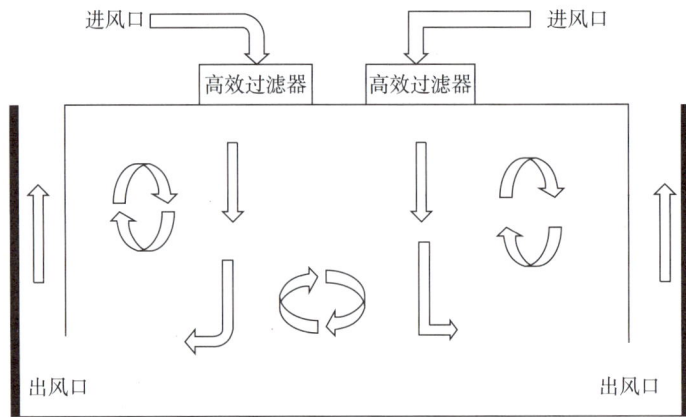

图 2 - 1　非层流型空调系统

非层流型空调系统的设备费用低，安装简单，但使用时不易将空气中的尘粒除净，只能达到稀释空气中尘粒浓度的效果。设计较好的装置可使操作室内的洁度达到 B 级到 D 级标准。若要求更高的空气洁净度，应采用层流洁净型空调系统。

知识链接

洁净区的气流组织形式

气流组织形式是指洁净区内的气流流向和均匀度，会影响洁净区内的洁净度。按气流方向分为层流和紊流两种形式。

层流是指洁净室的空气流向呈平行状态，气流中的尘埃不易相互扩散，能保持室内的洁净度，常用于 A 级洁净区。层流根据流向不同又分为水平层流与垂直层流，水平层流多用于洁净室的全面洁净控制，垂直层流多用于灌装点局部保护和层流工作台。

紊流是指空气流向呈不规则状态，气流中的尘埃易相互扩散，由于送风口与出风口的安排方式不同，洁净室的洁净度可达到 B 级到 D 级。

（二）层流洁净型空调系统

层流洁净型空调系统的气流运动形式是层流，是用高度净化的气流作载体，将操作室内产生的尘粒排出的空气净化方式。洁净室的洁净级别可达 A 级，能够满足无菌操作的需要。

1. 分类　层流洁净室根据气流方向可分为水平层流与垂直层流。

（1）水平层流洁净室　室内的空气净化是由若干台净化单元组成的一面墙体来实现，每台净化单元由送风机、静压箱体、高效空气滤过器组成。净化单元机组将套间内空气经新风过滤器吸入一部分，再吸入洁净室内循环空气，经高效空气滤过器送入洁净室，以较高的速度从一面墙（壁）向对面墙（壁）层流流去，当流速 ≥0.25m/s 时，室内尘粒被气流带走，0.3μm 以上的尘粒可除去 99.97%，达到无菌要求。一部分由余压阀排出室外，大部分经回风夹层风道吸到净化单元循环使用。这样在洁净室内形成空气横向水平层流，达到净化空气的目的。洁净室工作时室内必须保持正压。水平层流洁净室的构造如图 2 - 2 所示。

（2）垂直层流洁净室　垂直层流洁净室的工作原理与水平层流洁净室相同。洁净空气从天棚沿垂直方向均匀地流向地面回风格栅，房间断面风速 ≥0.35m/s。其构造和工作原理如图 2 - 3 所示。

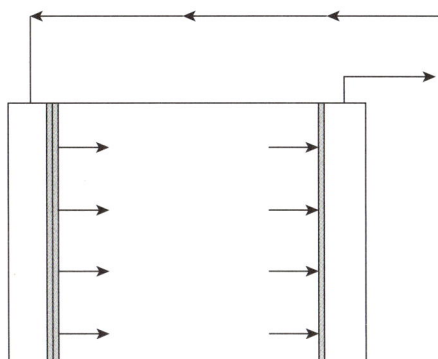

图 2 - 2　水平层流洁净室结构示意图

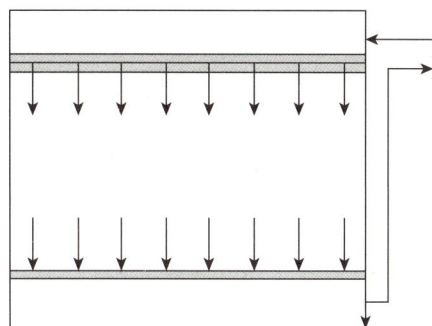

图 2 - 3　垂直层流洁净室结构示意图

2. 层流净化工作台　在药品生产或实验研究过程中，有些小规模操作在局部区域要求具备较高的空气洁净度。此时可用层流洁净工作台（图2-4）。层流洁净工作台的气流方向也可分为水平层流和垂直层流。垂直层流洁净工作台应用较多，效果也较好。其工作原理是使通过高效过滤器的洁净空气在操作台内形成层流气流，直接覆盖整个操作台面以获得局部洁净环境。洁净效果均可达到 A 级洁净度要求，能够满足无菌操作的需要。

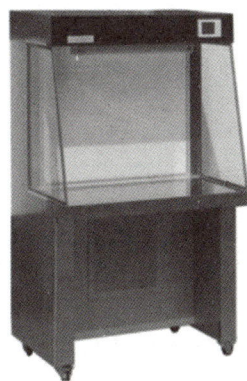

图 2 - 4　层流净化工作台

（三）洁净室的卫生与管理

1. 洁净区级别分类　采用空气洁净技术使洁净室达到一定的洁净度，可满足各类药剂的生产环境需要。我国《药品生产质量管理规范（2010 年修订）》将无菌药品生产所需的洁净区可分为 A 级、B 级、C级、D 级 4 个级别，洁净室的设计必须符合相应的洁净度要求，包括"静态"和"动态"的标准（表 2 -5）。

表 2 - 5　制药环境空气洁净度级别表

洁净度级别	悬浮粒子最大允许数/m³			
	静态		动态	
	≥0.5μm	≥5μm	≥0.5μm	≥5μm
A 级	3520	20	3520	20
B 级	3520	29	352000	2900
C 级	352000	2900	3520000	29000
D 级	3520000	29000	不作规定	不作规定

2. 无菌药品生产不同洁净度级别洁净室要求及说明　无菌药品按生产工艺可分为两类：采用最终灭菌工艺的最终灭菌产品；部分或全部工序采用无菌生产工艺的非最终灭菌产品。

无菌药品生产的人员、设备和物料应通过气锁间进入洁净区，采用机械连续传输物料的，应当用正压气流保护并监测压差。物料准备、产品配制和灌装或分装等操作必须在洁净区内分区域（室）进行。应当根据产品特性、工艺和设备等因素，确定无菌药品生产用洁净区的级别。每一步生产操作的环境都应当达到适当的动态洁净度标准，尽可能降低产品或所处理的物料被微粒或微生物污染的风险。最终灭菌无菌药品的生产操作环境见表 2 -6；非最终灭菌无菌药品生产操作环境见表 2 -7。

表 2 – 6 最终灭菌无菌药品的生产操作环境

洁净度级别	最终灭菌产品生产操作示例
C 级背景下的局部 A 级	高污染风险的产品灌装（或灌封）
C 级	1. 产品灌装（或灌封） 2. 高污染风险产品的配制和过滤 3. 眼用制剂、无菌软膏剂、无菌混悬剂等的配制、灌装（或灌封） 4. 直接接触药品的包装材料和器具最终清洗后的处理
D 级	1. 轧盖 2. 灌装前物料的准备 3. 产品配制（指浓配或采用密闭系统的配制）和过滤直接接触药品的包装材料和器具的最终清洗

表 2 – 7 非最终灭菌无菌药品生产操作环境

洁净度级别	非最终灭菌产品的无菌生产操作示例
B 级背景下的 A 级	1. 处于未完全密封状态下产品的操作和转运，如产品灌装（或灌封）、分装、压塞、轧盖等 2. 灌装前无法除菌过滤的药液或产品的配制 3. 直接接触药品的包装材料、器具灭菌后的装配以及处于未完全密封状态下的转运和存放 4. 无菌原料药的粉碎、过筛、混合、分装
B 级	1. 处于未完全密封状态下的产品置于完全密封容器内的转运 2. 直接接触药品的包装材料、器具灭菌后处于密闭容器内的转运和存放
C 级	1. 灌装前可除菌过滤的药液或产品的配制 2. 产品的过滤
D 级	直接接触药品的包装材料、器具的最终清洗、装配或包装、灭菌

（1）A 级 高风险操作区，如灌装区、放置胶塞桶和与无菌制剂直接接触的敞口包装容器的区域及无菌装配或连接操作的区域，应当用单向流操作台（罩）维持该区的环境状态。单向流系统在其工作区域必须均匀送风，风速为 0.36 ~ 0.54m/s（指导值）。应当有数据证明单向流的状态并经过验证。在密闭的隔离操作器或手套箱内，可使用较低的风速。

（2）B 级 指无菌配制和灌装等高风险操作 A 级洁净区所处的背景区域。

（3）C 级和 D 级 指无菌药品生产过程中重要程度较低操作步骤的洁净区。

第二节 制药用水生产技术

一、制药用水概述

水是药物生产中用量大、使用广的一种辅料，用于生产过程和药物制剂的制备。

制药用水因其使用的范围不同而分为饮用水、纯化水、注射用水和灭菌注射用水。一般应根据各生产工序或使用目的与要求选用适宜的制药用水。药品生产企业应确保制药用水的质量符合预期用途的要求。制药用水的制备从系统设计、材质选择、制备过程、贮存、分配和使用均应符合 GMP 的要求。制水系统应经过验证，并建立日常监控、检测和报告制度，有完善的原始记录备查。

（一）制药用水的类型

1. 饮用水 为天然水经净化处理所得的水，其质量必须符合现行中华人民共和国国家标准《生活饮用水卫生标准》。饮用水可作为药材净制时的漂洗、制药用具的粗洗用水，饮用水通常为制药用水的原水。除另有规定外，也可作为饮片的提取溶剂。

2. 纯化水 为饮用水经蒸馏法、离子交换法、反渗透法或其他适宜的方法制备的制药用水。不含任何附加剂，其质量应符合《中国药典》二部"纯化水"项下的规定。

纯化水可作为配制普通药物制剂用的溶剂或试验用水；可作为中药注射剂、滴眼剂等灭菌制剂所用饮片的提取溶剂；口服、外用制剂配制用溶剂或稀释剂；非灭菌制剂用器具的精洗用水。也用作非灭菌制剂所用饮片的提取溶剂。纯化水不得用于注射剂的配制与稀释。纯化水有多种制备方法，应严格监测各生产环节，防止微生物污染。

3. 注射用水　为纯化水经蒸馏所得的水，应符合细菌内毒素试验要求。注射用水必须在防止细菌内毒素产生的设计条件下生产、贮藏及分装。其质量应符合《中国药典》二部"注射用水"项下的规定。注射用水可作为配制注射剂、滴眼剂等的溶剂或稀释剂及容器的精洗。

为保证注射用水的质量，应减少原水中的细菌内毒素，监控蒸馏法制备注射用水的各生产环节，并防止微生物的污染。应定期清洗与消毒注射用水系统。注射用水的储存方式和静态储存期限应经过验证确保水质符合质量要求。

4. 灭菌注射用水　为注射用水按照注射剂生产工艺制备所得，不含任何添加剂。灭菌注射用水主要用作注射用无菌粉末的溶剂或注射剂的稀释剂，其质量应符合《中国药典》二部"灭菌注射用水"项下的规定，其灌装规格应与临床需要相适应，避免大规格、多次使用造成的污染。

（二）制水方法

饮用水先经过多介质（石英砂）过滤器、活性炭吸附过滤等预处理后，采用蒸馏法、离子交换法、连续电除盐法（EDI）、反渗透法及超滤法等生产纯化水。它们既可单独使用，也可联合应用。注射用水是指纯化水再经蒸馏而制得，蒸馏的目的是去除热原。制药用水主要生产工艺如图2-5所示。

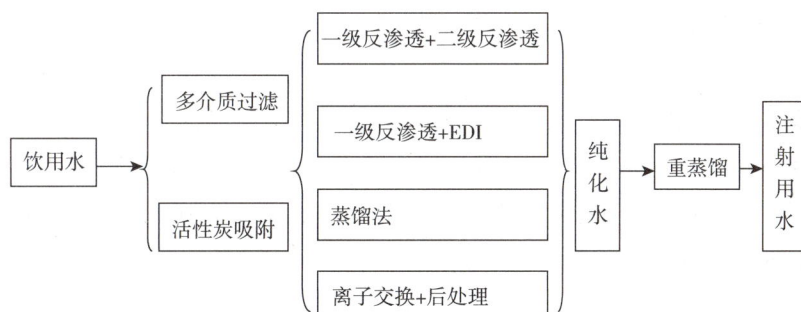

图 2 - 5　制药用水生产工艺

二、纯化水制备技术

纯化水是指用蒸馏法、离子交换法、反渗透法或其他适宜的方法制得的供药用的水，不含任何附加剂。其制备工艺流程如图2-6所示。

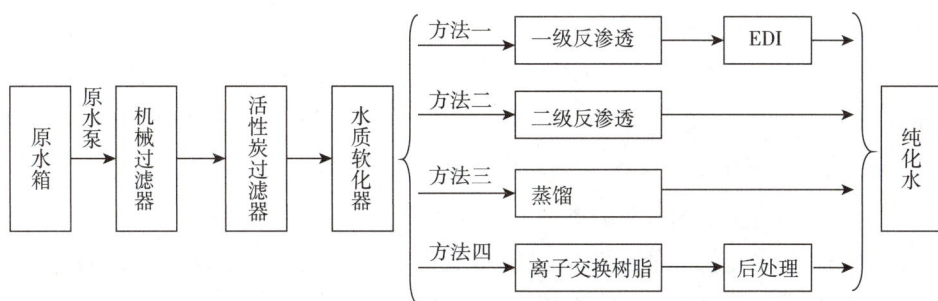

图 2 - 6　纯化水生产工艺

（一）前处理系统

前处理工艺又称预处理工艺，其目的是改善被处理水的质量，防止水中污染物对后续制水设备造成污染，延长设备的使用寿命，降低设备运行成本。前处理系统主要包括原水箱、原水泵、多介质过滤器、活性炭过滤器、软水器、阻垢加药系统、保安过滤器、换热器等构成。

1. 原水箱 原水箱应设置高、低水位电磁感应液位计，动态检测水箱液位。

2. 原水泵 可采用普通离心泵。为防止出现故障，泵应设有自动报警系统。

3. 药箱、计量泵 若原水水质浊度较高，通常运用精密计量泵进行自动加药。计量泵的定量加药应与原水泵运转同步进行。

4. 机械过滤器 机械过滤器有石英砂过滤器与锰砂过滤器。石英砂过滤器主要用于去除水中的悬浮杂质，内装过滤介质为精制的石英砂；锰砂过滤器采用 $1.6 \sim 3.2mm$ 粒径的锰砂装填，除具有石英砂过滤器的作用外，对水中含有的铁离子有一定的脱除能力。

5. 活性炭过滤器 活性炭过滤器是一种内装填粗石英砂垫层及优质活性炭的压力容器。活性炭可吸附去除水中的游离氯、色素、微生物、有机物以及部分重金属等有害物质，以防止它们对反渗透膜系统造成影响。

6. 水质软化器 水质软化器是除去水中钙、镁离子的设备。利用钠型阳离子树脂将水中的 Ca^{2+}、Mg^{2+} 置换。

7. 精滤器 精滤在水系统中又称为保安过滤，是原水进入反渗透膜前最后的一道处理工艺，其作用是防止上一道过滤工序可能存在的泄漏，用来截留预处理系统漏过的少量机械杂质，防止这些颗粒经高压泵加速后可能击穿反渗透膜组件，造成大量漏盐的情况。保安过滤器采用新型聚丙烯为滤材，根据不同精度过滤孔径，截留不同粒径的微粒从而达到过滤目的。

8. 换热器（板式、列管） 主要是对活性炭过滤器进行巴氏消毒。活性炭过滤器是有机物、微生物、热原物质集中的地方，巴氏消毒的程序一般为 $80℃$ 持续 2 小时，由热交换器将水加热至 $80℃$ 以上，然后用泵进行局部循环将微生物杀死，同时已吸附有机物及细菌内毒素被解吸附。在消毒程序结束时再进行反冲，不仅有效地消除微生物污染，而且起到了将活性炭再生的作用。

（二）纯化水制备装置

1. 反渗透制水装置 反渗透是一种膜分离技术，反渗透膜是用特殊材料和加工方法制成的、具有半透膜性能的薄膜。只能通过溶剂，而不能透过溶质的膜称为理想半透膜。反渗透膜能够在外界压力作用下使水溶液中的水透过，而溶解于水中其他组分不能透过，从而达到净化、脱盐或淡化的目的。反渗透是对含盐水施以外界推动力克服渗透压而使水分子通过膜的逆向渗透过程，它对水中无机盐类物质的去除率达97%以上，对 SiO_2 去除率达99.5%，对胶体物质及大分子有机物等的去除率达95%。反渗透制水装置见图2-7。

典型的反渗透系统的主要设备包括：

（1）一、二级高压泵 作为反渗透系统动力源的高压泵，配置高、低压保护以及过热保护，以防止泵的损坏。

（2）反渗透主机 主要部分是反渗透膜组件，其结构因膜的形式而异，一般有管式、框式、卷式和中空纤维式四种，均可用于纯化水的制取。

（3）紫外线杀菌器 为了防止管道中的滞留水及容器管道内壁滋生细菌而影响供水质量，在反渗透处理单元进出口的供水管道末端均应设置大功率的紫外线杀菌器，以保护反渗透处理单元免受水系统可能产生的微生物污染，杜绝或延缓管道系统内微生物的滋生。

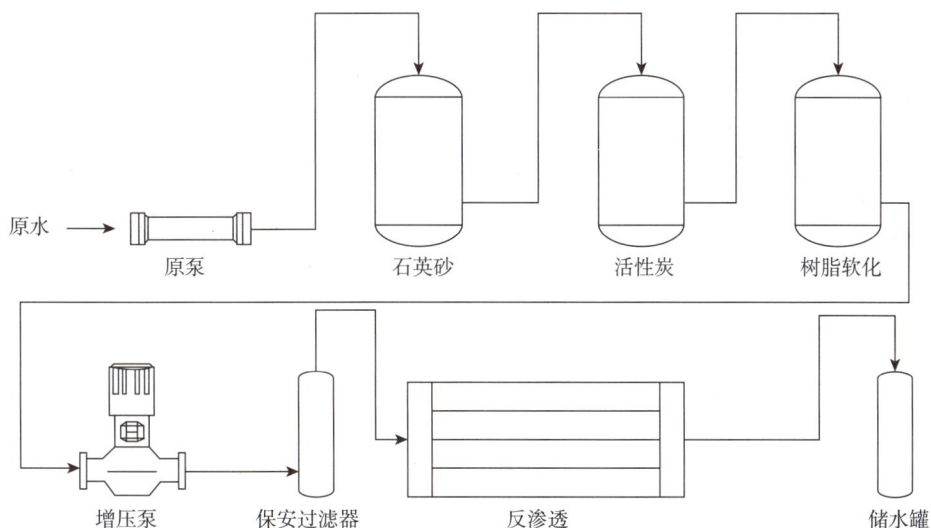

图 2 – 7 反渗透制水装置

2. 连续电除盐（EDI）系统 EDI 系统（图 2 – 8）是依据在电场的作用下离子定向迁移及交换膜的选择性透过而实现一部分水的纯化。EDI 是在电渗析技术基础上发展起来的，采用原有板框式普通电渗析器式样，再在其淡水室填充离子交换树脂及离子交换膜，利用选择性膜和离子交换树脂组成填充床可以连续生产高纯水的技术。

3. 离子交换树脂装置 是利用离子交换树脂除去水中阴、阳离子的方法，其原理是基于树脂和天然水中各种离子间的可交换性。当水通过离子交换树脂时，水中的阴阳离子分别与两种树脂上的极性基团发生交换而被除去。如水中的 Ca^{2+}、Mg^{2+} 可与离子交换剂中的 Na^+ 或 H^+ 进行交换，从而获得水质软化的效果（图 2 – 9）。

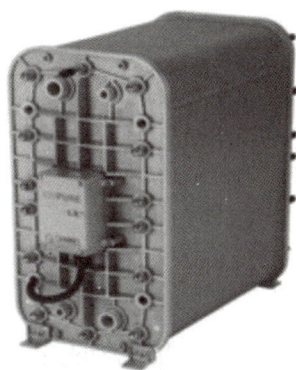

图 2 – 8 EDI 装置

离子交换树脂有阳树脂和阴树脂两种，分别填充到一定容器中得到阳床、阴床。混合床为阴、阳树脂以一定比例混合组成。制备纯水时一般可采用阳床、阴床、混合床的组合形式。大生产时，为减轻阴树脂的负担，常在阳床后加脱气塔，除去二氧化碳，使用一段时间后，需再生树脂或更换。

离子交换法是制备纯化水的基本方法之一，特点是设备简单、节约能源与冷却水、成本低，所得水的化学纯度较高，对热原和细菌也有一定的清除作用。但是新树脂需要进行预处理，老化后的树脂需要再生处理，需消耗大量的酸碱。

工业生产中制备纯化水，应根据实际情况选择不同的工艺流程，彻底地除尽原水中的杂质。通常采用由几种纯水制备设备联合起来的系统完成对原水的处理，为制得符合制药用水质量标准的纯化水奠定基础。

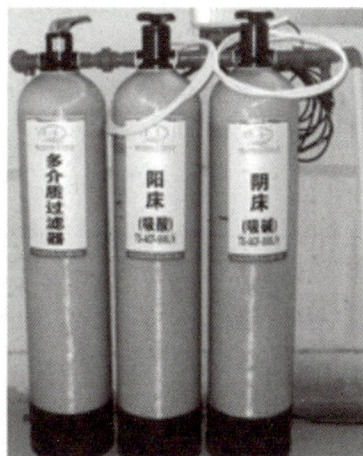

图 2 – 9 离子交换树脂装置

三、注射用水制备技术

（一）注射用水制备工艺

注射用水是指纯化水经蒸馏所得的水。因纯化水可由蒸馏法制得，故注射用水又称重蒸馏水。注射用水系统是由水处理设备、存储设备、分配泵及管网等组成的。其制备工艺流程如图2-10所示。

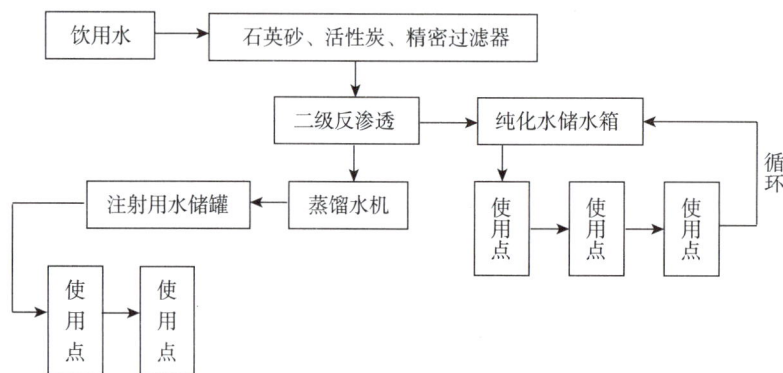

图2-10　注射用水的制备工艺流程图

按照《中国药典》和我国GMP要求，注射用水的储存可采用80℃以上保温、70℃以上保温循环或4℃以下存放。注射用水一般应在制备后12小时内使用。

注射用水的质量要求更严格，除一般纯化水的检查项目如氯化物、硫酸盐、钙盐、硝酸盐与亚硝酸盐、二氧化碳、易氧化物、不挥发物及重金属等均应符合规定外，还必须检查pH、铵盐、细菌内毒素，而且微生物限度比纯化水严格。

（二）蒸馏水器的类型

把饮用水加热至沸腾使之汽化，再把蒸汽冷凝所得的液体，称为蒸馏水。水在汽化过程中，易挥发性物质汽化逸出，原来溶于水中的大多数杂质和热原都不挥发，仍留在残液中。因而经过蒸馏，可除去其中的不挥发性有机物质及无机物质，包括悬浮体、胶体、细菌、病毒及热原等杂质，从而得到纯净蒸馏水。

制备蒸馏水的设备称为蒸馏水器。常用的有单蒸馏水器和重蒸馏水器。重蒸馏水器中常用的有塔式蒸馏水器、气压式蒸馏水器和多效蒸馏水器等。蒸馏水器的加热方法，主要是水蒸气加热。在无汽源的情况下，可以采用电加热。蒸馏水器主要由蒸发锅、除沫装置和冷凝器三部分构成。

多效蒸馏水器是由多个蒸馏水器串联（有垂直和水平串联两种）而成，采用高温高压操作，通过多效蒸发、冷凝的办法分段截留去除各种杂质，出水质量完全满足《中国药典》中关于注射用水的要求。生产过程中，二次蒸汽的热能得到充分利用，大大节省蒸汽和冷凝水，是一种经济适用的方法，也是目前应用最为广泛的注射用水制备系统。五效蒸馏水器生产流程见图2-11。

该机由五个预热器、五个蒸发器和一个冷凝器组成。该多效蒸馏水器的预热器外置，呈独立工作状态，各蒸发器间水平串联，每个蒸发器均采用列管式降膜蒸发，二次蒸汽夹带的雾沫和液滴通过丝网除沫器进行分离。除一效蒸发器利用外来蒸汽加热外，其余各效均利用相邻前效的纯蒸汽为热源，五效的纯蒸汽及各预热器、蒸发器产生的蒸馏水都送入冷凝器内冷凝、冷却，同时将进料水预热。这样设计既提高了生产效率，又重复利用余热，降低了能耗。

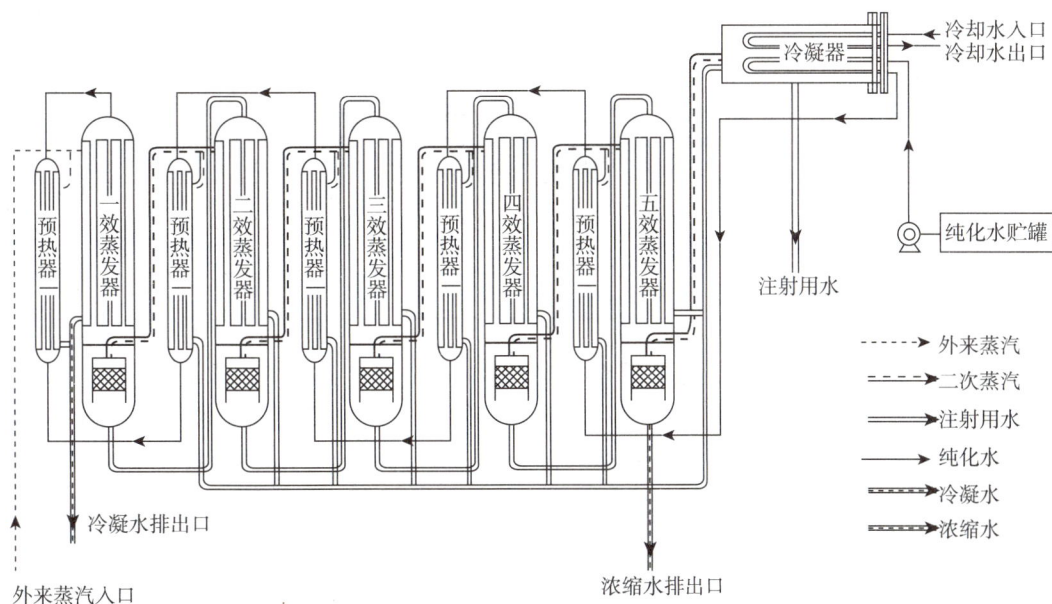

图 2-11　五效蒸馏水器生产流程图

第三节　灭菌技术

药物制剂均有严格的卫生学要求和标准，尤其是注射剂和直接用于黏膜创面的药剂必须保证无菌。无菌是指不含任何活的微生物，但对于任何一批无菌物品而言，绝对无菌既无法保证也无法用试验来证实，一批物品的无菌特性只能通过物品中活微生物的概率来表达，即非无菌概率（probability of a nonsterile unit，PNSU）或无菌保证水平（sterility assurance Level，SAL）。灭菌是无菌制剂生产中的一项重要操作。

灭菌方法系指用适当的物理或化学手段将物品中活的微生物杀灭或除去，从而物品残存活微生物的概率下降至预期的无菌保证水平的方法。目前 PNSU $\leqslant 10^{-6}$ 或 SAL $\leqslant 10^{-6}$ 已成为国际上公认的灭菌标准。

常用的灭菌方法有湿热灭菌法、干热灭菌法、辐射灭菌法、气体灭菌法、过滤除菌法、汽相灭菌法、液相灭菌法，可根据被灭菌物品的特性采用一种或多种方法组合灭菌。

一、湿热灭菌法

本法系指将物品置于灭菌设备内利用饱和蒸汽、蒸汽-空气混合物、蒸汽-空气-水混合物、过热水等手段使微生物菌体中的蛋白质、核酸发生变性而杀灭微生物的方法。该法灭菌能力强，为热力灭菌中最有效、应用最广泛的灭菌方法。药品、容器、培养基、无菌衣、胶塞以及其他遇高温和潮湿性能稳定的物品，均可采用本法灭菌。流通蒸汽不能有效杀灭细菌孢子，一般可作为不耐热无菌产品的辅助处理手段。

（一）湿热灭菌的分类

1. 热压灭菌法　热压灭菌法是在高压灭菌器内，利用高压水蒸气加热杀灭微生物的方法。本法是公认的最可靠的湿热灭菌法，经热压灭菌处理，能杀灭被灭菌物品中的所有细菌增殖体和芽孢。适用于耐高温、耐高压蒸汽的药物制剂、玻璃器具、金属容器、瓷器、胶塞、滤膜过滤器等的灭菌。不适用不耐高温和高压灭菌的药物、油状液体或半固体、密度较高的固体。一般热压灭菌器所需的温度和与温度相对应的压力与时间见表2-8。

表2-8　热压灭菌所需的温度压力与时间

温度/℃	表压力/kPa(kg/cm²)	时间/min
115.5	68.6（0.7）	40
121.5	98.0（1.0）	15 或 30
125.5	137.2（1.4）	15

热压灭菌器的种类很多，但其基本结构相似。热压灭菌器应密闭耐压，有排气口安全阀、压力表和温度计等部件。大多直接通入高压饱和蒸汽加热，也有在灭菌器内加水，用煤气、电等加热。目前常用的有手提式热压灭菌器、立式热压灭菌器和卧式热压灭菌柜等，另国内还有新型的手动脉动真空灭菌器（适于耐高温的物料及器具的灭菌）。

热压灭菌器是一种高压设备，使用时必须严格按照操作规程操作，并注意以下问题：①使用前认真检查灭菌器的主要部件（压力表、排气阀等）是否正常完好。②自身产生蒸汽者，加水应适量，避免产生过热蒸汽。③妥善放置待灭菌物品，防止影响蒸汽的流通，影响灭菌效果。④灭菌时，应首先打开排气阀排尽冷空气，待有蒸汽冒出时才能关闭排气阀，防止造成不饱和蒸汽。⑤灭菌时间的计算：应从全部待灭菌物品达到预定的温度时算起，并维持规定的时间。现国内有采用灭菌温度和时间设有自动控制自动记录装置，整个过程由计算机系统监控，更加合理可靠。⑥灭菌完毕，应正确开启灭菌器。待压力表逐渐下降至零时，才能放出锅内蒸汽；待锅内外压力相等时，才能开启灭菌器；待被灭菌物品温度降至约80℃时，灭菌器的门才能全部打开，这样可有效避免内外压差太大或冷空气突然进入而造成锅内玻璃瓶炸裂、药液冲出锅外等伤人事故的发生。

2. 流通蒸汽灭菌法　流通蒸汽灭菌是在不密闭的容器内，用蒸汽在灭菌器中，打开排气阀门让蒸汽不断排出，保持器内压强与大气压相等，即为100℃的蒸汽灭菌。1~2ml注射剂、不耐高热的药品及不耐高压的橡胶制品均可采用本法。

3. 煮沸灭菌法　煮沸灭菌就是把待灭菌物品放在水中浸没加热煮沸进行灭菌。流通蒸汽灭菌与煮沸灭菌的参数通常为100℃，30分钟或60分钟。此参数不能保证杀灭所有的细菌芽孢，故应尽量减少细菌污染以减少物品中的微生物数量，也可添加适宜的抑菌剂，如三氯叔丁醇、甲酚、氯甲酚等以确保灭菌效果。

4. 低温间歇灭菌法　此法是将待灭菌物品置于60~80℃热水中加热1小时，待杀死其中的细菌繁殖体；然后在室温或37℃恒温箱中放置24小时，让其中的芽孢发育成繁殖体；再进行第二次加热灭菌，这样循环操作三次以上，直至杀死全部细菌的繁殖体和芽孢为止。本法适于必须用加热灭菌但又不耐较高温度的热敏感药品或制剂。由于灭菌过程时间较长，杀灭芽孢不够完全，故采用本法灭菌的制剂除本身具有抑菌的作用外，须加适量的抑菌剂，以增强灭菌效果。

（二）影响湿热灭菌的因素

1. 微生物的种类和密度　各种微生物的抗热能力相差很大，同一种微生物处于不同发育阶段，对热的抵抗能力也有很大的差别，抗热能力一般为：芽孢＞繁殖期＞衰老期。由于微生物受湿热死亡遵循化学动力学一级反应规律，所以湿热灭菌的效果与菌体密度有关，被灭菌物品中微生物数量多，达到完全灭菌的时间也长，而且其中耐热菌株出现的概率也增加。即使微生物全部被杀灭，药液中微生物尸体多，亦会引起临床上的不良反应，因此整个药品生产过程中应尽可能避免微生物污染，并缩短生产周期。

2. 药物与介质的性质　制剂中含有营养物质如糖类、蛋白质等，对微生物有一定的保护作用，能增强其抗热性。介质的 pH 值对微生物的活性也有影响。耐热性一般为：中性环境 > 碱性环境 > 酸性环境。如 pH 值较低的生物碱盐类，用流通蒸汽灭菌即可。

3. 蒸汽的性质 热压灭菌效果与蒸汽的性质有关。饱和蒸汽为蒸汽的沸点与其压力相当的蒸汽，故热含量高，潜热大，穿透力强，灭菌效果高；湿饱和蒸汽为热量部分散失而含有雾沫和水滴的蒸汽，故热含量低，但穿透力弱，灭菌效果差；过热蒸汽相当于干热蒸汽，温度虽高，但穿透力弱，灭菌效果也不好；不饱和蒸汽为蒸汽中含有不同比例空气的蒸汽，压力虽高但温度不高，故灭菌效果差，因此热压灭菌应采用饱和蒸汽。

4. 灭菌时间 灭菌时间与灭菌温度成反比，考虑到药物成分的稳定性，在达到灭菌要求的前提下，尽可能的缩短时间或降低温度。实践证明，只要严格控制生产过程中微生物的污染，一般中药注射剂采用流通蒸汽100℃加热 30 ~ 45 分钟即可达到灭菌要求。

二、干热灭菌法

本法系指将物品置于干热灭菌柜、隧道灭菌器等设备中，利用干热空气达到杀灭微生物或消除热原物质的方法。适用于耐高温但不宜湿热灭菌法灭菌的物品灭菌，如玻璃器具、金属制容器、纤维制品、陶瓷制品、固体试药、液状石蜡等均可采用本法灭菌。

1. 火焰灭菌法 灭菌效果可靠，适宜于不易被火焰损伤的瓷器、玻璃和金属制品，如镊子、玻璃棒、搪瓷桶等器具的灭菌。一些金属或搪瓷容器加入少量的高浓度乙醇，点燃燃烧也可达到灭菌目的，此法一般不能用于药品的灭菌。

2. 干热空气灭菌法 系指将物品置于干热灭菌柜、隧道灭菌器等设备中，利用干热空气达到杀灭微生物或消除热原的方法。适于耐高温但不宜被湿热蒸汽穿透或易被湿热蒸汽所破坏的物品灭菌，如油性软膏基质（凡士林、液状石蜡等）、注射用油、玻璃器具、金属容器、耐高温的固体药物等。由于干热空气穿透力弱，温度不均匀，而且灭菌温度较高，故不适用于大部分药品及橡胶、塑料制品的灭菌。

干热灭菌条件一般为：160 ~ 170℃ 120 分钟以上，170 ~ 180℃ 60 分钟以上或250℃ 45 分钟以上，也可采用其他温度和时间参数。无论采用何种灭菌条件，均应保证灭菌后的物品的 PNSU 或 SAL ≤ 10^{-6}，250℃ 45 分钟的干热灭菌可有效除去热原。采用干热灭菌时，被灭菌物品应有适当的装载方式，不能排列过密，以保证灭菌时的有效性和均一性。

三、辐射灭菌法

本法系指利用电离辐射杀灭微生物的方法。常用的辐射射线有^{60}Co 或^{137}Cs 衰变产生的 γ 射线、电子加速器产生的电子束和 X 射线装置产生的 X 射线。射线可使有机化合物的分子直接发生电离，产生可以破坏正常代谢的自由基，导致微生物体内的大分子化合物分解。本法特点是不升高被灭菌物品的温度，穿透力强，工艺简单，容易控制，灭菌效率高。但灭菌设备费用高，对某些药品可能降低效力、产生毒性或发热物质，同时还要注意安全防护问题。能够耐辐射的医疗器械、生产辅助用品、药品包装材料、原料药及成品等均可用本法灭菌。

中药采用辐射灭菌法应以不影响原料或制剂的安全性、有效性及稳定性为原则，严格遵循《中药辐照灭菌技术指导原则》（2015 年）。需注意辐射灭菌技术不能替代药品生产的 GMP 管理。

四、气体灭菌法

本法系指用化学灭菌剂形成的气体杀灭微生物的方法。本法最常用的化学灭菌剂是环氧乙烷，一一般与80%~90%的惰性气体混合使用，在充有灭菌气体的高压腔室内进行。采用气体灭菌法时，应注意灭菌气体的可燃可爆性、致畸性和残留毒性。该法适用于不耐高温、不耐辐射物品的灭菌，如医疗器械、塑料制品和药品包装材料等，干粉类产品不建议采用本法灭菌。

采用环氧乙烷灭菌时，应进行泄漏试验，以确认灭菌腔室的密闭性。灭菌后，可通过经验证的解析步骤，使残留环氧乙烷和其他易挥发性残留物消散，并对灭菌物品中的环氧乙烷残留物和反应产物进行监控，以证明其不超过规定的浓度，避免产生毒性。

五、过滤除菌法

本法系指采用物理截留去除气体或液体中微生物的方法。常用于气体、热不稳定溶液的除菌。目前常用的滤过除菌器主要有：微孔滤膜滤器、垂熔玻璃滤器和砂滤棒等。

1. 微孔滤膜滤器 以不同性质不同孔径的高分子微孔薄膜为滤材的滤过装置称微孔滤膜滤器，是目前应用最广泛的除菌过滤器。高分子微孔滤膜的种类很多，常用的有醋酸纤维与硝酸纤维混合酯膜、聚醚砜膜、聚四氟乙烯膜及聚丙烯膜等。膜的孔径也可分成多种规格，分别从 $0.025\mu m$ 到 $14\mu m$，除菌过滤器一般应选用 $0.22\mu m$ 以下孔径的滤膜作滤材。

2. 垂熔玻璃滤器 用硬质中性玻璃细粉经高温加热至接近熔点，融合制成均匀孔径的滤材，再黏结于不同形状的玻璃器内制成的滤器称为垂熔玻璃滤器，也包括由硬质中性玻璃烧制而成的玻璃滤棒。常见的有垂熔玻璃滤球、垂熔玻璃漏斗、垂熔玻璃滤棒三种。

垂熔玻璃滤器主要特点是化学性质稳定，除强酸强碱外，一般不受药液的影响。对药物溶液不吸附，不影响药液的 pH 值，故制剂生产时常用于滤除杂质和细菌。

垂熔玻璃滤器的滤板按孔径分为 1~6 号 6 种规格。一般情况下，1 号、2 号用于过滤除去较大较多杂质，同时 2 号还用于油性注射液的滤过；3 号多用于常压精滤、4 号用于加压或减压精滤；5 号用于除去较大的细菌、酵母菌；6 号垂熔玻璃滤器常用于滤过除菌。

3. 砂滤棒 在实际生产中，砂滤棒作为除菌目前使用不多，常作为注射生产中的预滤器。国内生产的砂滤棒主要有两种，一种是硅藻土滤棒：由糠灰、黏土、白陶土等材料经 1200℃ 高温烧制而成，按滤速分为三种规格。孔径为 3~4μm（滤速 300ml/min 以下）的细号硅藻土滤棒，可滤除颗粒杂质及一部分细菌。另一种是多孔素瓷滤棒，由白陶土、细砂等材料混合烧制而成，按孔径大小有 8 种规格，孔径在 1.3μm 以下的滤棒可用作除细菌使用。

4. 过滤除菌操作的注意事项

（1）药液应预处理 先用粗滤器滤除较大颗粒杂质，再用或 4、5 号垂玻璃滤器滤除细微沉淀物或较大杆菌、酵母菌，最后再用微孔薄膜滤器或 6 号垂熔玻璃滤器滤过。并收集滤液及时分装。

（2）应配合无菌操作技术进行，必要时在滤液中添加适当的防腐剂。

（3）新使用或已多次重复使用的滤器，须进行灭菌处理，检查滤除效果，必要时可测定滤器的孔径或采样作细菌学检查。

六、汽相灭菌法

本法系指通过分布在空气中的灭菌剂杀灭微生物的方法。常用的灭菌剂包括过氧化氢（H_2O_2）、过氧乙酸（CH_3CO_3H）等。汽相灭菌适用于密闭空间的内表面灭菌。

汽相灭菌效果与灭菌剂量（一般是指注入量）、相对湿度和温度有关。装载方式的确认应考虑密闭空间内部物品的装载量和排列方式。日常使用中，汽相灭菌前灭菌物品应进行清洁。灭菌时应最大限度地暴露表面，确保灭菌效果。灭菌后应将灭菌剂残留充分去除或灭活。

七、液相灭菌法

本法系指将被灭菌物品完全浸泡于灭菌剂中达到杀灭物品表面微生物的方法。具备灭菌能力的灭菌剂包括：甲醛、过氧乙酸、氢氧化钠、过氧化氢、次氯酸钠等。

灭菌剂种类的选择应考虑灭菌物品的耐受性。灭菌剂浓度、温度、pH 值、生物负载、灭菌时间、被灭菌物品表面的污染物等是影响灭菌效果的重要因素。

灭菌工艺验证时，应考虑灭菌物品表面积总和最大的装载方式，并确保灭菌剂能够接触到所有表面，如狭小孔径物品的内表面。灭菌后应将灭菌剂残留充分去除或灭活。

灭菌剂残留去除阶段，应采取措施防止已灭菌物品被再次污染。使用灭菌剂的全过程都应采取适当的安全措施。

第四节 粉碎、筛析与混合技术

一、粉碎技术

粉碎是借机械力将大块固体物料破碎成适宜程度的碎块或粉末的操作过程。中药制剂绝大多数是以天然的植物、动物或矿物的药用部位为原料，入药前一般要经加工炮制成饮片，在制剂时再将饮片或干燥提取物粉碎成不同细度的药粉，以供制备各种剂型之用。因此粉碎是中药生产中的基本操作之一，也是药剂制备的基础。

粉碎的目的有：增加药物的表面积，便于提取；利于药材中的有效成分浸出；促进吸收进而提高药效；有利于制备各种药物剂型，如散剂、颗粒剂、片剂、胶囊剂、丸剂等；便于新鲜药材的干燥和贮存。

（一）粉碎方法分类

1. 干法粉碎 系指将药料经过适当的干燥处理，使药料中的水分含量降低至一定限度（一般应少于 5%）再行粉碎的方法。在粉碎时应根据药料的质地，如"粉性""黏性"及软硬度等性质不同，分别采用单独粉碎或混合粉碎。

（1）单独粉碎 系将一味药料单独进行粉碎处理。根据药料性质或使用要求，须单独粉碎的药物：①贵重细料药，如牛黄、羚羊角、麝香等，单独粉碎可避免损失；②毒性或刺激性强的中药，如蟾酥、马钱子、雄黄、樟丹、红粉等，单独粉碎可避免交叉污染，利于劳动保护；③氧化性与还原性强的药物，如火硝、硫黄、雄黄等，也必须单独粉碎；④质地坚硬不便与其他药物混合粉碎的中药，如磁石、代赭石等。

（2）混合粉碎 两种以上的药物同时混合并粉碎的操作方法称为混合粉碎。若处方中某些药物的性质及硬度相似，则可以将其掺合在一起粉碎，这样既避免一些黏性药物单独粉碎的困难，又可使粉碎与混合操作同时进行，可节省工时，提高工作效率。根据药物的性质不同，有些药物需经过特殊处理后再混合粉碎，特殊处理方法有：①处方中有含糖类、黏液质、胶树脂较多的黏性中药（如熟地黄、山茱萸、玉竹、枸杞子、麦冬等）时，其黏性大，吸湿性强，粉碎困难。可先将处方中其他中药粉碎成粗末，再陆续掺入黏性中药，进行粉碎。这种方法俗称串料法。②处方中有含大量油脂性成分的中药（如桃仁、苦杏仁、酸枣仁等）时，一般先将处方中其他中药粉碎成细粉，再将含油脂性成分的中药掺入，进行粉碎。这种方法俗称串油法。③处方中有新鲜的动物类中药及部分需蒸制的植物药（如乌鸡、制何首乌、鹿胎等）时，先将处方中其他中药粉碎成粗粉，然后将粗粉与适当方法蒸制过的动物类或其他中药混合，经干燥后再粉碎。这种方法俗称蒸罐法。

2. 湿法粉碎 系指往药料中加入适量的水或其他液体并与之一起研磨粉碎的方法。通常选用与药物遇湿不膨胀，两者不起变化，不妨碍药效的液体。湿法粉碎通常对一种药料进行粉碎，故也是单独粉碎。其目的是使药料借液相分子渗入药料颗粒的裂隙，减少分子间的引力而利于粉碎。同时对于某些刺激性较强的或有毒药物，可避免粉尘飞扬。

（1）**水飞法** 系将不溶于水的药物置于水中研磨，利用粗细粉末在水中悬浮性不同，进行分离从而获得所需粒度粉末的粉碎方法。操作方法是先将药物打成碎块，除去杂质，与水共置研钵、球磨机或流能磨中研磨，使细粉漂浮或混悬于水中，然后将此混悬液倾出，余下的粗料再加水反复研磨、倾泻出来，直至全部研细，将研得的混悬液合并，沉降后倾去上层清液，再将湿粉干燥、研散，即得极细粉。此法适用于不溶于水的矿物、贝壳类药物，如朱砂、珍珠、炉甘石等。

（2）**加液研磨法** 将药料先放入研钵中，如樟脑、冰片、薄荷脑等，再加入少量液体（醇或水等），用研棒研磨使药物被研碎。另外，在研麝香时常加入少量水，俗称"打潮"，尤其到剩下麝香渣时，"打潮"研磨更易粉碎，也属加液研磨法。中药细料药粉碎时，对麝香和冰片两药有个原则，即"轻研冰片，重研麝香"。

3. 低温粉碎 将物料冷却后或在冷却条件下进行粉碎的方法，称为低温粉碎。低温时物料脆性增加，韧性与延展性降低，易于粉碎。其特点是：①适用于在常温下粉碎困难的物料，软化点低、熔点低及热可塑性物料，如树脂、树胶、干浸膏等。②含水、含油较少，但富含糖分，具一定黏性的药物。③可获得更细的粉末。④能保留物料中的挥发性成分。

低温粉碎一般有下列四种方法：①物料先行冷却或在低温条件下，迅速通过高速撞击式粉碎机粉碎，物料在粉碎机内停留的时间短暂。②粉碎机壳通入低温冷却水，在循环冷却下进行粉碎。③将物料与干冰或液化氮气混合后粉碎。④组合应用上述冷却方法进行粉碎。

4. 超微粉碎 超微粉碎技术是 20 世纪 60 年代末发展起来的一项高新技术，同时也是古老粉碎技术的新应用和新发展。超细微粉通常分为微米级、亚微米级以及纳米级微粉。微粉粒径为 $1 \sim 100\text{nm}$ 的称为纳米微粉；粒径为 $0.1 \sim 1\mu\text{m}$ 的称为亚微米微粉；粒径大于 $1\mu\text{m}$ 称为微米微粉。目前通过对粉碎技术和设备的开发研究，可以制得微米、亚微米甚至纳米级的微粉。药物超细粉碎后可增加其利用效率，提高生物利用度、提高疗效，为剂型改革创造了有利的条件。

（二）常用的粉碎设备

1. 研钵 又称乳钵，常见的有瓷、玻璃、金属、玛瑙制品。乳钵由钵和杵棒组成。杵棒在钵体内的旋转，通过研磨、挤压、撞击等作用力，使物料粉碎、混合均匀。实验室常用瓷制乳钵和玻璃制乳钵，其内壁多孔隙，注意对少量药物的吸附。

2. 万能粉碎机 即柴田式粉碎机，在各类粉碎机中粉碎能力最大，撞击伴以劈裂、撕裂与研磨而粉碎，是目前中药厂普遍应用的粉碎机（图 2 - 12）。广泛适用于根、茎、皮类等中药，干燥的非组织性药物。因粉碎中产生的热能使物料升温，故不适用于含大量挥发性成分、黏性强或软化点低且遇热易发黏的物料的粉碎。

3. 锤击式粉碎机 俗称榔头机，系利用高速旋转的钢锤借

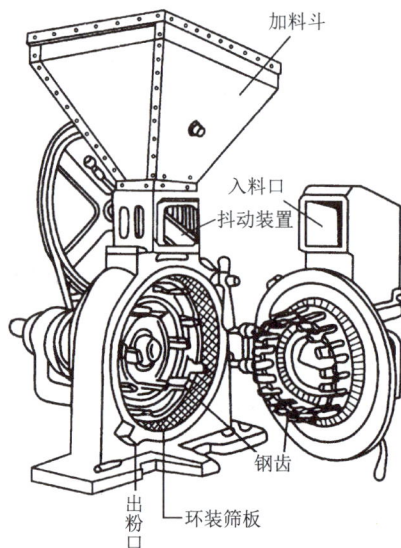

图 2 - 12 万能粉碎机结构示意图

撞击及锤击作用而粉碎的一种粉碎机（图2-13），是一种应用较广泛的粉碎机。适用于粉碎大多数干燥物料，不适用于粉碎高硬度物料和黏性物料。

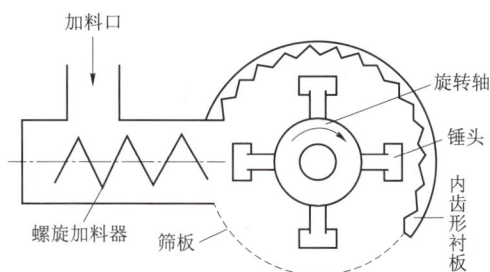

图2-13 锤击式粉碎机结构示意图

4. 球磨机 系由不锈钢或瓷制成的圆筒形球罐，球罐的轴固定在轴承上，内装有一定数量和大小的用钢、瓷或花岗石制成的圆球（图2-14）。

操作时，将药物装入罐内密盖后，由电动机带动旋转，在一定速度下滚动。转速应控制在使其中圆球获得一定的高度，然后呈抛物线落下，药物借圆球起落而产生的撞击作用和圆球与罐壁、球与球之间的研磨作用而被粉碎。

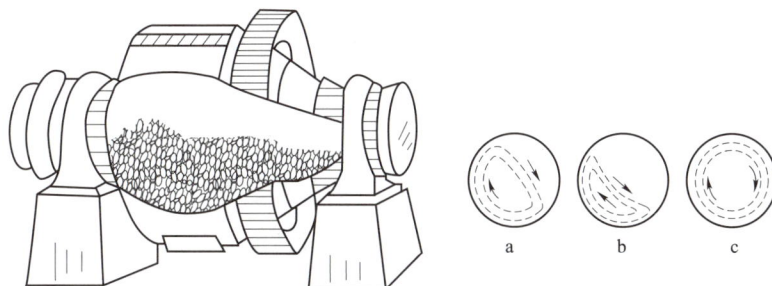

图2-14 球磨机及内球运动情况

a. 转速适当；b. 转速太慢；c. 转速太快

球磨机要求有适当的转速，才能获得良好的粉碎效果。圆球的转动受离心力的影响，而离心力的大小又与圆筒的转速有关。因此，圆筒应有一个适宜的转速（如图2-14a所示），才能使圆球沿罐壁运行至最高点而落下。这样可产生最大的撞击和研磨作用，粉碎效果最好。如果转速太快（如图2-14c所示），形成的离心力超过了圆球的重力，则球紧贴于罐壁旋转而不落下，故不能粉碎药物。如果转速太慢（如图2-14b所示），圆球不能达到一定高度，即沿罐内壁滑动，此时主要发生研磨作用。球磨机的适宜转速须根据圆筒内径大小进行计算。

使圆球从最高的位置以最大的速度落下的圆筒转速的极限值，称为临界转速，它与球罐直径的关系可由下式求得：

$$n = 42.3 / \sqrt{D} \, (\text{r/min}) \qquad (\text{式2-1})$$

式中，n 为圆筒每分钟临界转速；D 为圆筒内径（m）。在临界速度时，圆球已失去研磨作用，所以在实际工作中，球磨机的转数一般采用临界转速的75%~88%，即：实用转速 $= 32 / \sqrt{D} \sim 37.2 / \sqrt{D}$（r/min）。

球磨机适用于粉碎结晶性药物（如朱砂、硫酸铜等）、树脂（松香等）、树胶（桃胶等）、非组织的脆性药物（如儿茶等）、刺激性的药物（蟾酥）、挥发性药物及其他细料药（如麝香）。球磨机除广泛应用于干法粉碎外，也可用于湿法粉碎。

5. 流能磨 又称气流式粉碎机（图2-15），是利用高压气流（空气、蒸气或惰性气体）使药物颗粒之间及颗粒与室壁之间碰撞而产生强烈的粉碎作用，而且在粉碎的同时进行分级。由于其气流在粉碎室膨胀时的冷却效应抵消了粉碎时产生的热量，因而特别适用于抗生素、酶、低熔点药物和其他对热敏感药物的粉碎，可得到微粉。

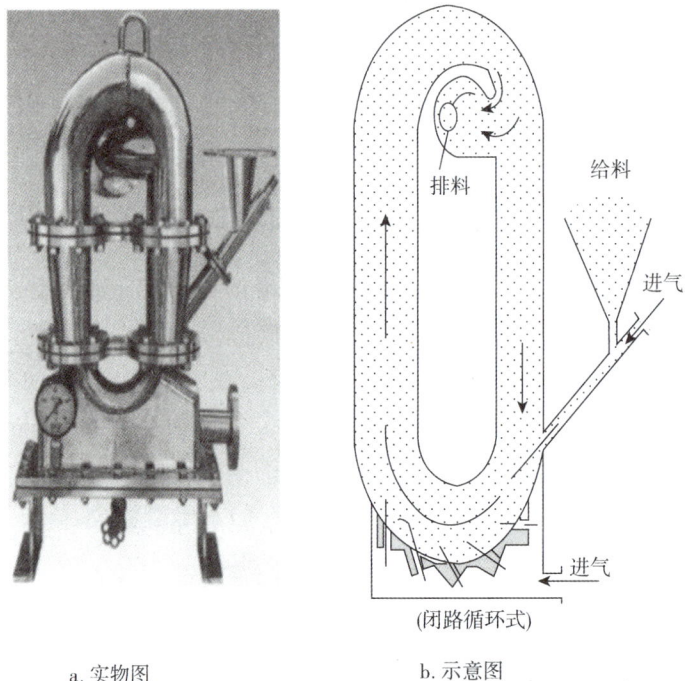

a. 实物图　　　　　　　　　b. 示意图

图 2 - 15　流能磨结构示意图

（三）粉碎的原则

粉碎应保持药物的组成和药理作用不变。药物只粉碎至需要的粉碎度，不作过度粉碎。中药材的药用部分必须全部粉碎应用，一般较难粉碎的部分，如叶脉或纤维素等不应丢弃，以免损失有效成分或使药粉的含量相对提高。

（四）粉碎操作注意事项

1. 选择适宜的器械与方法 各种粉碎作用力都有特殊的适应性，可根据被粉碎物质的结构及有关性质、体积大小、所制备的物料对粉碎度或粉末等级的要求等来选用适宜的器械及方法。晶形药物具有一定的晶格，如生石膏、硼砂等均具有相当的脆性，故较易于粉碎。非晶形药物其分子呈不规则排列，如树脂、树胶等具有一定的弹性，受外加机械力时，易发生变形而不易碎裂。一般可通过降低温度提高非晶形药物的脆性，以利粉碎。

2. 及时筛去细粉 粉碎过程应及时分离细粉，使粗粒有充分机会接受机械能，可以提高效率；反之，若细粉始终保留在粉碎系统中，不但在粗粒中起缓冲作用，而且会消耗大量机械能，而产生大量不需要的过细粉末。

3. 合理使用混合粉碎 固体物质经粉碎后，比表面积增加，引起表面自由能的增加，粉末越细，能量越高，重新结聚的倾向加大，使粉碎过程终于达到一种动态平衡。也就是粉碎与结聚同时进行。用混合粉碎的方法可使另一药物吸附于其表面使自由能不致明显增加，从而阻止结聚。

4. 注意劳动保护与防火防爆 粉碎毒性或刺激性较强的药物时，应注意劳动保护，以免中毒，并注意彻底清洗机械以免交叉污染。粉碎易燃易爆药物时，要注意防火防爆。

二、筛析技术

筛析是指粉碎后的药物通过一种网孔工具以使粗粉与细粉分离的操作，这种网孔工具称为药筛。

（一）过筛的目的

过筛的目的是将粉碎后的药料按细度大小加以分等，以适应医疗和制剂制备上的需要；及时分出合格的细粉，能节省粉碎的机械能，提高粉碎效率；筛析的同时还可使种类不同、粗细不均匀的药粉混合均匀。

由于筛析中较细的粉末先通过筛，较粗的粉末后通过筛，所以过筛后的粉末应适当加以搅拌，以保证药粉的均匀度。

（二）药筛的种类

药筛按标准来分类，可分为标准筛和工业用筛，标准筛是指按药典规定，全国统一用于制剂生产的筛。按制作方法可分为冲眼筛（又称模压筛）和编织筛。

《中国药典》选用国家标准的 R40/3 系列，根据筛孔内径共规定了九种筛号（表 2 – 9），筛号越大，孔径越小。在实际生产中，也常使用工业用筛，是以单位（英寸）长度（2.54cm）内所含筛孔的数目来表示，即用"目"表示。筛孔内径与工业筛目对照如表 2 – 9 所示。

表 2 – 9 筛的分等表

筛号	筛孔内径（μm）（平均值）	工业用筛目数（孔/英寸）
一号筛	2000 ± 70	10
二号筛	850 ± 29	24
三号筛	355 ± 13	50
四号筛	250 ± 9.9	65
五号筛	180 ± 7.6	80
六号筛	150 ± 6.6	100
七号筛	125 ± 5.8	120
八号筛	90 ± 4.6	150
九号筛	75 ± 4.1	200

（三）粉末的分等

粉碎后的粉末必须经过筛选才能得到粒度比较均匀的粉末，以适应医疗和制剂生产需要。筛选方法是以适当筛号的药筛过筛。筛过的粉末包括所有能通过该药筛筛孔的全部粉粒。例如通过一号筛的粉末，不都是近于 2mm 直径的粉粒，包括所有能通过二号至九号药筛甚至更细的粉粒在内。富含纤维的药材在粉碎后，有的粉粒成棒状，其直径小于筛孔，而长度则超过筛孔直径过筛时，这类粉粒也能直立地通过筛网，存在于筛析的粉末中。为了控制粉末的均匀度，根据实际要求，《中国药典》规定了六种粉末规格（表 2 – 10）。

表 2 – 10 《中国药典》粉末等级标准

等级	分等标准
最粗粉	指能全部通过一号筛，但混有能通过三号筛不超过20%的粉末
粗粉	指能全部通过二号筛，但混有能通过四号筛不超过40%的粉末
中粉	指能全部通过四号筛，但混有能通过五号筛不超过60%的粉末

等级	分等标准
细粉	指能全部通过五号筛，并含能通过六号筛不少于95%的粉末
最细粉	指能全部通过六号筛，并含能通过七号筛不少于95%的粉末
极细粉	指能全部通过八号筛，并含能通过九号筛不少于95%的粉末

（四）筛析设备的分类

制药用筛的筛网目前大多以尼龙丝、铜丝或不锈钢丝制成。筛析方法有手工和机械两种，其对应的器械有手摇筛和电动筛两类。

1. 手摇筛　系由筛网在圆形的金属圈上制成，并按筛号大小依次叠成套，故亦称为套筛。手摇筛适用于小量药粉或毒性药、刺激性或质轻药粉的筛析，亦常用于粒度分布的筛析。因其在密闭条件下进行，可避免细粉飞扬。

2. 电动筛

（1）振动筛粉机　系利用偏心轮对连杆所产生的往复振动带动药筛而筛选粉末的器械，效率较高，适用于无黏性的植物药、化学药、毒性、刺激性及易风化或潮解的药物粉末的筛析。

（2）悬挂式偏重筛粉机　系利用偏重轮转动时的不平衡惯性使药筛产生波动而筛析药物。

（3）电磁簸动筛粉机　系利用较高频率（高达20次/秒以上）和较小幅度的电磁波产生的簸动而筛选粉末的器械，因其具有强振动性能，故适宜于筛选黏性较强及含油性的粉末。

（五）筛析操作的注意事项

1. 粉末应干燥　物料的湿度越大，细粉末越易黏结成团而堵塞筛孔，故含水量大的物料应先适当干燥；易吸潮的物料应及时筛析或在干燥环境中筛析。黏性、油性较强的药粉应掺入其他药粉中一同过筛。

2. 厚度适宜　加入药筛的物料不宜过多，物料层在筛网上堆积过厚，或物料在筛网上运动速度过快时，上层小粒径的物料可能来不及与筛面接触而混于不可筛过的物料中。故物料层越薄，物料在筛网上的运动速度越小，则筛析效率越好。但物料厚度和运动速度也不宜过小，否则也影响筛析效率。

3. 加强振动与联动化　药粉在静止情况下由于受摩擦力和表面能的影响，易形成粉块而不易通过筛孔。当施加外力振动时，各种力的平衡受到破坏，小于筛孔的粉末才能通过。在大量生产时，联动化不仅能降低劳动强度和成本，而且更重要的是能保证产品质量。振动时运动速度不易过快或过慢，否则会减低筛析的效率。

4. 防止粉尘飞扬　特别是筛分毒性或刺激性较强的药粉时，更应注意防止粉尘飞扬，厂房必要时应设防尘及捕尘设施。

三、混合技术

混合系指把两种或两种以上组分（固体粒子）相互交叉分散达到均匀状态的操作。混合可使药物各组分在制剂中均匀一致，以保证药物剂量准确和用药安全有效。

（一）混合的方法

实验室常用的混合方法有搅拌混合、研磨混合和过筛混合。在大批量生产中，混合过程多采用搅拌或容器旋转使物料产生整体和局部的移动而达到混合目的。

1. 搅拌混合　系将各药粉置适当大小的容器中搅匀，多作初步混合之用。生产中常用槽型混合机混合。

2. 过筛混合　系将各药粉先初步混合在一起，再通过适宜的药筛一次或几次过筛使之混匀。由于较细较重的粉末先通过筛网，故在过筛后仍须加以适当的搅拌混合。

3. 研磨混合　系将各药粉置乳钵中共同研磨的混合操作，此法适用于小量尤其结晶性药物的混合。不适用于引湿性或爆炸性成分的混合。

（二）常用的混合设备

1. 容器旋转型混合机　混合筒有 V 形（图 2-16）、立方形、圆柱形、纺锤形等，各混合筒穿过中心固在水平轴上，有传动装置使其绕轴旋转，粉末在筒内靠重力翻动。转速取决于筒的形状或粉末的性质。混合筒适用于密度相近的组分混合，混合效率高，耗能较低。

三维运动混合机（图 2-17），其装料的筒体在主动轴带动下，做周而复始的平移、转动和翻滚等复合运动，使各物料在混合器内加速了流动和扩散作用，同时避免了一般混合机因离心作用所产生的物料比重偏析和集聚现象，尤其对物料间密度、粒径、性状差异较大时混合效果更好。

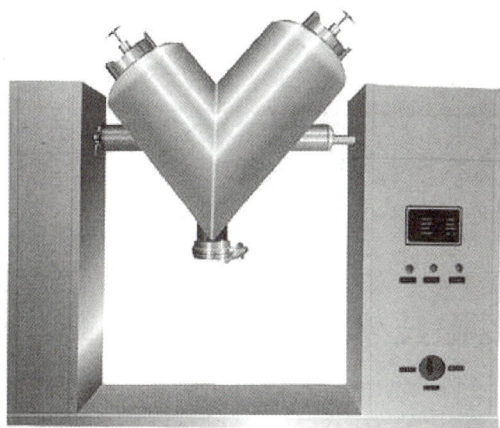

图 2-16　V 形混合机　　　　　　　　　　图 2-17　三维运动混合机

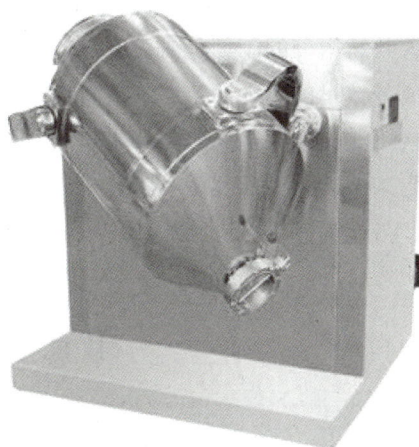

2. 容器固定型混合机　主要包括槽型混合机（图 2-18）和双螺旋锥形混合机（图 2-19）。

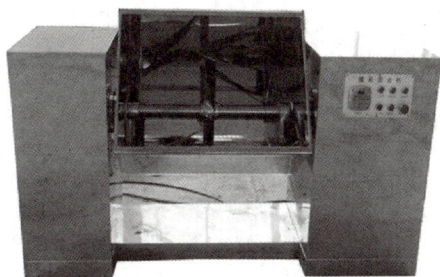

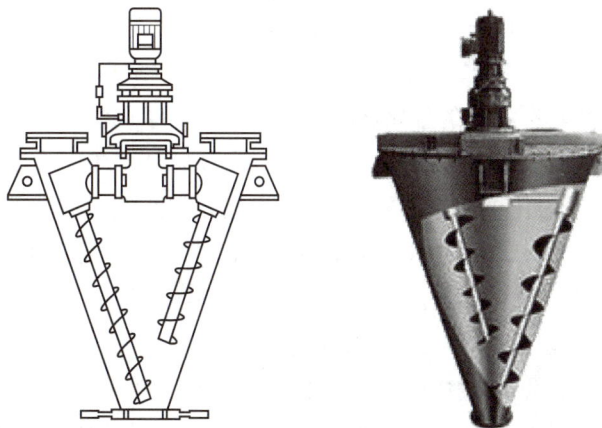

图 2-18　槽型混合机　　　　　　　　　　图 2-19　双螺旋锥形混合机

（三）混合过程注意事项

1. 各组分药物混合的比例　通常物理状态、粉末细度相近的等量药物混合时，容易混合均匀；药物的组分量相差悬殊时，则不易混合均匀，此时应该采用等量递加混合法（又称配研法）进行混合，即量小药物研细后，加入等体积其他细粉混匀，如此倍量增加混合至全部混匀。

2. 各组分药物的密度与色泽　一般将密度小的组分先放在乳钵内，再加密度大的组分混合均匀。这样可避免轻质组分浮于上部或飞扬，而重质粉末沉于底部则不易混匀。当药物色泽相差较大时，应将色深的药物先置于乳钵中，再加等量的色浅的药物研匀，直至全部混合均匀，即所谓"套色法"。

3. 各组分的黏附性与带电性　有的药物粉末对混合设备具有黏附性，影响混合也造成损失，一般应将量大或不易吸附的药粉或辅料垫底，量少或易吸附者后加入。混合时摩擦起电的粉末不易混匀，通常加少量表面活性剂或润滑剂加以克服，如硬脂酸镁、十二烷基硫酸钠等具有抗静电作用。

4. 含液体成分、引湿性成分与低共熔混合物的组分

（1）含液体成分时可采用处方中其他固体成分先行吸收；若液体量较大时可另加赋形剂吸收；若液体为无效成分且量过大时，可采取先蒸发后吸收的方法。

（2）引湿性大的成分应在干燥的环境下快速混合。

（3）当两种或两种以上药物一起研磨混合后，有时产生熔点降低而出现润湿和液化的现象称为共熔现象（简称共熔）。制剂工作中常见的发生共熔的药物有樟脑与水杨酸、苯酚、麝香草酚、薄荷脑等。含共熔组分的制剂是否一起混合使其共熔，应根据共熔后对其药理作用的影响及处方中所含其他固体成分数量的多少而定，一般有以下几种情况：①若药物共熔后，药理作用较单独混合者好，则宜采用共熔法；②某些药物共熔后，药理作用几无变化，但处方中其他固体成分较多时，可将共熔组分先混合共熔，再用其他组分吸收混合，使分散均匀；③共熔成分与处方中其他液体（如挥发油）溶解后，再喷雾到其他固体成分中吸收并混合均匀。

第五节　中药浸提技术

PPT

一、中药浸提技术概述

浸提是指采用适当的溶剂和方法，将药材中所含的有效成分或有效部位提取出来的过程，又称浸出或提取，是中药制剂生产过程中的重要单元操作。浸提所得成分与中药制剂疗效密切相关，药材中所含的成分十分复杂，概括起来可分为以下四类。

1. 有效成分　系指起主要药效的物质，一般指化学上的单体化合物，能用分子式和结构式表示，并具有一定的理化性质，如青蒿素、穿心莲内酯等。一种中药往往含有多种有效成分，而一种有效成分又有多方面药理作用。浸提成分如果经纯度检查是一个混合物，且在药理和临床上能够代表或部分代表原药材的疗效，则该浸提成分应称为"有效部位"，如总生物碱、总苷、总黄酮等。

2. 辅助成分　系指本身无特殊疗效，但能增强或缓和有效成分作用的物质或有利于有效成分的浸出或增强制剂稳定性的物质。如洋地黄中的皂苷可帮助洋地黄苷溶解并可促进其吸收；大黄中的鞣质能缓和大黄蒽醌苷的泻下作用。

3. 无效成分　系指本身无生物活性，不起药效的物质。有的无效成分会影响制剂的稳定性、外观甚至药效。如淀粉、蛋白质、脂肪、黏液质等。"有效"与"无效"只是相对的，如多数中药制剂中的鞣质是杂质，但在中药五倍子中，鞣质是收敛止血的主要有效成分。深入的药理研究证实，过去被认为无生物活性通常作为杂质除去的多糖类成分，有其生物活性，如猪苓多糖对某些肿瘤有一定的抑制作用。因此，药材成分的"有效"与"无效"不应被绝对划分。

4. 组织物质　系指构成药材细胞或其他不溶性物质，如纤维素、石细胞、栓皮等。

中药浸提的目的是尽可能多地浸提有效成分及辅助成分，最低限度浸提无效成分和组织物质，降低药物服用量，提高制剂疗效。

二、浸提原理及影响因素

（一）浸提过程

浸提过程是指溶剂进入药材细胞组织，溶解其有效成分后形成浸提液的全部过程。一般可分为浸润与渗透、解吸与溶解、扩散等几个相互联系的阶段。

1. 浸润与渗透阶段　溶剂接触饮片后，使饮片表面润湿，然后借助毛细管和细胞间隙渗透进入细胞组织内，这一过程称为浸润与渗透阶段。饮片能否被润湿，与溶剂和饮片的性质有关，植物性药材中含有较多带极性基团的物质，如纤维素、蛋白质、糖类等，易被极性溶剂润湿。但含油脂或蜡质多的药材，则不易被极性溶剂所润湿，须先行脱脂或脱蜡处理后，再用水或乙醇浸提。

2. 解吸与溶解阶段　药材中各成分之间或与细胞壁之间有一定亲和力，必须克服这种亲和力，才能使各成分转入溶剂中，这称之为解吸附。溶剂通过毛细管和细胞间隙进入细胞组织后与解吸后的各种成分接触，使部分有效成分以分子、离子或胶体粒子等形式或状态转入溶剂中，即为溶解阶段。解吸与溶解是两个紧密相连的阶段，其快慢主要取决于溶剂对有效成分的亲和力大小，因此选择适当的溶剂十分重要。

3. 扩散阶段　溶剂在细胞内溶解大量药物成分后，细胞内溶液浓度显著增高，使细胞内外出现浓度差和渗透压差，细胞外的溶剂或稀溶液向细胞内渗透，细胞内溶质不断向外扩散，至细胞内外浓度相等，达到动态平衡，因此组织细胞内外的浓度差是渗透或扩散的推动力。在实际生产中，用流动的浸提溶剂或稀浸提液置换药材周围的浓浸提液，创造最大的浓度梯度，是保证浸提顺利进行并达到完全的关键。

（二）影响浸提的因素

1. 药材粉碎度　药材粉碎的愈细，与浸出溶媒的接触面愈大，扩散速度愈快，对浸出愈有利。但实际生产中药材粒度不宜太细，过细的粉末吸附作用增强，造成有效成分的损失，且大量组织细胞破裂，使浸出杂质增加，黏度增大，浸提液过滤困难。以水为浸提溶剂时，叶、花、草类一般不需粉碎；根、根茎、皮类宜用薄片或粗颗粒。

2. 药材成分　有效成分多为小分子化合物（相对分子质量 <1000），扩散较快，在最初的浸出液中占比例高，随着扩散的进行，高分子杂质溶出逐渐增多，因此浸提次数不宜过多，一般 2 ~ 3 次即可将小分子有效成分浸出完全。

3. 浸提温度　一般温度升高有助于成分的解吸、溶解和扩散，增加有效成分的浸提，同时可杀死微生物、凝固蛋白质，提高制剂的稳定性。但浸提温度过高会使药材中某些不耐热的成分或挥发性成分分解、变质或挥发散失，无效杂质浸出量亦多。因此浸提过程中应适当控制温度。

4. 浸提时间　一般浸提时间与浸提量成正比，即时间愈长，愈有利于浸提。但当扩散达到平衡后，时间不再起作用。长时间浸提往往导致大量杂质溶出，某些有效成分分解。因此，扩散达到平衡时应停止浸提，分出浸提液，更换新溶剂。

5. 浓度梯度　浓度梯度即浓度差，是浸提扩散的主要动力。不断搅拌、更换新溶剂，或强制循环浸出液，采用动态提取、连续逆流提取等均可增大浓度梯度，提高浸提效率。

6. 溶剂用量　溶剂用量大，利于有效成分扩散，但用量过大，则后续浓缩等工作量增加。

7. 溶剂 pH 值　浸提溶剂的 pH 值与浸出效果有密切关系。在中药材浸提过程中，往往根据需要调整浸提溶剂的 pH 值，以利于某些成分的提取。如用酸性溶剂提取生物碱，用碱性溶剂提取酸性皂苷等。

8. 浸提压力　加压浸提可加速质地坚实药材的润湿和渗透，缩短浸提时间，加压还可使部分细胞壁破裂，亦有利于浸出成分的扩散。但浸润渗透过程完成后或对于质地疏松的药材，加压的影响不大。

9. 新技术应用 超临界流体提取、超声波提取、微波加热提取等新技术应用，有利于浸提效率的提升。

三、常用的浸提溶剂与浸提辅助剂

（一）常用的溶剂

浸提溶剂的选用对浸提效果具有显著的影响，浸提溶剂应对有效成分有较大的溶解度，而对无效成分少溶或不溶，安全无毒，价廉易得。常用的溶剂有以下几种。

1. 水 水为最常用的溶剂之一，水极性大，溶解范围广，药材中的生物碱盐类、苷、有机酸盐、鞣质、蛋白质、糖、色素、多糖类以及酶和少量的挥发油都能被水浸提。

2. 醇 乙醇也是常用溶剂之一，为半极性溶剂，可以溶解水溶性的某些成分，如生物碱、苷类及糖类等，又能溶解非极性溶剂所能溶解的一些成分，如树脂、挥发油、内酯、芳香化合物等，采用不同浓度的乙醇可选择性提取药材中有效成分。一般乙醇含量在90%以上时，适于浸提挥发油、有机酸、内酯、树脂等；乙醇含量在50%～70%时，适于浸取生物碱及苷类；另外，含20%乙醇的浸提液具有防腐作用；含40%以上乙醇的浸提液可延缓某些酯类、苷类等成分的水解，增加制剂的稳定性。

3. 丙酮 丙酮可与水以任意比例混溶，常用于新鲜动物药材脱脂或脱水。

4. 其他溶剂 三氯甲烷、乙醚、石油醚等非极性溶剂，可用于挥发油、亲脂性物质的浸提、分离，或用于浸提液脱脂，也可在纯化精制时应用。使用这类溶剂，最终产品须进行溶剂残留量测定。

（二）浸提辅助剂

浸提辅助剂系指能提高浸提效能，增加成分的溶解度及制品的稳定性，除去或减少某些杂质而特加的物质。常用的浸提辅助剂有酸、碱、表面活性剂。

1. 酸 使用酸的主要目的是促进生物碱的浸提；提高部分生物碱的稳定性；使有机酸游离，便于用有机溶剂浸提；除去酸中不溶性杂质。常用的酸有硫酸、盐酸、冰醋酸、酒石酸等，酸的用量不宜过多，能维持一定的 pH 值即可，过量的酸会引起水解和其他不良作用。

2. 碱 碱有利于酸性有效成分的浸提，提供稳定性，同时可用除去在碱性条件下不溶解的杂质，常用的碱为氨水、碳酸钙、碳酸钠等。

3. 表面活性剂 表面活性剂能增加药材表面的润湿性，提高浸提效果，应根据被浸提药材中有效成分种类及浸提方法进行选择。

四、常用的浸提方法与设备

（一）煎煮法

煎煮法是将中药饮片或粗粉置煎煮器中，加水浸泡适宜时间，加热至沸，保持微沸一定时间，滤过，滤液保存，药渣再依法煎煮，合并各次煎出液，即得。此法简便易行，适用于有效成分能溶于水，且对湿、热稳定的中药。但煎出液中杂质较多，容易霉变、腐败、不耐热及挥发性成分易被破坏、挥发而损失。

常用设备有敞口倾斜式夹层锅、多功能中药提取罐等，如图 2-20 所示。

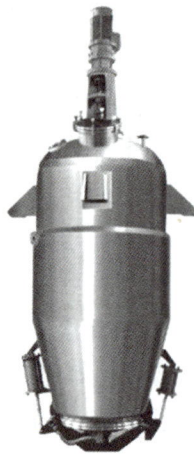

图 2-20 多功能提取罐

（二）浸渍法

浸渍法是将原药材粗粉置于浸渍容器中，加入定量溶剂，在常温或加热下通过浸泡一定时间进行提取的方法。浸渍法适用于黏性药材、新鲜及易膨胀的药材、价格低廉的芳香性药材，不适用于贵重药材、毒性药材及高浓度制剂的提取。

浸渍法的特点是简单易行，浸渍液的澄明度比煎煮液好；所需时间较长，不宜选用水做溶剂；浸渍过程中应密闭，防止溶剂的挥发损失；有利于黏性药物的浸出，但浸出效率差。

根据浸渍温度与浸渍次数的不同，浸渍法可以分为冷浸渍法、热浸渍法和重浸渍法。

1. 冷浸渍法 在常温下进行的操作，又称常温浸渍法。其操作方法是：取加工炮制合格的药材，置于有盖容器内，加入定量的浸提溶剂，加盖密闭，在室温下浸渍至规定时间，经常搅拌或振摇，使有效成分尽量多浸出。滤过，压榨药渣，将压榨液与滤液合并，静置 24 小时后，滤过即得。该法常用于酊剂、酒剂的制备。若将滤液进一步浓缩至规定程度，可制备流浸膏、浸膏、颗粒剂、片剂等。

2. 热浸渍法 该法与冷浸渍法基本相同，不同之处在于浸渍温度较高，用水浴或蒸汽加热，一般在 40~60℃ 进行浸提，以缩短浸提时间。因浸渍温度较高，浸出液冷却后，常有沉淀析出，应分离除去。该法常用于酒剂的制备。

3. 重浸渍法 将已粉碎的药材置于有盖的浸渍容器中，加入规定量的溶剂，密闭，在常温下进行浸渍，浸渍中可经常振摇或搅拌，放置 24 小时或更长的时间，然后过滤，药渣再加入新溶剂，如此反复 2~4 次，最后用压榨器压榨药渣，将压榨液与浸渍液合并、粗滤即可。

现代工业对浸渍设备与浸渍工艺进行了改进，如循环浸渍工艺流程等。

（三）渗漉法

渗漉法将中药粗粉湿润后置渗漉筒或渗漉罐内，从渗漉筒（或渗漉罐）上部连续加入溶剂，渗漉液自下部出口流出的提取方法。

渗漉法属于动态浸出，渗漉时可以创造比较大的浓度差，浸提效果优于浸渍法；提取完全，溶剂利用率高，省去了分离浸提液和药渣的操作；适用于贵重药、毒性药、有效成分含量低的药材及高浓度制剂的提取，新鲜、易膨胀的药材及非组织药材不宜采用此法。

渗漉法不宜用水作溶剂，通常用不同浓度的乙醇，渗漉法根据操作方法不同，可分为单渗漉法、重渗漉法、加压渗漉和逆流渗漉等。

1. 单渗漉法 工艺流程：粉碎药材→润湿→装筒→排气→浸渍→渗漉液收集。

（1）粉碎药材 将中药饮片粉碎，粉碎度不宜太细，以最粗粉或粗粉为宜，生产中中药材切片厚度通常为 0.5mm。

（2）润湿药材 药粉在装填渗漉筒之前，应选用渗漉溶剂将其完全湿润，目的是使其充分膨胀，以防止药粉在渗漉筒中因加入溶剂而膨胀，造成阻塞。湿润溶剂用量与时间因原料质地而定，一般约需药材量的 0.7~1 倍量的湿润溶剂，时间 1~4 小时。

（3）装筒 装填药粉前，在渗漉筒底部铺一团棉花或多孔隔板，药粉投放到渗漉筒的 2/3~3/4 处即可，各点药粉松紧度应一致。

（4）排气、浸渍药粉 自渗漉筒的上部缓缓加入溶剂，并同时打开筒底部的活塞，使筒内空气及时排出，待溶剂自下口流出时关闭活塞，流出的溶剂收集后再倒回渗漉筒内，并高出药粉表面，加盖，浸泡 24~48 小时即可。

（5）收集渗漉液 浸泡完毕后，打开渗漉筒下口，使渗漉液缓缓流出，渗漉液流出的速度，可根据原料量来决定。一般每 1000g 药粉控制在每分钟流出 1~3ml 或 3~5ml。若渗漉量很大，则可调整溶剂流速，使每小时收集渗漉筒使用容积的 1/24~1/48。在渗漉过程中，要边收集渗漉液，边添加新溶剂，保持溶剂浸过药面，一般情况下应收集渗漉液的总体积为药粉量的4~8倍。

2. 重渗漉法 重渗漉法是将中药原料粗粉，分别装填于几个渗漉筒，每一个均按普通渗漉方法操作，收取浓渗漉液，而稀渗漉液可作为溶剂用于下一个筒的渗漉。此法优点是，一次溶媒可以多次利用，能得到浓度较高的渗漉液，同时大部分的浓渗漉液不必加热蒸发浓缩，适合于有效成分遇热不稳定的中药，此法的缺点是制备流程长，操作麻烦。

（四）水蒸气蒸馏法

水蒸气蒸馏法系指将含有挥发性成分的中药与水共蒸馏，使挥发性成分随水蒸气一并馏出，经冷凝分取挥发性成分的浸提方法。适用于具有挥发性，能随水蒸气蒸馏而不被破坏，与水不发生反应，且难溶或不溶于水的成分的提取，如挥发油的提取。

水蒸气蒸馏法可分为：共水蒸馏法（即直接加热法）、通水蒸气蒸馏法和水上蒸馏法。

常用设备为多功能提取罐、挥发油提取罐。

（五）超临界流体提取法

超临界流体提取法（SFE）是利用超临界流体作为溶剂，从固体或液体中萃取某些有效组分，并进行分离的技术。超临界流体（SF）是指某种气（或液）体或气（或液）体混合物在操作压力和温度均高于临界点时，其密度接近于液体，而其扩散系数和黏度均接近气体，其性质介于气体和液体之间的流体。

在萃取阶段，SF将所需组分从原料中萃取出来。在分离阶段，通过变化压力参数或其他方法，使萃取组分从SF中分离出来，并压缩回收SF，使其循环使用。

超临界流体提取的特点：①提取速度快，效率高；②提取温度低，有效成分不易分解；③可选择性地提取有效成分；④工艺简单，溶剂可循环利用；适用于挥发性较强的成分、热敏性物质和脂溶性成分的提取分离。缺点为设备投资过大，应用范围较窄。

可用作超临界流体的气体很多，如二氧化碳、乙烯、氮气、氧化二氮等。其中二氧化碳惰性、无毒性、不易爆、临界压力较低（7.374MPa）、临界温度接近室温（31.05℃）、价廉易得，因此应用最广。

第六节 中药提取液的分离与精制技术

PPT

一、分离技术

中药材经浸提所得含有效成分的提取液，常为混悬液状态，含有固体需分离，以除去或回收其中的液体或固体。将固体－液体非均相体系用适当方法分开的过程称为固－液分离。

（一）沉降分离法

沉降分离法系指在液体介质中，固体物借自身重力自然沉降而与液体分离的方法。该方法简便易行，但耗时长，分离不够完全，不适用于浸提液中固体物含量少、粒子细而轻、料液易腐败变质者。

（二）离心分离法

离心分离法系指借助离心机的高速旋转，使料液中的固体与液体或两种密度不同且不相混溶的液体产生的离心力不同而达到分离的方法，适用于含不溶性微粒的粒径很小或黏度很大的滤浆，或密度不同的不相混溶的液体。

离心分离法常用设备为离心机，有沉降式离心机、管式离心机、滤过式离心机、三足离心机等。

（三）滤过分离法

滤过分离法系指混悬液（滤浆）通过多孔的介质（滤材）时固体微粒被截留，液体经介质孔道流出达到固液分离的方法。

1. 常压滤过 常用滤器有玻璃漏斗、搪瓷漏斗等。常用滤纸或脱脂棉作滤过介质，适用于小量药液的滤过。

2. 减压滤过 常用滤器有布氏漏斗、垂熔玻璃滤器，适用于中、大量药液的滤过，垂熔玻璃滤器常用于注射剂、口服液、滴眼液的精滤。

3. 加压滤过 常用压滤器和板框压滤机，多用于药厂大量生产，如图 2 - 21 所示。

4. 薄膜滤过 利用对组分有选择透过性的薄膜，实现混合物组分分离的方法。按薄膜所能截留的微粒最小粒径，薄膜滤过可分为微孔滤膜滤过、超滤、反渗透。

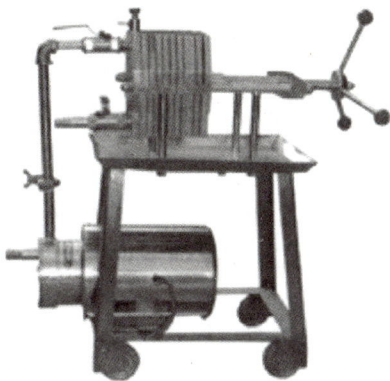

图 2 - 21 板框压滤机

二、精制技术

中药浸提液一般来说体积都较大、含量低、杂质多，为了提高疗效，增加制剂的稳定性应采用适当的方法和设备去除提取液中的杂质，最大限度保留有效成分，减小服用量，便于制剂。将中药浸提液中所含有的无效成分及杂质去除的操作称为精制。

常用的精制方法一般有水提醇沉法、醇提水沉法、盐析法、超滤法等。

（一）水提醇沉法

水提醇沉法系先以水为溶剂提取中药有效成分，再用不同浓度的乙醇沉淀去除提取液中杂质的方法，广泛用于中药水提液的纯化。

中药的大多数成分如生物碱盐、苷类、多糖类等有既溶于水又溶于醇的特性，将处方中药材加水煎煮提取，再将提取液浓缩至一定程度，加入适量乙醇后，可以改变其溶解性能而将多糖类、蛋白质、无机盐等杂质部分或全部除去。

药液醇沉时，一般放置 12～24 小时或 24 小时以上，低温冷藏则更有利于杂质的充分沉淀当乙醇浓度达到 60%～70% 时，除鞣质、树脂等外，其他水溶性杂质已基本上沉淀而除去。

（二）醇提水沉法

醇提水沉法系将中药原料用一定浓度的乙醇提取中药成分，即可提取出生物碱及其盐、苷类、挥发油及有机酸类等，虽然多糖类、蛋白质、淀粉等无效成分不易溶出，但树脂、油脂、色素等杂质却仍可提出，为此，醇提取液经回收乙醇后，再加水处理，并冷藏一定时间，可使脂溶性杂质沉淀而除去。

40%～50% 的乙醇可提取强心苷、鞣质、蒽醌及其苷等；60%～70% 乙醇可提取苷类；更高浓度乙醇则可用于生物碱、挥发油、树脂和叶绿素的提取。

（三）盐析法

盐析法系指在药物溶液中加入大量的无机盐，使某些高分子物质的溶解度降低沉淀析出，而与其他成分分离的方法。主要适用于蛋白质的分离纯化。盐析常用中性盐有：氯化钠、硫酸钠、硫酸镁、硫酸铵等。

（四）超滤法

超滤法系膜分离技术在中药提取分离中的具体运用，由于超滤膜上存在极小的筛孔，能将大孔径的大分子物质如鞣质、蛋白质、颗粒状杂质等无效成分截留，而溶剂和小分子物质（多为有效成分）可通过，从而达到精制目的。具有分离效率高，分离过程中无相变化，能耗低，可在常温下操作等特点，尤其适合热敏性物质的分离。常用的高分子膜有醋酸纤维膜（CA 膜）、聚砜膜（PS 膜）等。通常选用截留蛋白质分子量为 10000~30000 的膜孔范围，用于中药注射剂的制备。

其他精制方法还可采用酸碱法、大孔树脂吸附法、澄清剂法等。

第七节 浓缩与干燥技术

一、浓缩技术

浓缩（蒸发）是采用适当的方法，使溶液中部分溶剂汽化或被分离移除，以提高其浓度的过程。浓缩是中药制剂前处理的重要操作。中药提取液一般需浓缩至适宜程度后，进而制成各种制剂。

（一）影响浓缩的因素

1. 温度 要维持液体处于沸点温度，必须有足够的加热温度。适当的提高温度可加快液体蒸发的速度。

2. 药液蒸发面的面积 在一定温度下，单位时间内的蒸发量与蒸发面积大小成正比，蒸发面积越大，蒸发速度越快。故常采用直径大、锅底浅的广口蒸发锅。

3. 搅拌 液体的汽化程度在液面最大，由于热能的损失，液面的温度下降最快，加之液面液体的不断蒸发，液面的浓度逐渐增大，液面的黏度也增加，因而液面易产生结膜现象，不利于传热与蒸发，故常用搅拌以维持良好的表面状态，克服结膜现象，使蒸汽发散加快，提高蒸发速度。

4. 蒸汽浓度 在其他因素不变的情况下，蒸发时液面上的蒸汽浓度越大，分子越不易逸出，蒸发速度减慢，反之则快。故在浓缩车间里使用电扇、排风扇等通风设备，及时排出液面蒸汽，以加快蒸发的速度。

5. 液体表面的压力 液体表面压力越大，蒸发速度越慢，因此可采用减压蒸发的方式，既可加速蒸发，又可避免药物有效成分受热而破坏。

6. 其他 传热系数、液面外蒸气的温度、液体本身静压力等因素均能影响浓缩效率。

（二）常用的浓缩方法

1. 常压浓缩 指液体在一个大气压下的蒸发浓缩。本法耗时较长，易导致某些成分破坏，适用于对热较稳定的药液的浓缩。小量浓缩时可采用瓷质蒸发皿等容器，药厂常用的设备为敞口倾倒式夹层蒸发锅。

2. 减压浓缩 指在密闭的容器内，抽真空降低内部压力，使溶液沸点降低而进行的蒸发浓缩。本法溶液的沸点降低，传热温度差增大，提高了蒸发效率；能不断地排除溶剂蒸汽，有利于蒸发；可利用低压蒸汽或废气作加热源；缺点是因维持真空和沸点的降低，黏度增大，传热系数降低，增加了能耗。适用于含热敏性成分药液的浓缩。

减压浓缩常用的设备为减压蒸馏器，在减压及较低温度下使药液得到浓缩，同时可回收乙醇等有机溶剂。此设备回收乙醇的浓度一般在 80%~85%，采用乙醇精馏塔可提高回收乙醇的浓度。

3. 多效浓缩 将第一效蒸发器汽化产生的二次蒸汽作为热源通入第二效蒸发器的加热室作加热

用，以此类推，依次进行多个串接，称为多效浓缩。由于二次蒸汽的反复利用，多效蒸发器节省能源，提高蒸发效率。目前制药企业应用较多的是二效或三效浓缩，如图2-22所示。但因药液受热时间长，不适用于热敏性药物。

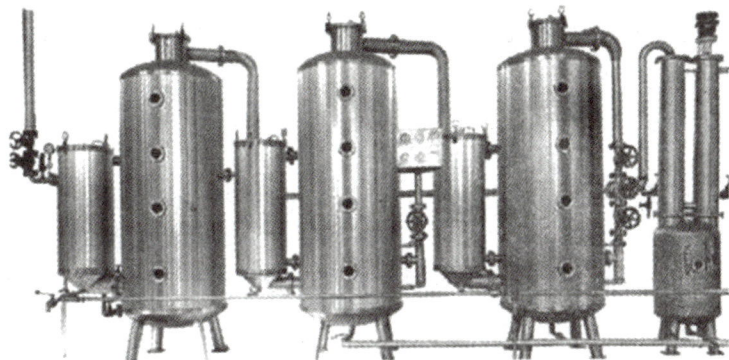

图 2-22　三效浓缩罐

4. 薄膜浓缩　系指药液形成薄膜状态而快速进行蒸发的操作。薄膜蒸发具有极大的汽化表面，热传播快而均匀，在快速流经加热面时，形成薄膜并且因剧烈沸腾产生大量的泡沫，增加蒸发面积，显著提高了蒸发效率。本法蒸发速度快，受热时间短；不受液体静压和温度过高影响，成分不易被破坏；可在常压或减压下连续操作；溶剂可回收重复使用。适用于热敏性药液的浓缩和溶剂的回收。

薄膜浓缩常用的设备有升膜式蒸发器、降膜式蒸发器、刮板式薄膜蒸发器和离心式薄膜蒸发器。

（1）升膜式蒸发器　如图2-23所示，预热的药液经列管式蒸发器底部进入，受热立即沸腾汽化生成大量泡沫及二次蒸汽，沿加热管高速上升，通过加热管并在内壁上形成液膜，被快速蒸发浓缩。适用于蒸发量较大，热敏性、黏度适中和易产生泡沫的料液。不适用于高黏度、有结晶析出或易结垢的料液。一般中药水提液可浓缩至相对密度1.05~1.10。

（2）降膜式蒸发器　药液由蒸发器的顶部加入，在重力下成膜，适于蒸发浓度较高、黏度较大的药液。由于没有液体静压，沸腾传热系数与温度差无关，即使在较低传热温度差下，传热系数也较大，对热敏性药液的浓缩更有益，不适用于有结晶析出或易结垢的料液。

（3）刮板式薄膜蒸发器　利用高速旋转的刮板转子，将药液刮布成均匀的薄膜而进行蒸发浓缩。由于在真空条件下，药液在沸腾区停留时间短，故适于高黏度、易结垢、热敏性药液的蒸发浓缩，但结构复杂，动力消耗大。

（4）离心式薄膜蒸发器　通过离心使药液分布成0.05~1mm的薄膜，再通过锥形盘加热面被蒸发浓缩，由于传热系数高、受热时间短，故适于高热敏性物料蒸发浓缩，但不适用于黏度大、有结晶、易结垢的料液。该设备蒸发效率高，但结构复杂，价格较贵。

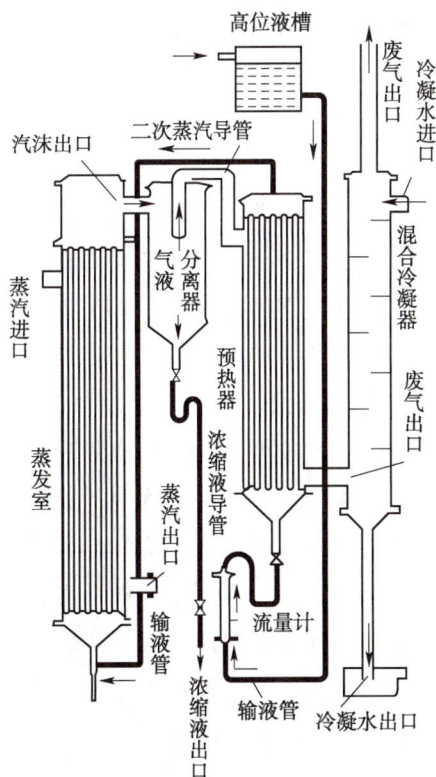

图 2-23　升膜式蒸发器

二、干燥技术

干燥是利用热能除去湿物料中所含的水分或其他溶剂，从而获得干燥物品的操作过程。干燥的好坏将直接影响产品的使用、质量和外观等。在制剂生产中，干燥常用于原辅料除湿，新鲜药材的除水，水丸、颗粒剂、浸膏剂等固体制剂除去溶剂。

（一）影响干燥的因素

1. 水分存在形式　水分在物料中的存在形式有三种，分别是表面的水、毛细管中的水和细胞内的水。物料表面的水通过一般的加热汽化即可除去。毛细管中的水相比表面的水需要消耗较多的能量才能汽化，而细胞内的水由于细胞膜包围和封闭，需经过缓慢的扩散作用扩散至膜外才能汽化除去，所以细胞内的水较难干燥。

（1）结合水与非结合水　结合水是存在于细小毛细管中的水和细胞内的水，与物料的结合力为物理化学结合力，结合力较强，水分难以从物料中去除。非结合水是存在于物料表面、粗大毛细管中和物料空隙中的水，与物料结合力弱，易于去除。

（2）平衡水分与自由水分　当某物料与一定温度、湿度的空气相接触时，将会发生排出水分或吸收水分的过程，直到物料表面所产生的蒸汽压与空气中的水蒸气分压相等为止，物料中的水分与空气处于动态平衡状态，此时物料中所含的水分称为该空气状态下物料的平衡水分。物料中所含总水分是平衡水分和自由水分之和，干燥过程可以去除的水分只能是自由水分（全部非结合水和部分结合水），不能去除平衡水分。

2. 物料性质　物料的性质包括物料的形状、大小，料层的厚度及水分的结合方式。如颗粒状物料比粉末状、块状、膏状物料干燥速率快，因为粉末之间的空隙小，内部水分扩散慢。物料堆积越厚，暴露的面积越小，干燥也越慢，故应将物料摊平、摊薄。

3. 干燥介质的温度、湿度与流速　在适当的范围内提高空气的温度，会加快干燥速率，但应根据物料的性质选择适宜的干燥温度，以防某些成分被破坏。空气相对湿度越低、空气流速越大，干燥速率越大，故生产中常采用排风、鼓风装置更新空间气流。

4. 干燥压力　压力与蒸发量成反比，因而减压是促进蒸发，加快干燥的有效手段。比如减压干燥能加快蒸发速度，提高干燥效率，还能降低干燥温度，使制剂质量更稳定。

5. 干燥速度　干燥过程中，如干燥速度过快，温度过高，容易出现"外干内湿"的假干燥现象，不利于物料的贮存，易造成霉变。

6. 干燥方法　静态干燥如烘房、烘箱等，因物料处于静态、暴露面小，水蒸气散失慢，干燥效率差。流化操作如沸腾干燥、喷雾干燥，使被干燥物料在动态下，物料彼此分开，不停跳动，与干燥介质接触面大，干燥效率高。

（二）常用的干燥方法

1. 气流干燥　系利用热干燥气流或单纯的干燥空气进行干燥的方法。气流干燥的原理是通过控制气流的温度、湿度、速度来达到干燥的目的。干燥过程中物料处于静止状态，干燥速度较慢。常用设备有烘箱、烘柜和烘房。

2. 鼓式干燥　系将湿物料蘸取涂在光滑的金属转鼓上形成薄层，利用热传导进行干燥的方法。常用设备为单鼓式和双鼓式。其干燥速率与鼓面大小、鼓面温度、药料浓度及药膜厚度有关。该法可连续生产，干燥物料呈薄片状，易于粉碎，常用于中药浸膏的干燥和膜剂的制备。若将鼓式薄膜干燥器装上密封外壳，连接真空泵，便可在减压条件下操作。适用于对热敏感的药料的干燥。

3. 减压干燥　又称真空干燥，系指在密闭容器中抽去空气后进行干燥的方法。常用设备为减压干燥器，其特点是干燥温度低，速度快。物料呈疏松海绵状，易于粉碎。适用于不耐高温的药物干燥。

4. 冷冻干燥　系先将被干燥液态物料冷冻成固体，再在低温减压条件下，使固态的冰直接升华为水蒸气排出而达干燥目的的方法。常用设备为冷冻干燥器，其特点是物料在高真空和低温条件下干燥，尤适用于热敏性物品的干燥。干品多孔疏松，易于溶解，且含水量低，有利于药品长期贮存，如抗生素、血浆等生物制剂。

5. 喷雾干燥　是流化技术用于液态物料干燥的一种较好方法。系将被干燥的液体物料浓缩至一定浓度，利用雾化器将一定浓度的液态物料喷成雾状液滴，使总表面积增大，当与干燥介质热空气相遇时，在数秒钟内即可完成水分蒸发，被干燥成松脆的极细粉末或颗粒。常用设备为喷雾干燥器。

其优点是瞬间干燥，尤适用于含热敏性有效成分的物料。物料生产过程密闭不受污染，控制系统一体化，操作方便。经喷雾干燥后的产品质量好，保持原来的色香味，成品溶解性能好。

6. 沸腾干燥　又称流化床干燥，是流化技术的新发展。它是利用热空气使湿颗粒悬浮，呈流态化，似"沸腾状"，热空气在湿颗粒间通过，在动态下进行热交换，带走水汽而达到干燥目的的一种方法。主要用于湿粒性物料的干燥。常用设备有卧式沸腾干燥器（图2-24）。

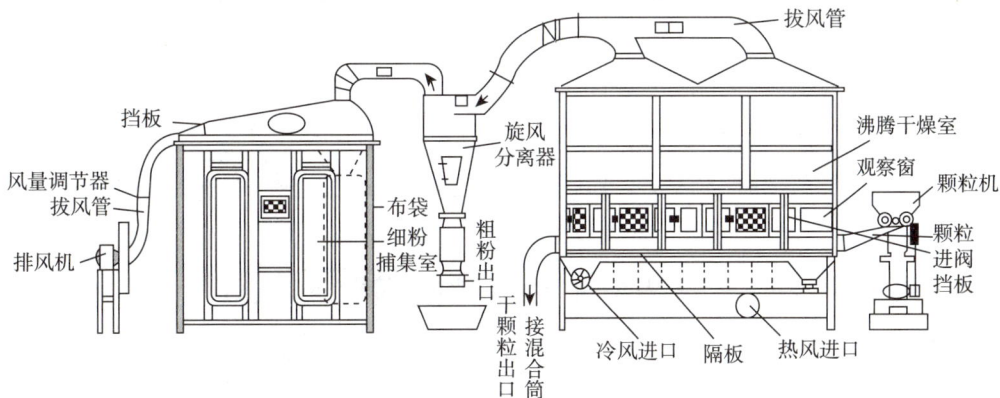

图2-24　卧式沸腾干燥器

该法物料磨损较轻，干燥速度快，效率高，干燥均匀，产量大；热空气经过高效过滤器，没有杂质和异物的带入；干燥时不需翻料，且能自动出料，节省劳动力，操作方便；占地面积小，适用于大规模生产。缺点是热能消耗大，清扫设备较麻烦。

7. 红外线干燥　是利用红外线辐射器产生的电磁波被含水物料吸收后直接转变为热能，使物料中水分受热汽化而干燥的一种方法，属于辐射加热干燥。红外线有近红外线和远红外线之分，远红外线的干燥速率是近红外线干燥的2倍，是热风干燥的10倍，因此远红外线干燥在制药中被广泛应用，如隧道式远红外干燥灭菌烘箱。

8. 吸湿干燥　是将干燥剂置于干燥柜或干燥室的架盘下层，将湿物料置于架盘上层进行干燥的方法。该法适用于含水量较少的药品或某些含有芳香性成分的药材干燥。常用设备可分为常压干燥器和减压干燥器，小型的多为玻璃制成。常用的干燥剂有无水氧化钙、无水氯化钙、硅胶等，大多数可经高温解吸再生而回收利用。

实训 2　生产人员进出 D 级洁净区实训

一、实训目的

1. 掌握人员进出 D 级洁净区的一般净化程序及操作要点。
2. 能够按照标准操作规程要求正确进出洁净区。

二、实训条件

1. 实训场地 GMP 模拟车间。
2. 实训仪器与设备：一般区工作服、工作鞋、D 级洁净区工作服及工作鞋、口罩、换鞋凳、更衣柜、烘手器、手消毒器等。

三、实训操作

人员进出 D 级洁净区流程如下图所示。

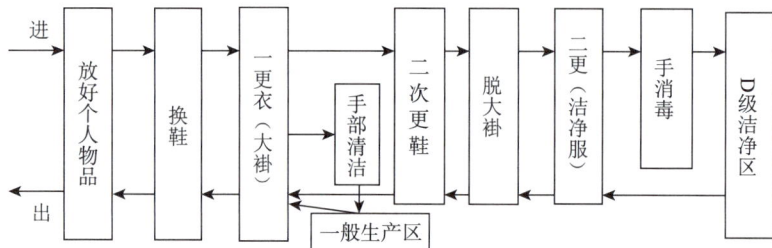

人员进出 D 级洁净区的流程图

（一）人员进 D 级洁净区

1. 一般区更鞋、更衣

（1）进入生产车间前，先清除鞋子、衣服上的泥沙、尘土等脏物，将携带的个人物品如雨具、背包等存放于指定位置。

（2）进入一般区换鞋间，坐在鞋柜上，脱家居鞋存放于外侧规定鞋格内，抬脚俯身从内侧鞋格里取出一般区工作鞋穿上。

（3）进入一更室，脱去外衣裤，整齐挂在更衣柜内，取出一般区工作服，按从上至下的顺序将帽子、上衣、裤子穿戴整齐。

（4）进入缓冲间，走到水池旁，打开自来水水龙头，将双手清洗干净，清洁后关闭水龙头，然后感应启动烘手器，烘干双手后进入一般生产区。

2. 二次更鞋　经一般区走廊进入 D 级洁净区更鞋室，坐在鞋柜上，脱去一般区工作鞋存放于鞋柜外侧规定鞋格内，脚不着地，转身，从内侧鞋格里取出洁净区工作鞋穿上。

3. 洗手　打开纯化水将手全部润湿，挤适量洗手液，搓洗手心、手背、指缝、手腕直至上方 5cm处，冲洗至无洗手液残留物，然后双手伸至烘手器下方，感应启动烘手器，将手烘干。

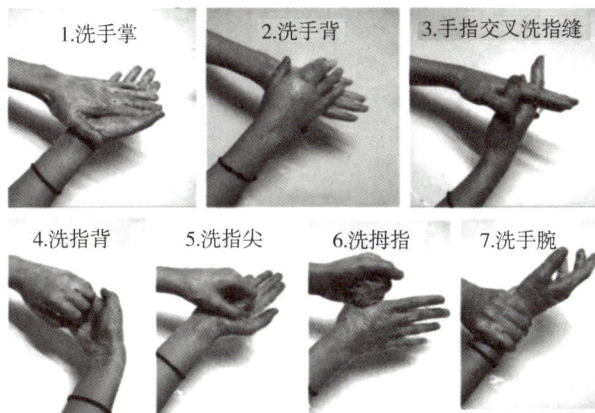

七步洗手法示意图

4. 更换洁净服　进入二更室，脱下一般区工作服叠放或悬挂在规定位置，取出 D 级区洁净服，按照自上而下顺序，依次将帽子、上衣、裤子、口罩穿戴整齐，在衣镜前检查确认洁净服穿戴是否合适，要求上衣下摆塞入裤子中，扣紧领口、袖口、裤腰、裤管口，头发不外露，口罩将口鼻完全遮盖。

5. 手消毒　进入缓冲间，将手放在感应手消毒器喷淋口下，并上下翻动双手，使消毒液均匀喷在双手上，自然晾干。

6. 进入洁净区　用手肘推开缓冲间与洁净走廊间的门，进入 D 级洁净区。

（二）人员出 D 级洁净区

1. 从洁净区人员出口经缓冲间进入二更室，依次脱下洁净服，放入洁净服袋内，如需清洗，则放入"待清洗"容器内。

2. 进入更鞋室脱下洁净鞋更换一般区工作鞋，出 D 级洁净区进入一般区。

四、实训报告及思考

小组完成实训后，对实训过程、结果及收获进行讨论并总结，撰写实训报告。

1. 进入洁净区的人员为什么要按要求进行人员净化？

2. 洁净服在材质、样式等方面有什么特点？不同洁净区的洁净服有什么区别？

实训 3　粉碎、 筛析、 混合设备操作实训

一、实训目的

1. 掌握常用的粉碎、筛析、混合设备的操作要点。

2. 熟悉不同岗位的标准操作规程。

3. 了解各环节的质量控制点。

二、实训条件

1. 实训场地　GMP 模拟车间。

2. 实训仪器与设备　20B 型万能粉碎机、圆形振动筛粉机、三维运动混合机，以及其他辅助设备等。

3. 药品与包材 适合粉碎的药物等。

三、实训操作

（一）粉碎岗位实训

1. 生产前准备

（1）操作人员按一般生产区人员进入标准操作规程进行更衣，进入操作间。

（2）检查工作场所、设备、工具、容器是否有清场合格标志，并核对其有效期，否则按清场程序清场。请 QA 人员检查合格后，将清场合格证附于本批生产记录内，进入下一步操作。

（3）检查粉碎设备是否具有"完好"标志及"已清洁"标志。检查零件的完好和紧固情况是否正常，检查粉碎机在机座上是否牢靠，检查轴承润滑情况。若一般故障自己排除，自己不能排除的则通知维修人员，正常后方可运行。

（4）检查粉碎设备筛网目数是否符合工艺要求。

（5）检查计量器具，要求完好，性能与称量要求相符，有检定"合格证"，并在检定有效期内。正常后进行下一步操作。

（6）根据生产指令填写领料单，向仓库领取需要粉碎药材，摆放在粉碎机旁。并核对粉碎药材名称、批号、数量、质量，无误后进行下一步操作。

（7）按粉碎机清洁、消毒标准操作规程对设备及所需容器、工具进行消毒。

2. 生产操作（以 20B 万能粉碎机为例）

（1）取下"已清洁"状态标志牌，换"设备进行"状态标志牌。

（2）在接料口绑扎好接料袋。

（3）按粉碎机标准操作规程启动粉碎机进行粉碎。

（4）在粉碎机料斗内加入待粉碎物料，加入量不超过料斗容量的2/3。

（5）安装环状筛，按照旋转方向安装牢固，并注意筛网接头处在上部。

（6）安装绑扎好粉末收集袋，关闭集料室门。

（7）安装好集尘室集尘袋，关闭集尘室门。

（8）关闭粉碎室门并旋紧紧固手轮。

（9）设备的运行

①按下风机开启按钮，空载运行，倾听有无异常声音。

②按下主机开启按钮，空载运行，倾听有无异常声音。

③待机器高速转动正常后再加料，加料不宜过快过多。

④筛网筛出的粉末由粉末收集袋收集。

⑤工作过程中如发现异常响声、出料堵塞、轴承或电机过热，应停止加料，停车检查，排除故障。

⑥本机工作过程中严禁打开密封盖和将手伸入粉碎室。

（10）停机

①粉碎完毕，停止加料，待机器空转 2 分钟，无残留物料后，按顺序关闭主机、风机，切断电源。

②待粉碎机完全停止转动后清理粉末收集袋和集尘袋。

③按规程清洁机器。

（11）打开接料口，将料接入清洁的塑料袋内，再装入洁净的盛装容器内，容器内、外贴上标签，注明物料的品名、规格、批号、数量、日期和操作者的姓名，称量后转交中间站管理员，存放于物料储存间，填写请验单请验。

（12）将生产所剩的尾料收集，标明状态，交中间站，并填写好记录。有异常情况应及时报告技术人员，并协商解决。

3. 清场　按岗位清洁 SOP 进行清场。清场完毕后，填写清场记录并上报 QA，经 QA 检查发放清场合格证后本岗位挂"清场合格"状态标志。

4. 结束并记录　及时填写批生产记录，设备运行记录、交接班记录等。关好水、电及门。

5. 质量控制要点　原辅料的洁净程度；粉碎机粉碎的速度；筛网孔径的大小；产品的性状、水分、细度。

（二）筛析岗位实训

1. 生产前准备

（1）检查是否有清场合格证，并确定有效期；检查设备、容器、场地清洁是否符合要求。

（2）检查电、水、气是否正常。

（3）检查设备是否有"合格"标志、"已清洁"标志。

（4）检查设备状况是否正常（激振器是否完好，各弹簧有无损坏、缺少、断裂等现象）

（5）按生产指令领取物料，并确保物料的品名、批号、规格、数量、质量符合要求。

（6）按设备与用具的消毒规程对设备、用具进行消毒。

（7）挂本次运行状态标志，进入生产操作。

2. 生产操作（以圆形振动筛粉机为例）

（1）取下"已清洁"状态标志牌，换"设备进行"状态标志牌。

（2）预热　开启电源，开启振动筛，进行整机预热。

（3）站在控制系统旁监控设备启动，发现异常立即停机。

（4）运行　启动正常后加入物料，巡查振动筛的喷嘴有无堵塞或脱落，经常观察电动机的温度和声音，经常观察激振器的声音，观察筛子的振动情况，四角振幅是否一致，有无跑漏现象，三角带是否松动或脱落。

（5）持续运行　检查筛子入出料情况是否正常，有无堵塞。

（6）停机　将筛子上的物料排完后即可停机，停车时观察筛子在通过共振点时与其他设备有无碰撞，当发现以下情况时必须立即停止，筛面积存杂物较多、下料不畅时，筛网大面积破，筛下溜槽堵塞严重，筛箱严重摆动等其他异常情况，问题排除后方可重新启动运行振动筛。

（7）检查机件，清洁内外各部。

（8）筛析好的物料收集与贮存。在装有粉末收集袋的外筒上贴标签，注明生产日期、操作人、筒号。

3. 清场　按岗位清洁 SOP 进行清场。清场完毕后，填写清场记录并上报 QA，经 QA 检查发放清场合格证后本岗位挂"清场合格"状态标志。

4. 结束并记录　及时填写批生产记录、设备运行记录、交接班记录等。关好水、电及门。

5. 质量控制要点

（1）按时对系统进行清洁确保系统运行正常。

（2）维持正常运行生产时，必须保持操作间处于干燥环境并在规定范围。

（3）筛析的粉末应符合现行版《中国药典》要求的粉末分等标准。

（4）需定时检查粉末的外观、性状、粉末等级及其他检查项目，并记录粉末的等级。

（三）混合岗位实训

1. 生产前准备

（1）检查是否有清场合格证，并确定有效期；检查设备、容器、场地清洁是否符合要求。

（2）检查电、水、气是否正常。

（3）检查设备是否有"合格"标志、"已清洁"标志。

（4）检查设备状况是否正常　检查各部位连接螺栓是否齐全、紧固。检查传动系统有无损坏、缺少、断裂等现象，检查机内有无损坏，检查电器控制系统是否完好，检查混合桶等部件有无损坏、多向运动工机构是否完好。

（5）按生产指令领取物料，并确保物料的品名、批号、规格、数量、质量符合要求。

（6）按设备与用具的消毒规程对设备、用具进行消毒。

（7）挂本次运行状态标志，进入生产操作。

2. 三维运动混合机标准操作

（1）取下"已清洁"状态标志牌，换"设备进行"状态标志牌。

（2）开机　开启机器，进行空机运转，正常后添加物料。

（3）站在机器旁监控设备启动，发现异常立即停机。

（4）运行　启动正常后再次巡查混合桶体多方向运转动作是否正常，经常观察机器的温度、声音是否正常，有无漏撒现象。

（5）持续运行　检查混合桶体是否多方向运转，声音是否正常。

（6）停机　停车时观察设备有无碰撞，遇到危及人身安全或设备安全等异常情况时，必须立即停机，待问题排除后方可重新启动运行混合机。

（7）检查机件，清洁内外各部。

（8）收集混合完毕的物料，并在装有粉末收集袋的外筒上贴标签，注明生产日期、操作人、筒号。

3. 清场　按岗位清洁SOP进行清场。清场完毕后，填写清场记录并上报QA，经QA检查发放清场合格证后本岗位挂"清场合格"状态标志。

4. 结束并记录　及时填写批生产记录、设备运行记录、交接班记录等。关好水、电及门。

5. 质量控制要点

（1）按时对系统进行清洁，确保系统运行正常。

（2）维持正常运行生产时，必须保持操作间处于干燥环境并在规定范围。

（3）检查混合粉末的外观、性状、含量均匀度、粒径、休止角及其他检查项目，并记录项目的检验结果

四、实训报告及思考

小组完成实训后，对实训过程、结果及收获进行讨论并总结，撰写实训报告。

1. 请简要叙述岗位操作法的重要性？

2. 如何规范填写各种记录？

实训4 浸提与浓缩、干燥设备操作实训

一、实训目的

1. 掌握常用的浸提与浓缩、干燥设备的操作要点。
2. 熟悉不同岗位的标准操作规程。
3. 了解各环节的质量控制点。

二、实训条件

1. 实训场地 GMP模拟车间。

2. 实训仪器与设备 多功能提取罐、真空减压浓缩机、CT－C－Ⅱ型热风循环烘箱以及其他辅助设备等。

3. 药品与包材 适合提取的药材、湿颗粒等。

三、实训操作

(一)浸提岗位实训

1. 生产前准备

(1)检查是否有清场合格证,并确定有效期;检查设备、容器、场地清洁是否符合要求。

(2)检查电、水、气是否正常。

(3)检查设备是否有"合格"标志、"已清洁"标志。

(4)检查设备状况是否正常(安全装置是否安全、有效、灵敏;整个提取罐是否有滴漏;计量器具测试范围是否符合生产要求)。

(5)按生产指令领取物料,并确保物料的品名、批号、规格、数量、质量符合要求。

(6)按设备与用具的消毒规程对设备、用具进行消毒。

(7)挂本次运行状态标志,进入生产操作。

2. 生产操作(以多功能提取罐为例)

(1)取下"已清洁"状态标志牌,换"设备进行"状态标志牌。

(2)关闭排渣门 先打开液压缸进水阀门,再打开液压泵。待压力表指示稳定后,打开排渣门标牌下两只标有"关"字的阀门,确认排渣门关闭后接着关闭这两只阀门,然后再打开锁扣标牌下两只标有"关"字的阀门,确认锁扣关上后关闭液压泵电源,再关闭液压管路上的阀门。

(3)投料 在QA检查员监督下严格按批指令由一人称量一人复核后,提取操作人员将物料通过吊车吊到操作台上开始投料,将提取罐上部投料口打开,按处方量将饮片加入提取罐内密闭,投料量不超过设备容积的三分之二,关闭投料口。中药饮片在QA检查员监督下投料,并做好记录。

(4)运行 采用乙醇提取工艺,给予夹层热源蒸汽,进行间接加热,以维持罐内温度稳定在规定范围内,全部采用夹层通蒸汽的方式进行间接加热,循环提取,直至提取终止,观察是否有跑、冒、滴、漏。

(5)用泵强制循环,使药液从罐下部通过泵吸出再向缸上部进口回至罐内,解除局部沟流。

(6)启动正常,巡视检查设备是否在工作状态,巡视是否上钩锁紧系统气路的阀门,并处于工作状态。

（7）持续运行　巡视检查多功能提取罐运行及热源蒸汽是否正常。

（8）站在机器旁监控设备启动，发现异常立即停机。

（9）停机　停车时观察设备有无碰撞，当遇到危及人身安全或设备安全等其他异常情况时，必须停机，待问题排除后方可重新启动运行。

（10）停机后　提取完毕，提取好的药液从罐体下部放液口放出，经管道过滤器过滤，然后用泵将药液输送到浓缩工段进行浓缩，出渣有困难时，驱动提升气缸，使提升杆上下作往复运动，协助破拱出渣，药渣基本出尽为止。

（11）在废渣中回收乙醇。

（12）检查设备，清洁内外各部。

（13）收集提取液，在提取液筒上贴标签，注明生产日期、操作人、筒号。

3. 清场　按岗位清洁 SOP 进行清场。清场完毕后，填写清场记录并上报 QA，经 QA 检查发放清场合格证后本岗位挂"清场合格"状态标志。

4. 结束并记录　及时填写批生产记录、设备运行记录、交接班记录等。关好水、电及门。

5. 质量控制要点

（1）按时对系统进行在线清洗，确保系统运行正常。

（2）维持正常运行生产时，必须保持蒸汽压力在规定范围，严格按照乙醇提取安全操作进行生产。

（3）严格控制工艺参数、提取时间、温度及压力。

（4）检查提取液的外观、性状、相对密度及其他检查项目，并记录项目的检验结果。

（二）浓缩岗位实训

1. 生产前准备

（1）检查是否有清场合格证，并确定有效期；检查设备、容器、场地清洁是否符合要求。

（2）检查电、水、气是否正常。

（3）检查设备是否有"合格"标志、"已清洁"标志。

（4）检查设备状况是否正常　安全装置是否安全、有效、灵敏；整个提取罐是否有滴漏；计量器具测试范围是否符合生产要求。

（5）按生产指令领取物料，并确保物料的品名、批号、规格、数量、质量符合要求。

（6）按设备与用具的消毒规程对设备、用具进行消毒。

（7）挂本次运行状态标志，进入生产操作。

2. 生产操作（以真空减压浓缩机为例）

（1）取下"已清洁"状态标志，换上"设备运行"标志。

（2）打开浓缩机组的真空、冷凝水阀门、蒸汽阀门进行减压浓缩，在浓缩过程中要随时注意各表数值控制在安全范围内，并做好记录。

（3）停机　当提取液浓缩到工艺要求后，关闭真空阀门，打开蒸发室的放空阀门，打开加热器的下料口用量筒收集浓缩液，关闭下料口，用比重计打比重，如比重不够，应当重新开真空阀门继续浓缩，直至浓缩液相对密度达到 1.16 ~ 1.20 时，关闭真空阀门、蒸汽阀门和冷凝水阀门，打开蒸发室的放空阀门。

（4）停机后，放出浓缩液，对设备进行在线清洗。

3. 清场　按岗位清洁 SOP 进行清场。清场完毕后，填写清场记录并上报 QA，经 QA 检查发放清场合格证后本岗位挂"清场合格"状态标志。

4. 结束并记录　及时填写批生产记录、设备运行记录、交接班记录等。关好水、电及门。

5. 质量控制要点

（1）领取分离液人员和投料人员能识别浓缩流浸膏。

（2）浓缩过程中，投料量、溶剂用量、浓缩时间、蒸汽压力等参数必须符合产品工艺条件的相关规定，可利用贮罐中分离液的数量，成品流浸膏的数量对投料量、溶剂用量、煎煮时间等项目进行复核。

（3）利用流浸膏的相对密度判断浓缩的终点。

（三）干燥岗位实训

1. 生产前准备

（1）检查是否有清场合格证，并确定有效期；检查设备、容器、场地清洁是否符合要求，若不符合要求，需重新清场或清洁，并请 QA 填写清场合格证或检查后，才能进入下一步生产。

（2）检查电、水、气是否正常。

（3）检查设备是否有"合格"标志、"已清洁"标志。

（4）检查烘箱各部位是否正常。阀门连接是否泄漏，打开放水阀排放管内积水，关闭阀门。检查风机叶片是否碰壳，转动是否灵活，有无异常噪声，风机转向是否正确，检查电源线连接是否牢固。

（5）按生产指令领取物料，并确保物料的品名、批号、规格、数量、质量符合要求。

（6）按设备与用具的消毒规程对设备与用具进行消毒。

2. 生产操作（以 CT－C－Ⅱ型热风循环烘箱为例）

（1）取下"已清洁"状态标志，换上"设备运行"标志。

（2）将湿颗粒均匀铺在烘盘内，厚度不超过 1.5cm，并将烘盘按上至下顺序放入格车的托架上并将其推入烘箱，关紧箱门，将排湿阀手柄打到"循环"位置。

（3）打开烘箱控制器的电源开关。

（4）按"XMTS－7WJ4 干燥机控制器使用说明书"的说明设定干燥控制温度和上、下限报警温度。

（5）按"风机"启动开关。

（6）按"选择"开关，选择加热方式，烘箱开始加热升温。

（7）待温度升到设定值，将排湿阀手柄打到中间或"排湿"位置。

（8）干燥结束，按风机"停止"键，按电源"关"键。将物料按先下后上的顺序出料。

（9）物料出烘箱后，按热风循环烘箱清洁 SOP 进行清洁。

3. 清场　按岗位清洁 SOP 进行清场。清场完毕后，填写清场记录并上报 QA，经 QA 检查发放清场合格证后本岗位挂"清场合格"状态标志。

4. 结束并记录　及时填写批生产记录、设备运行记录、交接班记录等。关好水、电及门。

5. 质量控制要点　外观、物料含水量。

四、实训报告及思考

小组完成实训后，对实训过程、结果及收获进行讨论并总结，撰写实训报告。

1. 请简要叙述岗位操作法的重要性？

2. 如何规范填写各种记录？

•••• 目标检测

答案解析

一、选择题

[A 型题]

1. 被称为万能粉碎机的是
   A. 柴田式粉碎机　　　　　B. 锤击式粉碎机　　　　　C. 球磨机
   D. 气流式粉碎机　　　　　E. 乳钵

2. 目前我国法定的制备注射用水的方法是
   A. 反渗透法　　　　　B. 连续电除盐（EDI）系统　　C. 离子交换树脂法
   D. 精滤法　　　　　E. 蒸馏法

3. 在实际工作中，球磨机的转速一般采取临界转速的
   A. 45% ~ 58%　　　　　B. 60% ~ 68%　　　　　C. 70% ~ 75%
   D. 75% ~ 88%　　　　　E. 80% ~ 90%

4. 指能全部通过一号筛，但混有能通过三号筛不超过20%的粉末是
   A. 最粗粉　　　　　B. 粗粉　　　　　C. 细粉
   D. 最细粉　　　　　E. 极细粉

5. 将不溶于水的药物置于水中研磨，利用粗细粉末在水中悬浮性不同，进行分离从而获得所需粒度粉末的粉碎方法称为
   A. 单独粉碎　　　　　B. 混合粉碎　　　　　C. 水飞法
   D. 加液研磨　　　　　E. 干法粉碎

6. 下列方法中，不属于常用的精制方法是
   A. 水提醇沉淀法　　　　　B. 超临界流体萃取法　　　　　C. 大孔吸附树脂吸附法
   D. 酸碱法　　　　　E. 盐析法

7. 影响浸出效果的最关键因素是
   A. 药材粒度　　　　　B. 浸提温度　　　　　C. 浸提时间
   D. 浓度梯度　　　　　E. 溶剂 pH 值

8. 气体灭菌法最常使用的杀菌性气体是
   A. 臭氧　　　　　B. 饱和水蒸气　　　　　C. 环氧乙烷
   D. 甲醛　　　　　E. 过氧化氢

9. 单渗漉法工艺流程正确的是
   A. 药材粉碎→装筒→润湿→排气→浸渍→渗漉收集
   B. 药材粉碎→润湿→装筒→排气→浸渍→渗漉收集
   C. 药材粉碎→装筒→润湿→浸渍→排气→渗漉收集
   D. 药材粉碎→装筒→排气→润湿→浸渍→渗漉收集
   E. 药材粉碎→润湿→排气→装筒→浸渍→渗漉收集

10. 可使物料瞬间干燥的方法是
    A. 冷冻干燥　　　　　B. 沸腾干燥　　　　　C. 喷雾干燥
    D. 减压干燥　　　　　E. 鼓式干燥

[X 型题]

11. 下列药物需要混合粉碎的是
    A. 枸杞子　　　　　　　B. 白术　　　　　　　　C. 蟾酥
    D. 大枣　　　　　　　　E. 苦杏仁

12. 制药用水因其使用的范围不同而分为
    A. 饮用水　　　　　　　B. 纯化水　　　　　　　C. 注射用水
    D. 灭菌注射用水　　　　E. 直饮水

13. 纯化水的制备方法包括
    A. 超临界流体萃取法　　B. 反渗透法　　　　　　C. 离子交换法
    D. 蒸馏法　　　　　　　E. 电渗析法

14. 我国《药品生产质量管理规范（2010 年修订）》将无菌药品生产环境所需的洁净区主要包括
    A. A 级　　　　　　　　B. B 级　　　　　　　　C. C 级
    D. D 级　　　　　　　　E. E 级

15. 下列属于湿热灭菌方法的是
    A. 热压灭菌　　　　　　B. 干热空气灭菌　　　　C. 煮沸灭菌
    D. 低温间歇灭菌　　　　E. 流通蒸汽灭菌

16. 中药制药过程中，目前常用的蒸发浓缩方法有
    A. 加压浓缩　　　　　　B. 超声浓缩　　　　　　C. 薄膜浓缩
    D. 多效浓缩　　　　　　E. 减压浓缩

17. 多数中药材浸提过程包括下列阶段
    A. 粉碎与筛析　　　　　B. 解吸与溶解　　　　　C. 扩散
    D. 精制与浓缩　　　　　E. 浸润与渗透

18. 属于物理灭菌法的是
    A. 液相灭菌法　　　　　B. 紫外线灭菌法　　　　C. 辐射灭菌法
    D. 热压灭菌法　　　　　E. 气体灭菌法

二、简答题

1. 简述灭菌方法的分类及常用灭菌法的适用范围。
2. 如何保证各组分物料的混合均匀？
3. 简述浸提过程及影响浸提的因素。
4. 常用的干燥方法有哪些？如何选择使用。

（杨佃志　欧阳若水）

书网融合……

重点小结　　　微课　　　习题

第三章 液体制剂

学习目标

知识目标

通过本章学习，能解释常用的概念（液体制剂、表面活性剂、溶液剂、芳香水剂、糖浆剂、乳剂、混悬剂）；理解液体制剂的优缺点；不同类型液体制剂的制备方法。熟悉液体制剂分类的依据和分类结果；表面活性剂的分类、性质和应用；增加药物溶解度的方法；配制不同的液体制剂所需的附加剂；了解不同类型的液体制剂的质量评价和临床应用。

能力目标

能运用所学知识，熟练完成不同分散系统液体制剂的制备过程，并对所配制的制剂进行质量评价。能结合处方，分析处方中各种附加剂的作用。

素质目标

通过本章学习，树立配制制剂的卫生意识、规范意识，养成严谨、实事求是的工作态度和精益求精的职业精神。

情境导入

情境：某中药学专业学生张某，参与了学校组织的野外采药和标本制作活动。见习过程中因其自身体质和外界蚊虫叮咬等原因，引发肌肉酸痛、四肢部位的瘙痒性皮炎、荨麻疹等症状。随行老师给了他一瓶樟脑醑、一瓶炉甘石洗剂，并告知其使用方法和注意事项，尤其强调了炉甘石洗剂使用前要摇匀，涂抹后要保留一段时间，不能立刻洗净。

思考：1. 樟脑醑和炉甘石洗剂分属于液体制剂中的哪种分散系统？

2. 不同分散系统的液体制剂在稳定性、处方组成、制备方法和使用方法上有何不同？

第一节　液体制剂基础知识

PPT

一、液体制剂概述

（一）液体制剂的概念

液体制剂系指药物分散在适宜分散介质中制成的可供内服或外用的液体形态的制剂，主要是由分散相（药物）和分散介质（溶剂和附加剂）组成。

液体制剂的分散相可以是固体、液体或气体药物，在一定条件下可分别以微粒、液滴、胶粒、分子、离子等形式存在于分散介质中。分散介质的种类、性质和药物分散粒子的大小对药物的作用、疗效和毒性等有很大影响。液体制剂的辅料主要为分散介质，为保证液体制剂的安全、有效、稳定和均匀性，还需加入不同的附加剂，如增溶剂、助溶剂、助悬剂、防腐剂、矫味剂等。

（二）液体制剂的特点

与固体剂型比较，液体制剂具有以下特点。

1. 优点

（1）由于药物分散度大，吸收快，能迅速发挥药效，生物利用度高。

（2）易于分剂量，服用方便，特别适用于婴幼儿和老年患者。

（3）给药途径广泛，可内服也可外用，如用于皮肤、黏膜和腔道等。

（4）可避免某些固体药物口服后局部浓度过高而引起的胃肠道刺激，减少药物刺激性。

2. 缺点

（1）药物分散度大，受分散介质及附加剂的影响，化学稳定性较差，与固体制剂比较，有效期较短。

（2）非均相液体制剂中药物的分散度大，表面自由能高，在贮存过程中易产生相分离的问题，物理稳定性差。

（3）液体制剂体积较大，携带、运输、贮存都不方便。

（4）水性液体制剂容易霉变，需加入防腐剂。

（三）液体制剂的分类

根据药物在分散介质中分散程度不同，液体制剂可分为均相液体制剂和非均相液体制剂。

1. 均相液体制剂　药物以分子或离子形式均匀分散于分散介质中形成的澄清溶液，是热力学稳定体系。根据溶质分子量大小不同，均相液体制剂又分为低分子溶液剂和高分子溶液剂。

（1）低分子溶液剂　是由低分子药物分散在分散介质中形成的液体制剂，分散相微粒小于1nm。

（2）高分子溶液剂　高分子化合物分散在分散介质中形成的液体制剂，分散相微粒大小在1~100nm范围，又称亲水胶体溶液。

2. 非均相液体制剂　药物以微粒或液滴状态分散于分散介质中形成的液体制剂。包括溶胶剂、乳剂和混悬剂。

（1）溶胶剂　不溶性药物以胶粒状态分散（其粒径范围为1~100nm）的液体药剂，又称疏水胶体溶液。因其外观仍为透明体系，有不同于一般非均相液体制剂的稳定性及特殊的光学性质，故将溶胶剂与高分子溶液剂统称为胶体分散体系。

（2）乳剂　不溶性的液体药物以乳滴状态分散于分散介质中形成的非均相液体制剂。

（3）混悬剂　不溶性固体药物以微粒状态分散于分散介质中形成的非均相液体制剂。

不同分散体系的液体制剂其分散相微粒大小及特征见表3-1。

表3-1　不同分散体系中分散相及特征

液体制剂类型	分散相微粒大小（nm）	特征
低分子溶液剂	<1	分子或离子分散，均相澄明溶液，热力学稳定体系
高分子溶液剂	1~100	分子状态分散，均相，热力学稳定体系
溶胶剂	1~100	胶粒状态分散，非均相，热力学不稳定体系
乳剂	>100	微小乳滴形式分散，非均相，热力学和动力学不稳定体系
混悬剂	>500	固体微粒形式分散，非均相，热力学和动力学不稳定体系

根据给药途径的不同，液体制剂分为内服及外用两大类。

（1）内服液体制剂　如合剂、口服液、糖浆剂、溶液剂、乳剂、混悬剂等。

（2）外用液体制剂　包括：①皮肤用液体制剂，如洗剂、搽剂等。②五官科用液体制剂，如滴鼻剂、含漱剂、滴耳剂、滴牙剂等。③直肠、阴道、尿道用液体制剂，如灌肠剂、灌洗剂等。

（四）液体制剂的质量要求

液体制剂因药物的分散度以及给药途径不同，其质量要求也不尽相同，一般应符合以下要求：均相液体制剂应澄明，非均相液体制剂的药物粒子应分散均匀，分散介质最好用水，其次是乙醇、甘油和植物油等；口服液体制剂外观良好，口感适宜；外用液体制剂应无刺激性；液体制剂应具有一定的防腐能力，贮存和使用过程不应发生霉变；包装容器适宜，便于携带和使用。

二、液体制剂的溶剂与附加剂

（一）溶剂

液体制剂的溶剂对药物的溶解性、分散性、制剂的稳定性和治疗效果均有很大影响。优良的溶剂应符合：对药物有较好的溶解性和分散性；化学性质稳定，不与药物发生反应；不影响主药的药效；不干扰主药的含量测定；无毒性、无刺激性、无不适臭味；成本较低；有一定的防腐能力。

溶剂按介电常数大小分为极性溶剂、半极性溶剂和非极性溶剂。在实际应用中同时具备以上条件的溶剂很少，一般应根据药物的理化性质和临床需要，选择最佳的溶剂或混合溶剂，并可根据需要加入适宜的附加剂。

1. 极性溶剂

（1）水　为最常用的溶剂，本身无药理作用，廉价易得。水能与乙醇、甘油、丙二醇等极性溶剂任意混溶。水能溶解大多数无机盐、极性大的有机物、糖、蛋白质、生物碱及其盐、苷类、鞣质及某些色素等。但有些药物在水中不稳定，宜发生霉变，不易久贮。配制水性液体制剂宜用纯化水。

（2）甘油　为无色、澄清的黏稠液体，味甜，有引湿性，毒性小，可内服或外用。甘油与水、乙醇、丙二醇能任意混溶，在丙酮中微溶，在三氯甲烷中不溶。甘油对硼酸、鞣质、苯酚等的溶解度比水大，可作为这些药物的溶剂。甘油比水黏度大而化学活性小，浓度在30%以上时有防腐性，多作为黏膜用药的溶剂；对皮肤有保湿、滋润、延长药物局部疗效等作用。无水甘油有吸水性，对皮肤黏膜有刺激性。10%甘油水溶液无刺激性，对一些刺激性药物可起到缓和作用。口服溶液中含甘油12%（g/ml）以上时，有甜味，能防止鞣质的析出。

（3）二甲基亚砜（DMSO）　为无色液体，吸湿性强。可与水、乙醇、乙醚等任意混溶。溶解范围广，许多难溶于水、甘油、乙醇、丙二醇的药物，在本品中往往可以溶解，故有"万能溶剂"之称。本品仅供外用，对皮肤和黏膜的穿透能力很强，但高浓度可引起皮肤灼烧感、瘙痒及发红，孕妇禁用。

2. 半极性溶剂

（1）乙醇　除水以外最常用的有机溶剂。可与水、甘油、丙二醇等任意混溶。能溶解大部分有机物质和植物药材中的有效成分，如生物碱及其盐类、苷类、挥发油、树脂、鞣质及某些有机酸和色素等。其毒性比其他有机溶剂小，20%以上的乙醇水溶液具有防腐作用，40%以上的乙醇水溶液能延缓某些药物的水解。但与水相比，存在成本高，本身有药理作用，易挥发及易燃烧等缺点，其制剂应密封贮存。

（2）丙二醇　药用为1,2-丙二醇，性质与甘油相似，但黏度较甘油小，可作为内服液体制剂的溶剂，毒性及刺激性小。本品可与水、乙醇或三氯甲烷任意混溶，能溶解很多有机药物，如磺胺类药、局部麻醉药、维生素A、维生素D等。丙二醇与水的等量混合液能延缓某些药物的水解，增加其稳定性。丙二醇对药物透过皮肤和黏膜有一定的促进作用。

（3）聚乙二醇（PEG）　分子量在1000以下者为液体，如PEG 300、PEG 400、PEG 600等。低聚合度的聚乙二醇，如PEG 300~400为无色透明液体，能与水任意混溶，并能溶解许多水溶性无机盐和水不溶性有机物，毒性小，与水混合可用于内服、外用制剂的溶剂。本品对易水解的药物具有一定的稳定作用。

3. 非极性溶剂

（1）脂肪油　为常用的非极性溶剂，能溶解油溶性药物如激素、挥发油、游离生物碱及许多芳香族化合物等。常用的有大豆油、麻油、花生油和橄榄油等，多用于外用制剂，如洗剂、搽剂、滴鼻剂等。本品不能与水、甘油等极性溶剂混溶。脂肪油易酸败，易受碱性药物的影响而发生皂化反应，影响制剂的质量。

（2）液状石蜡　本品为无色澄清油状液体，是从石油产品中分离得到的液状烃混合物。有轻质和重质两种，前者相对密度为0.830~0.860，后者为0.845~0.890，多用于软膏剂及糊剂中。化学性质稳定，能溶解生物碱、挥发油等非极性物质，与水不能混溶。在肠道中不分解也不吸收，能使粪便变软，有润肠通便作用。

（3）乙酸乙酯　为无色澄清液体，有水果香味。相对密度为0.898~0.902，有挥发性和可燃性。在空气中容易氧化变色，需加入抗氧剂。本品能溶解挥发油、甾体药物及其他油溶性药物。常作为搽剂的溶剂。

（二）附加剂

1. 防腐剂　又称抑菌剂，系指具有抑菌作用、能抑制微生物生长发育的物质。防腐剂对微生物繁殖体有杀灭作用，对芽孢有抑制其发育为繁殖体的作用。各种防腐剂有不同的性质和应用范围，安全、稳定、无过敏性、无刺激性、与制剂成分及容器成分无相互作用是其选择依据。使用前应了解其抗菌谱、最低抑菌浓度。

（1）羟苯酯类　商品名为尼泊金类，无毒、无味、无臭，性质稳定，用量小，抑菌作用强，特别对大肠埃希菌有很强的抑制作用。在偏酸性或中性溶液中有效，因在弱碱性溶液及强酸溶液中易水解而作用减弱。羟苯酯类在不同溶剂中溶解度及在水溶液中的抑菌浓度见表3-2，其抑菌作用与烷基链长成正比，溶解度则相应减小。混合使用不同的酯具有协同作用，如将乙酯和丙酯（1:1）或乙酯和丁酯（4:1）合用，具有更好的抑菌效果，浓度均为0.01%~0.25%。羟苯酯类与聚山梨酯、聚乙二醇配伍时溶解度增加，但因分子间产生络合作用并不增加抑菌能力甚至下降，应避免合用。

表3-2　羟苯酯类的溶解度和抑菌浓度

羟苯酯类	溶解度（g/100ml），25℃				水溶液中抑菌浓度（%）
	水	乙醇	甘油	丙二醇	
甲酯	0.25	52	1.3	22	0.05~0.25
乙酯	0.16	70	–	25	0.05~0.15
丙酯	0.04	95	0.35	26	0.02~0.075
丁酯	0.02	210	–	110	0.01

（2）苯甲酸与苯甲酸钠　苯甲酸具有吸湿性，水中溶解度为0.29%，在酸性溶液中抑菌效果较好，pH 2.5~4作用最强。溶液pH增高时因解离度增大，抑菌效果降低。用量一般为0.03%~0.1%。与羟苯酯类比较，苯甲酸防霉作用较弱，防发酵能力强，将0.25%苯甲酸与0.05%~0.1%羟苯酯类合用可发挥最佳效果，特别适于中药液体制剂。因苯甲酸在水中溶解度较小，故在许多不宜含醇的液体制剂中，常使用在水中溶解度较大的苯甲酸钠。苯甲酸钠在pH 2~5时防腐效果最好。

（3）山梨酸及其盐　本品起防腐作用的是未解离的分子，在pH 4的水溶液中效果好。本品遇聚山梨酯也会因络合作用而降低其防腐效力，但因其有效抑菌浓度低，故仍会发挥较好的抑菌作用。

（4）苯扎溴铵　又称新洁而灭，为阳离子型表面活性剂。本品在酸性和碱性溶液中稳定，耐热压，多用于外用制剂。

（5）其他防腐剂　醋酸氯己定（又称醋酸洗必泰）、苯甲醇、三氯叔丁醇、氯甲酚、挥发油（桉叶油、桂皮油）等均可做防腐剂使用。

2. 矫味剂　为掩盖和矫正药物不良臭味而加入制剂中的物质称为矫味剂。矫味剂主要包括以下几种类型。

（1）甜味剂 包括天然的和合成的两大类。天然甜味剂中，蔗糖及单糖浆应用最广泛，还有甜菊糖苷、麦芽糖等。合成甜味剂种类较多，如阿司帕坦、糖精钠、木糖醇等。

（2）芳香剂 包括天然香料（如薄荷油、桂皮水）和人工香料（如苹果香精、香蕉香精）两大类，可以改善制剂的气味和香味。

（3）胶浆剂 通过其黏稠性干扰味蕾的味觉而矫味，多用于矫正酸涩味。常用的有羧甲基纤维素钠、甲基纤维素、海藻酸钠、阿拉伯胶、西黄蓍胶等的胶浆。为增加其矫味效果，常在胶浆剂中加入适量糖精钠或甜菊糖苷等。

（4）泡腾剂 制剂中常以碳酸氢钠、有机酸（如枸橼酸、酒石酸）及适量香精、甜味剂等组成泡腾剂，遇水后产生 CO_2，CO_2 溶于水呈酸性，能麻痹味蕾而矫味，改善盐类药物的苦、涩和咸味。

3. 着色剂 着色剂又称色素，可改变制剂的外观颜色，用以识别制剂的浓度或区分应用方法，同时改善制剂外观。只有食用色素才可作为口服液体制剂的着色剂。

（1）天然色素 我国传统上采用无毒植物性色素（如胡萝卜素、甜菜红、姜黄、叶绿素铜钠盐、焦糖等）及矿物性色素（如氧化铁等）。

（2）合成色素 色泽鲜艳、价格低廉，但大多毒性较大，应注意用量不宜过多。我国目前批准的合成食用色素主要有胭脂红、苋菜红、柠檬黄、胭脂蓝、日落黄等，常配成 1% 贮备液使用。外用色素有伊红（适用于中性或弱碱性溶液）、品红（适用于中性、弱酸性溶液）及美蓝（又称亚甲蓝，适用于中性溶液）等。

4. 抗氧剂 氧化是药物降解的主要途径之一，通过合理选择抗氧剂可有效防止或延缓药物氧化变质。抗氧剂根据溶解性不同，可分为水溶性抗氧剂和油溶性抗氧剂。

（1）水溶性抗氧剂 主要用于水溶性药物的抗氧化。常用的有维生素 C、亚硫酸钠、亚硫酸氢钠、焦亚硫酸钠、硫代硫酸钠等。

（2）油溶性抗氧剂 主要用于油溶性药物的抗氧化。常用的有维生素 E、叔丁基对羟基茴香醚、2,6 - 二叔丁基羟基甲苯等。

5. 金属离子络合剂 如乙二胺四乙酸（EDTA）、乙二胺四乙酸二钠（EDTA - 2Na）。

6. pH 值调节剂 如盐酸、氢氧化钠、碳酸氢钠、硼酸盐缓冲液、磷酸盐缓冲液等。

第二节　表面活性剂

一、表面活性剂的含义与特点

（一）表面活性剂的含义

物质界面上产生的所有物理化学现象称表面现象，是自然界中普遍存在的基本现象，如雨滴、彩虹、泡沫等。在一定条件下，任何纯液体都具有一定的表面张力，在表面张力的作用下，物质表面分子具有向内运动的趋势，并使表面自动收缩至最小面积。液滴、油滴在没有外力影响或外力很小时趋于球形就是因为表面张力的作用。表面张力可因溶质的加入而发生变化。如糖类可使水的表面张力略升高，肥皂和洗衣粉则可使之显著下降。使液体表面张力下降的性质称表面活性，能降低液体表面张力的物质称表面活性物质。

表面活性剂是一种具有很强表面活性，加入少量能使溶液体系的表面张力显著降低的物质。此外，表面活性剂还具有增溶、乳化、润湿、杀菌、去污、起泡和消泡等应用性质，这是与一般表面活性物质的重要区别。

（二）表面活性剂的特点

表面活性剂为双亲性分子结构，如图 3-1 所示。一般由亲油的非极性烃链和一个以上亲水的极性基团组成。烃链长度一般不少于 8 个碳原子；极性基团可以是解离的离子基团或不解离的亲水基团，可以是羧酸、磺酸、硫酸酯及其可溶性盐以及磷酸基与磷酸酯基、氨基或胺及其盐酸盐，也可以是羟基、酰胺基、醚键、羧酸酯基等。如肥皂是脂肪酸类（R—COO⁻）表面活性剂，其结构中亲油基团是脂肪酸烃链（R—），亲水基团是解离的脂肪酸根（—COO⁻）。

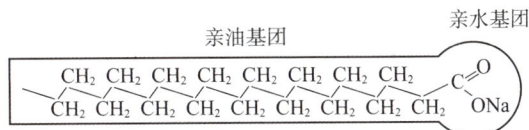

图 3-1　表面活性剂结构（硬脂酸钠）示意图

二、表面活性剂的分类

根据表面活性剂极性基团的解离性质，分为离子型表面活性剂和非离子型表面活性剂。根据离子表面活性剂所带电荷不同，又分为阴离子型、阳离子型和两性离子表面活性剂。

（一）阴离子表面活性剂

阴离子表面活性剂中，起表面活性作用的是阴离子部分。常用的有肥皂类、硫酸化物类和磺酸化物类。

1. 肥皂类　系高级脂肪酸的盐，通式为 $(RCOO^-)_n M^{n+}$。分为碱金属皂、碱土金属皂和有机胺皂。具有良好的乳化能力，但易被酸破坏，碱金属皂还可被钙盐、镁盐等破坏。因有刺激性，一般只用于外用制剂。

2. 硫酸化物类　系硫酸化油和高级脂肪醇硫酸酯类，通式为 $ROSO_3^- M^+$。主要有硫酸化蓖麻油（土耳其红油）、十二烷基硫酸钠（SLS，月桂醇硫酸钠）、十六烷基硫酸钠等。此类表面活性剂乳化能力很强，且较稳定，较耐酸和钙盐、镁盐，主要用作外用乳膏的乳化剂。

3. 磺酸化物类　系脂肪族磺酸化物、烷基芳基磺酸化物等，通式为 $RSO_3^- M^+$。常用的有二辛基琥珀酸磺酸钠、十二烷基苯磺酸钠等，后者为目前广泛使用的洗涤剂。本类的水溶性、耐酸、耐钙盐及镁盐性比硫酸化物稍差，但渗透力强，易起泡和消泡，去污力强，在酸性水溶液中稳定，为优良的洗涤剂。

（二）阳离子表面活性剂

阳离子表面活性剂起表面活性作用的是阳离子部分，也称阳性皂，为季铵化物，分子结构的主要部分是一个五价的氮原子，通式为：$[R_1R_2NR_3R_4]^+ X^-$。主要有苯扎氯铵（洁尔灭）、苯扎溴铵（新洁尔灭）和消毒净等。此类表面活性剂水溶性大，在酸性和碱性溶液中较稳定，具有良好的表面活性作用和杀菌作用。但毒性较大，常用作消毒杀菌剂。

（三）两性离子表面活性剂

分子结构中同时具有正、负电荷基团，故在碱性水溶液中呈现阴离子表面活性剂的性质，具有良好的起泡、去污作用；在酸性溶液中则呈现阳离子表面活性剂的性质，具有很强的杀菌能力。

1. 卵磷脂　属天然表面活性剂，从蛋黄和大豆中提取制得，分别称作蛋磷脂和豆磷脂。外观呈透明或半透明黄色或黄褐色油脂状，对热非常敏感，在酸性和碱性条件以及酯酶作用下易水解。不溶于水，可溶于三氯甲烷、乙醇、石油醚等有机溶剂。本品毒副作用小，是制备静脉注射乳剂及脂质微粒制剂的主要辅料。

2. 氨基酸型与甜菜碱型 属于合成化合物，其阴离子部分主要是羧酸盐，阳离子部分为季铵盐（甜菜碱型）或胺盐（氨基酸型）。常用的氨基酸两性离子表面活性剂杀菌作用强，毒性小于阳离子表面活性剂。

（四）非离子表面活性剂

在溶液中不解离，亲水基团一般为甘油、聚乙二醇等多元醇，亲油基团是长链脂肪酸或长链脂肪醇以及烷基或芳基等，以酯键或醚键与亲水基团结合，广泛用于外用制剂、口服制剂和注射剂。

1. 脂肪酸甘油酯 主要是脂肪酸单甘油酯和脂肪酸二甘油酯。表面活性较弱，亲水亲油平衡值为3~4，主要用作油包水（W/O）型辅助乳化剂。

2. 脂肪酸山梨坦 商品名为司盘（Span），系脱水山梨醇与各种脂肪酸缩合而成的酯类化合物。根据脂肪酸品种和数量不同而有不同的产品。常用品种有司盘20、司盘40、司盘60、司盘65、司盘80、司盘85等，为常用油包水（W/O）型乳化剂，多与吐温配合使用。

3. 聚山梨酯 商品名为吐温（Tween），系聚氧乙烯脱水山梨醇脂肪酸酯。可用作增溶剂、润湿剂及O/W型乳化剂。常用品种有吐温20、吐温40、吐温60、吐温65、吐温80、吐温85等。

4. 聚氧乙烯脂肪酸酯类和聚氧乙烯脂肪醇醚类 商品名分别为卖泽（Myrij）和苄泽（Brij）。聚氧乙烯脂肪酸酯类是由聚乙二醇与长链脂肪酸缩合而成的酯，根据聚氧乙烯基聚合度和脂肪酸不同有不同的品种，如卖泽45、卖泽49、卖泽51、卖泽52、卖泽53等；聚氧乙烯脂肪醇醚类是由聚乙二醇与脂肪醇缩合而成的醚，常用品种有苄泽30、苄泽35等。两类表面活性剂水溶性和乳化能力均较强，可作增溶剂及水包油（O/W）型乳化剂使用。

5. 聚氧乙烯-聚氧丙烯共聚物 又称泊洛沙姆（Poloxamer），商品名为普朗尼克（Pluronic）。根据共聚比例的不同，可有各种不同分子量的产品，一般分子量在1000~14000之间。若聚氧乙烯基比例增加，亲水性增加；反之，聚氧丙烯基比例增加，亲油性增加。Poloxamer 188（Pluronic F68）是一种O/W型乳化剂，是目前可用于静脉乳剂的乳化剂之一。

三、表面活性剂的基本性质

（一）胶束的形成

表面活性剂溶于水时，当其在溶液表面的正吸附达到饱和后，继续加入表面活性剂，其分子即转入溶液内部。由于其分子的两亲性，使多个表面活性剂分子的亲油基团互相吸引，缔合在一起，形成亲油基团向内、亲水基团向外、在水中稳定分散、大小在胶体粒子范围的胶束。开始形成胶束的最低浓度称临界胶束浓度（CMC）。表面活性剂在水中达到CMC后，分散系统由真溶液变为胶体溶液，并出现丁达尔（Tyndall）现象。同时溶液的一系列物理性质如表面张力、电导率、渗透压、增溶作用、起泡性能和去污力等均会发生突变。在一定浓度范围的表面活性剂水溶液中，胶束呈球状结构，亲水基团分布在球状胶束表面，亲油基团上一些与亲水基团相邻的次甲基形成整齐排列的栅状层，而亲油基团则紊乱缠绕形成内核，具非极性液态性质。若在非极性溶剂中则形成反向胶束。随着表面活性剂浓度增加及类型不同，胶束结构逐渐从球状至棒状、束状，直至板状、层状等，如图3-2所示。

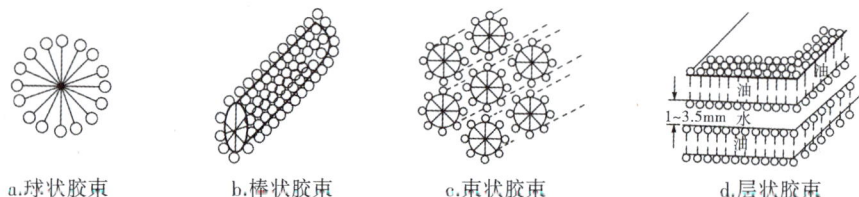

a.球状胶束　　b.棒状胶束　　c.束状胶束　　d.层状胶束

图3-2　胶束结构示意图

（二）亲水亲油平衡值

表面活性剂亲水性和亲油性的强弱是影响其性能的主要因素。亲水亲油平衡值（HLB 值）是用来表示表面活性剂亲水或亲油能力大小的数值。根据经验，将表面活性剂的 HLB 值范围限定在 0～40，其中非离子型表面活性剂的 HLB 值在 1～20 之间，即完全由疏水的碳氢基团组成的石蜡的 HLB 值定为 0，完全由亲水的氧乙烯基组成的聚氧乙烯的 HLB 值定为 20，既具碳氢链又有氧乙烯链的表面活性剂的 HLB 值则介于二者之间。表面活性剂的 HLB 值越小，其亲油性越强；HLB 值越大则亲水性越强。亲水或亲油能力过强的表面活性剂因易溶于水或油，降低表面张力的作用较弱。

不同 HLB 值的表面活性剂具有不同的用途，如表 3－3 所示。

表 3－3　表面活性剂的 HLB 值与用途

HLB 值	用途	HLB 值	用途
1～3	消泡剂	8～16	O/W 型乳化剂
3～8	W/O 型乳化剂	13～16	去污剂
7～9	润湿剂	15～18	增溶剂

为得到适宜的 HLB 值，提高制剂的质量，实际工作中常用两种或更多种表面活性剂混合使用，此时可利用非离子表面活性剂 HLB 值的加和性来计算混合后的 HLB 值，计算公式如下：

$$\text{HLB}_{AB} = \frac{\text{HLB}_A \times W_A + \text{HLB}_B \times W_B}{W_A + W_B}$$　　　式（3－1）

式中，W 表示表面活性剂的量，如重量、比例量等。

例 3－1　45% 的司盘 60（HLB＝4.7）和 55% 的吐温 60（HLB＝14.9）组成的混合表面活性剂的 HLB 值为 10.31，计算过程如下：

$$\text{HLB}_{AB} = \frac{4.7 \times 45\% + 14.9 \times 55\%}{45\% + 55\%}$$

（三）起昙现象

含有聚氧乙烯基的非离子型表面活性剂，当温度升高到一定程度时，聚氧乙烯链与水之间的氢键断裂，致使其在水中的溶解度急剧下降并析出，溶液由清变浊，此现象称为起昙或起浊，出现起昙现象时的温度称为昙点或浊点。当温度降低到昙点以下时，氢键重新形成，溶液恢复澄明。在聚氧乙烯链相同时，碳氢链越长，昙点越低；若碳氢链相同，则聚氧乙烯链越长，昙点越高。吐温类表面活性剂有起昙现象，如吐温 80 的昙点为 93℃，吐温 20 的昙点为 90℃。起昙现象可能影响表面活性剂在制剂中的作用，进而影响制剂的物理稳定性。

（四）克氏点

离子表面活性剂，一般随温度升高其溶解度增大。当升高到某一温度时，表面活性剂的溶解度急剧增大，此温度称为克氏点（Krafft 点），相对应的溶解度即为该离子型表面活性剂的临界胶束浓度（CMC）。Krafft 点是离子型表面活性剂的特征值，只有在温度高于 Krafft 点时，表面活性剂才能更大程度地发挥表面活性作用，因此应用时温度应高于 Krafft 点。如十二烷基磺酸钠的 Krafft 点是 70℃，若在室温下使用，十二烷基磺酸钠不能充分发挥其表面活性作用。

（五）生物学性质

1. 对药物吸收的影响　表面活性剂可增进药物的吸收也可降低药物的吸收，这取决于药物在胶束中的扩散速度、生物膜的通透性改变等。若药物被增溶在胶束内，药物可以顺利从胶束中扩散或胶束与胃肠黏膜可迅速融合，则增加吸收。如吐温 80 可明显增加螺内酯的口服吸收。由于表面活性剂溶解生物膜脂质，增加了上皮细胞的通透性，可促进药物吸收，如十二烷基硫酸钠可增加头孢菌素钠、四环素等的吸收，但应注意长期类脂质损失可能造成的肠黏膜损害。

2. 与蛋白质的相互作用　蛋白质在酸性条件下解离带正电荷，可与阴离子表面活性剂发生电性结合；在碱性条件下解离带负电荷，可与阳离子表面活性剂起反应。此外，离子型表面活性剂还可能破坏蛋白质结构中的次级键（盐键、氢键及疏水键）而使蛋白质变性失活。

3. 毒性　表面活性剂的毒性大小依次为阳离子型＞阴离子型＞非离子型；静脉给药的毒性大于口服；Polaxamer 188 毒性最低可供静脉用。此外，离子表面活性剂具有较强的溶血作用，一般限于外用；非离子表面活性剂则溶血作用轻微，而吐温类的溶血作用比其他含聚氧乙烯基的表面活性剂为小，依次为：吐温 20 ＞吐温 60 ＞吐温 40 ＞吐温 80。

4. 刺激性　表面活性剂长期或高浓度使用可能出现皮肤与黏膜的损害。吐温类刺激性很低，广泛用于外用制剂、口服制剂和注射剂。

四、表面活性剂的应用

（一）增溶剂

表面活性剂在水溶液中达到 CMC 后，一些水不溶性或微溶性物质由于胶束的作用，溶解度显著增加并形成透明胶体溶液，这种作用称为增溶，如甲酚在水中的溶解度仅 2% 左右，但在肥皂溶液中却可增加到 50%。起增溶作用的表面活性剂称增溶剂，被增溶的物质称增溶质。在液体制剂中，一些挥发油、脂溶性维生素、甾体激素等许多难溶性药物常借此增溶，形成澄明溶液或提高浓度。

1. 增溶的机制　表面活性剂在水溶液中达到 CMC 后可形成胶束，胶束是微小胶体粒子，属于胶体溶液分散体系。整个胶束内部呈非极性，外表面为极性，难溶性药物被胶束包藏于内部或吸附于外表面而使溶解度增大。

非极性药物（如苯），可完全进入胶束内部的非极性区域而被增溶；含有极性基团的药物（如水杨酸）则以其非极性基团插入胶束内部，极性基团伸入胶束的亲水基中。一些亲水性较强的药物（如对羟基苯甲酸），由于分子两端均为亲水基团，可完全被胶束的亲水基吸附而增溶，如图 3-3 所示。

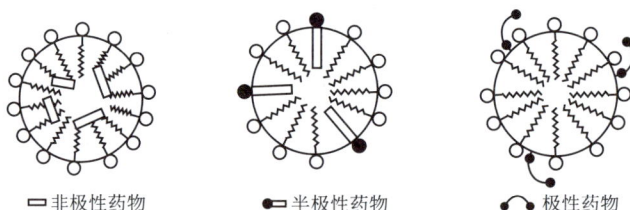

　▭非极性药物　　●半极性药物　　⌒极性药物

图 3-3　不同药物在油酸钠（表面活性剂）中被增溶示意图

2. 影响增溶作用的因素

（1）增溶剂的种类及性质　同系物增溶剂的相对分子量不同，其增溶效果也不同。同系物的碳链越长，其增溶量越大；碳原子个数相同，则含直链的比含支链的增溶量更大。

（2）药物的性质　在增溶剂种类和浓度一定的条件下，同系物药物的分子量越大，增溶量越小。这是由于表面活性剂所形成的胶束的体积是一定的，因此分子量大的药物摩尔体积也大，能溶解的量就必然减少。

（3）温度　对于大多数增溶系统，随着温度的提高，增溶量增大。但是温度对增溶量的影响会由于胶束的形成、增溶质的溶解度、增溶剂的溶解度受温度影响产生变化而变得复杂。

（4）加入顺序　一般先将增溶剂与难溶性药物混合，最好使之完全溶解，然后再加水稀释，则能很好溶解，否则增溶效果不好。

（5）增溶剂的用量　在温度一定的条件下，增溶剂超过临界胶束浓度时才能将药物增溶，可得澄清溶液，即使稀释后仍能保持澄清。如配比不当，则不能得到澄清溶液或稀释时出现混浊。一般可通过试验来确定增溶剂的用量。

（二）乳化剂

在两种互不混溶的液体中，由于第三种物质的加入，使其中一种液体以细小液滴形式均匀分散在另一种液体中的过程称为乳化，具有乳化作用的物质称为乳化剂。通常 HLB 值 3～8 的表面活性剂可用作 W/O 型乳化剂，HLB 值 8～16 的可用作 O/W 型乳化剂。

（三）润湿剂

润湿是指液体在固体表面上的黏附现象。促进液体在固体表面铺展或渗透的表面活性剂称为润湿剂。表面活性剂可降低疏水性固体药物和润湿液体之间的界面张力，使液体能黏附在固体表面并在固－液界面上定向吸附，排除固体表面所吸附的气体，降低润湿液体与固体表面间的接触角，使固体润湿。作为润湿剂的表面活性剂，其分子中的亲水基与亲油基应该具有适宜的平衡，其 HLB 值一般在 7～9 并应有合适的溶解度。

（四）消毒剂和杀菌剂

表面活性剂可使细菌生物膜蛋白质变性或破坏。大部分阳离子表面活性剂和两性离子表面活性剂都可用作消毒剂，少数阴离子表面活性剂也有类似作用，如甲酚皂、甲酚磺酸钠等。根据使用浓度不同，这些消毒剂可分别用于皮肤消毒、伤口或黏膜消毒、器械和环境消毒等。如苯扎溴铵为广谱杀菌剂，皮肤消毒使用 0.5% 醇溶液，局部湿敷使用 0.02% 水溶液，器械消毒使用 0.05% 水溶液（含 0.5% 亚硝酸钠）。

（五）起泡剂和消泡剂

泡沫是气体分散在液体中的分散体系。起泡剂是指可产生泡沫的表面活性剂，一般具有较强的亲水性和较高 HLB 值，在溶液中可降低表面张力而使泡沫稳定。中药的乙醇或水浸出液因其含有皂苷、蛋白质、树胶或其他具有表面活性的物质，在剧烈搅拌或蒸发浓缩时可产生稳定的泡沫，加入一些 HLB 值为 1～3 的亲油性较强的表面活性剂，可与泡沫液层争夺液膜表面而吸附在泡沫表面上取代原来的起泡剂，因本身并不能形成稳定的液膜，故使泡沫破坏，这种用来消除泡沫的表面活性剂称为消泡剂。

（六）去污剂

去污剂或洗涤剂是指用于除去污垢的表面活性剂，HLB 值一般为 13～16。常用的去污剂有油酸钠和其他脂肪酸的钠皂、钾皂、十二烷基硫酸钠或烷基磺酸钠等阴离子表面活性剂。去污的机制包括对污物表面的润湿、分散、乳化或增溶、起泡等多种过程。

第三节　真溶液型液体制剂

一、真溶液型液体制剂概述

真溶液型液体制剂又称为低分子溶液剂或真溶液，系指低分子药物以分子或离子（直径小于

1nm）状态分散在溶剂中形成的均相液体制剂，可供口服或外用。低分子溶液剂的溶质一般为相对分子质量低的药物，溶剂常为水、乙醇、甘油和植物油等。低分子溶液剂中药物分散度大，与机体的接触面大，吸收快，起效迅速，但同时由于药物的分散度大，其化学活性也高，因此化学稳定性较差的药物不宜配成低分子溶液剂长期贮存。

低分子溶液剂外观应澄明，不得有沉淀、混浊、异物等；应分散均匀，浓度准确，含量符合要求；外观良好，口感适宜；生产和贮存期间不得有发霉、酸败、变色、异物、产生气体或其他变质现象；应符合微生物限度检查要求。低分子溶液剂包括溶液剂、糖浆剂、芳香水剂、醑剂和甘油剂等。

有些药物在溶剂中溶解度较小，需采用一定方法来增加药物的溶解度，满足临床治疗需求。

1. 制成可溶性盐　将含碱性基团的药物如可卡因、奎宁、毛果芸香碱等，加酸（常用盐酸、硫酸、硝酸等无机酸和枸橼酸、酒石酸、醋酸等有机酸）制成盐类，以增加其水中溶解度；将酸性药物如甘草酸、对氨基水杨酸等，加碱（常用氨水、碳酸钠、碳酸氢钠等）制成盐类，同样也能增加水中溶解度。如黄芩苷因脂溶性强影响其溶解度、吸收和生物活性，故常制成钠盐、铝盐、有机胺盐等使用。

2. 加入增溶剂　许多难溶性药物如挥发油、脂溶性维生素、甾体激素类等均可通过加入适宜表面活性剂来增大其在水中的溶解度，这种现象称为增溶，加入的表面活性剂称为增溶剂。有关增溶剂内容详见本章第二节。

3. 加入助溶剂　一些难溶性药物当加入第三种物质时，能使其在水中的溶解度增加，这种现象称为助溶，加入的第三种物质称为助溶剂。助溶剂多为低分子化合物，与难溶性药物形成可溶性络合物或复盐。如复方碘溶液中难溶性碘（1∶2950）在碘化钾的助溶下形成可溶性络合物（KI_3），使碘的浓度达到5%；咖啡因在水中溶解度为1∶50，用苯甲酸钠助溶，形成安钠咖（苯甲酸钠咖啡因），溶解度可增大到1∶1.2；茶碱在水中溶解度为1∶120，用乙二胺助溶形成氨茶碱，溶解度增大为1∶5。

常用的助溶剂可分为三类：①无机化合物，如碘化钾、氯化钠等。②某些有机酸及其钠盐，如苯甲酸钠、水杨酸钠、对氨基苯甲酸钠等。③酰胺类化合物，如乌拉坦、尿素、烟酰胺、乙酰胺、乙二胺等。

4. 使用潜溶剂　某些药物在单一溶剂中溶解性能差，但在混合溶剂中各溶剂达到某一比例时，药物的溶解度出现极大值的现象称为潜溶，这种混合溶剂称为潜溶剂。常与水组成潜溶剂的有乙醇、丙二醇、甘油、聚乙二醇等。如氯霉素在水中的溶解度仅0.25%，若用水中含有25%乙醇、55%甘油的混合溶剂，则可制成12.5%氯霉素溶液；洋地黄毒苷可溶于水和乙醇的混合溶剂中。

二、常用剂型

（一）溶液剂

溶液剂系指药物或药材提取物溶解于溶剂中形成的澄明液体制剂。溶液剂的溶质一般为低分子量的不挥发性化学药物，溶剂多为水，也可用乙醇或植物油。溶液剂应均匀澄明，根据需要可加入助溶剂、抗氧剂、防腐剂、矫味剂、着色剂等附加剂。

溶液剂的制备方法有三种：溶解法、稀释法和化学反应法。

1. 溶解法　系指将固体药物直接溶解于溶剂中的制备方法。溶液剂多采用溶解法制备，工艺流程如图3-4所示。

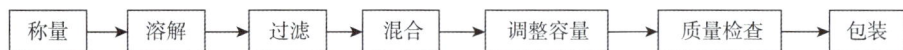

称量 → 溶解 → 过滤 → 混合 → 调整容量 → 质量检查 → 包装

图3-4　溶解法制备溶液剂工艺流程图

具体操作步骤：①将称量好的药物及附加剂加入处方总量 1/2 ~ 3/4 的溶剂搅拌溶解。②过滤并通过滤器加溶剂至全量，搅拌混合均匀。③过滤至药液澄明，定容后进行质量检查。④制得的药液应及时分装于清洁干燥的容器中，密封，贴标签并进行外包装。

2. 稀释法　先将药物制成高浓度溶液或贮备液，再用溶剂稀释至所需浓度即得。稀释法制备时应注意浓度换算。含挥发性药物的浓溶液在稀释过程中应注意避免挥发损失，以免影响浓度准确性。

3. 化学反应法　系指利用化学反应进行溶液剂制备的方法（如复方硼砂溶液），目前已较少用。

溶液剂制备应注意以下问题：①小剂量药物（如毒剧药）、附加剂（如助溶剂、抗氧剂等）或溶解度小的药物应先溶解。②难溶性药物应采用适当方法增加溶解度，溶解缓慢的药物需采用粉碎、搅拌或加热等措施加快溶解。③溶解易氧化的药物时，可以将溶剂放冷并加抗氧剂。④挥发性药物应最后加入，以避免在制备过程中挥发损失。

复方碘口服溶液

【处方】碘 50g、碘化钾 100g、纯化水适量，共制 1000ml。

【制法】取碘、碘化钾，加入 100ml 纯化水，充分搅拌溶解后，加纯化水至 1000ml，混合均匀，即得。

【注解】①作用与用途：调节甲状腺功能，用于缺碘引起的疾病如甲状腺肿、甲状腺功能亢进症等的辅助治疗。②碘在水中的溶解度小（1：2950），处方中的碘化钾为助溶剂，与碘发生化学反应，生成溶解度大的络合物。③为加快碘的溶解，碘化钾用等量的水溶解成饱和溶液。④碘有腐蚀性、挥发性，不宜长时间露置于空气中，称量时可用玻璃器皿或蜡纸，以免腐蚀天平。

（二）芳香水剂与露剂

1. 芳香水剂　系指含有芳香挥发性药物（多为挥发油）的饱和或近饱和水溶液。用水与乙醇的混合液做溶剂制成的含大量挥发油的溶液称为浓芳香水剂。芳香水剂以挥发油和化学药物为原料时，常采用溶解法制备；以浓芳香水剂为原料时，采用稀释法制备。芳香水剂应澄明，具有与原药物相同的气味，不得有异臭、沉淀和杂质。芳香水剂一般浓度都很低，常做芳香矫味剂。芳香水剂多数易分解、变质或霉变，不宜大量配制和长时间贮存。

2. 露剂　含挥发性成分的饮片用水蒸气蒸馏法制成的芳香水剂称为露剂（或药露）。露剂在生产和贮存期间应符合下列有关规定：①饮片加水浸泡一定时间后，水蒸气蒸馏，收集的蒸馏液应及时盛装在灭菌的洁净干燥容器中。②收集蒸馏液、灌封均应在规定洁净度环境中进行。③根据需要可加入适宜的抑菌剂和矫味剂，其品种与用量应符合国家标准的有关规定。④露剂应澄清，不得有异物、酸败等变质现象。⑤一般应检查 pH、装量和微生物限度。⑥除另有规定外，露剂应密封，置阴凉处贮存。

金银花露

【处方】金银花 100g、蔗糖 30g。

【制法】取金银花 100g，用水蒸气蒸馏，收集蒸馏液 1600ml，加入蔗糖 30g 溶解，混匀，滤过，灌装，灭菌，即得。

【注解】①作用与用途：清热、祛暑、解毒，用于暑热烦渴、热毒疮疖、痱子等症。②加入蔗糖作矫味剂。③收集到蒸馏液应及时盛装在灭菌的洁净干燥容器中。

（三）甘油剂

甘油剂系指将药物溶解于甘油中制成的澄明溶液剂，专供外用。甘油具有黏稠性、吸湿性，对皮肤及黏膜有滋润作用，可使药物滞留于患处而延长药效，并可缓和药物的刺激性，常用于耳鼻咽喉科疾病。甘油吸湿性大，应密闭保存。甘油剂的制备可用溶解法或化学反应法。

1. 溶解法 将药物加入到甘油中溶解即得，必要时适当加热，如碘甘油、苯酚甘油。

2. 化学反应法 药物和甘油发生化学反应而制成甘油剂，如硼酸甘油。

（四）醑剂

醑剂系指挥发性药物的浓乙醇溶液，可供内服或外用。用于制备芳香水剂的药物一般都可以制成醑剂。醑剂中乙醇浓度一般为 60% ~ 90%（ml/ml），醑剂中药物浓度远高于芳香水剂，一般为 5% ~ 10%，可用于治疗疾病，如樟脑醑、芳香氨醑，也用作芳香剂，如复方橙皮醑。醑剂挥发性较强，长期贮存会氧化变色，应贮于密闭容器中，但不宜久贮。

醑剂可用溶解法或蒸馏法制备。

1. 溶解法 将挥发性药物直接溶解于浓乙醇中即得，如樟脑醑。

2. 蒸馏法 将挥发性药物溶于浓乙醇中，再进行蒸馏，或将经化学反应制得的挥发性药物加以蒸馏制得，如芳香氨醑。

复方樟脑醑

【处方】樟脑 2g、薄荷脑 2g、液化苯酚 2ml、甘油 5ml、70% 乙醇适量，共制 100ml。

【制法】取薄荷脑、樟脑，加 85ml 乙醇（70%），搅拌溶解，滤过，滤液中加入甘油和液化苯酚混匀，添加乙醇（70%）至 100ml，混匀，分装，即得。

【注解】①作用与用途：清凉、止痒、消毒。用于皮肤瘙痒症。②处方中薄荷脑、樟脑、液化苯酚为药物，70% 乙醇为溶剂，甘油为保湿剂。③本品为几乎无色的澄清液体，有特臭。④醑剂是高浓度醇溶液，配制过程中所用的器具应干燥，滤器与滤纸应先用 70% 乙醇润湿，以防遇水药物析出，成品浑浊。⑤醑剂应贮存于密闭容器中，不宜长期贮存。

第四节　胶体溶液型液体制剂

胶体溶液型液体制剂系指一定大小的固体颗粒药物或高分子化合物分散在液体分散介质中所形成的液体制剂，可分为高分子溶液剂和溶胶剂。其分散相粒径大小一般为 1 ~ 100nm。分散介质大多为水，少数为非水溶剂。当分散相为高分子化合物，且以单分子形式分散时，属于均相分散体系，为热力学稳定体系，称为高分子溶液剂。当分散相为多分子聚集体（胶体颗粒）时，属于非均相分散体系，为热力学不稳定体系，又称为溶胶剂。由于两者分散相粒径均在 1 ~ 100nm 范围，性质上有某些相似之处，故一并列入胶体溶液型液体制剂。

一、高分子溶液剂

高分子溶液剂系指高分子化合物溶解于溶剂中形成的均相液体药剂，属于热力学稳定体系。以水为溶剂者，称为亲水性高分子溶液剂（又称胶浆剂、亲水胶体溶液）。以非水溶剂制备的称为非水性高分子溶液剂。高分子在药剂学中应用广泛，一些高分子本身就具有药理作用，如肝素用于血栓栓塞、心肌梗死等疾病，右旋糖酐可作为血浆代用品；高分子也可与药物形成高分子前药或高分子络合物，以使药物长效化，增加药物稳定性，减少毒副作用，如聚乙二醇化胰岛素、聚维酮碘络合物等。亲水性高分子溶液剂有一定的黏稠性和保护作用，在药剂生产中常用做乳化剂、黏合剂、助悬剂和片剂的包衣材料等。

（一）高分子溶液剂的性质

1. 带电性　水溶液中高分子化合物的某些基团因解离而带电荷，有的带正电，有的带负电。带正电的高分子有琼脂、壳聚糖、血红蛋白、明胶、碱性染料、血浆蛋白等；带负电的有淀粉、阿拉伯胶、西黄蓍胶、海藻酸钠、鞣酸、酸性染料等。某些高分子化合物如蛋白质等所带电荷受溶液 pH 值的影响。蛋白质分子中同时含有羧基和氨基，当溶液的 pH 大于等电点时，蛋白质带负电荷，pH 小于等电点时，蛋白质带正电荷。在等电点时，整个高分子化合物不带电荷，这时高分子化合物的性质发生突变，如黏度、渗透压、溶解度、电导率等都变为最小值。高分子溶液的电学性质在药剂学中有重要意义，如利用高分子溶液存在电泳现象，通过电泳法可测得高分子化合物所带电荷的种类。

2. 稳定性　高分子溶液剂稳定的主要因素是高分子化合物的水化作用，通过水化作用，高分子化合物与水形成牢固的水化膜，可有效阻止高分子化合物之间相互凝聚。

高分子溶液剂稳定的次要因素是电荷作用，因高分子化合物本身发生解离而带有相同的电荷，通过同种电荷排斥作用，可防止高分子化合物之间相互凝聚而沉淀。

3. 聚结特性　高分子化合物的水化膜和电荷发生变化时易出现聚结沉淀。①向溶液中加入大量电解质，由于电解质强烈的水化作用，结合大量的水分子破坏水化膜，可使高分子凝结沉淀，这一过程称为盐析。②向溶液中加入大量脱水剂（如乙醇、丙酮等）也能破坏水化膜而发生聚结。③带相反电荷的两种高分子溶液混合时，由于相反电荷中和也产生聚结沉淀。④其他如 pH 值、絮凝剂、射线等的影响使高分子溶液凝结沉淀，称为絮凝现象。⑤高分子溶液放置过程中也会自发地聚集而沉淀，称为陈化现象。

4. 渗透压　高分子溶液有较高的渗透压，渗透压的大小与高分子溶液的浓度有关，浓度越大，渗透压越高。

5. 黏性　高分子溶液是黏稠性流动液体，黏稠性大小用黏度表示，通过测定高分子溶液的黏度，可以确定高分子化合物的分子量。

6. 胶凝性　一些亲水性高分子溶液，如明胶水溶液、琼脂水溶液，在温热条件下为黏稠性流动液体，当温度降低时则形成网状结构，分散介质水被全部包含在网状结构中，形成不流动的半固体状物，称为凝胶。凝胶失去网状结构中的水分时，体积缩小，形成的干燥固体称为干胶。

7. 触变性　某些亲水性胶体溶液，当温度降低至某一温度时，可逐渐形成凝胶，一经振摇又恢复为可流动的胶体溶液，胶体的这种可逆变化称为触变性，具有触变性的胶体称为触变胶。触变胶可用于增加制剂的稳定性。

（二）高分子溶液剂的制备

制备高分子溶液多采用溶解法。与低分子化合物的溶解不同，高分子的溶解分为有限溶胀和无限溶胀两个过程。有限溶胀是指高分子用水浸泡后，水分子单方向渗入到高分子之间的空隙中，使高分子空隙间充满水分子，水分子与高分子中亲水基团发生水化作用而使体积膨胀的过程。有限溶胀继续进行，由于高分子空隙间存在水分子，降低了高分子之间的范德华力，最后高分子化合物完全分散在水中形成溶液，这一过程称为无限溶胀。

有限溶胀大多是自发进行，而无限溶胀可通过搅拌或加热等方法加速完成。

不同的高分子溶液形成所需的条件不同。如明胶、琼脂、阿拉伯胶等需粉碎，将其撒在冷水中，使之吸水膨胀而完成有限溶胀，然后加热并搅拌使之完全溶解。

淀粉遇水可立即溶胀，但需加热至 60～70℃ 才溶解。胃蛋白酶、蛋白银等高分子药物，其有限溶胀和无限溶胀都很快，只需将其撒于水面，待其自然溶胀后再搅拌即可形成溶液。

羧甲基纤维素钠胶浆

【处方】羧甲基纤维素钠 5g、琼脂 5g、糖精钠 0.5g，纯化水加至 1000ml。

【制法】取羧甲基纤维素钠分次加入到 400ml 纯化水中，放置 10 分钟使其溶胀，轻轻搅拌使其溶解；另取剪碎的琼脂，加入 400ml 纯化水，放置 10 分钟使其溶胀，再加入糖精钠，煮沸数分钟，使琼脂完全溶解，两液合并，趁热过滤，加纯化水至 1000ml，搅匀即得。

【注解】①作用与用途：助悬剂、矫味剂，外用时不加糖精钠。②羧甲基纤维素钠（CMC－Na）为高分子化合物，溶解时可先用少量乙醇润湿，再加水溶胀和溶解。琼脂加水溶胀后，需加热促进其溶解。③本品不宜长期贮存，宜现配现用。

二、溶胶剂

溶胶剂是指固体药物微细粒子（粒径大小为 1～100nm）分散在分散介质中形成的非均相液体制剂，又称疏水胶体溶液。溶胶剂属于热力学不稳定体系。将药物分散成溶胶状态，其药效会出现显著的变化。通常使用经亲水胶体保护的溶胶制剂，如制备氧化银胶体时，加入血浆蛋白作为保护胶而制成稳定的蛋白银溶液，用作眼、鼻收敛杀菌药。目前溶胶剂在临床应用不多，但溶胶的性质对药物制剂的稳定性非常重要。

（一）溶胶的结构和性质

1. 双电层结构与 ζ 电位 溶胶中的胶粒由于本身某些基团的解离或吸附溶液中的离子而带电荷，带电的胶粒表面必然吸引带相反电荷的离子，称为反离子。吸附的带电离子和反离子构成吸附层，少部分反离子扩散到溶液中，形成扩散层。

吸附层和扩散层合称双电层，它们之间的电位差称为 ζ 电位。由于胶粒电荷之间的同电排斥作用，可防止胶粒碰撞聚结。同时双电层中的带电离子有水化作用，可在胶粒周围形成弱的水化膜，水化膜可防止胶粒合并，也是胶粒的稳定因素之一。双电层结构如图 3－5 所示。

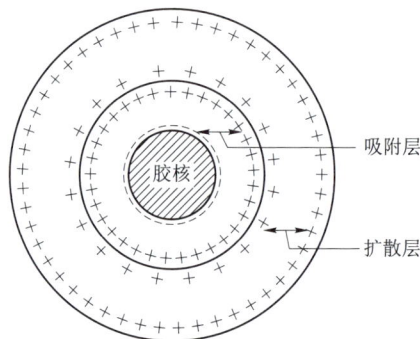

图 3－5 双电层结构示意图

2. 光学性质 溶胶具有光学性质。当一束光线通过溶胶剂时，从入射光的垂直方向可以观察到圆锥形光束，这种现象为丁达尔现象，也称丁达尔效应。

溶胶剂产生丁达尔效应的原因是胶粒粒径小于自然光波长，引起光散射。

3. 动力学性质 溶胶剂中的胶粒在分散介质中呈不规则的运动状态，称为布朗运动。布朗运动是胶粒受溶剂小分子永不停止的撞击而产生的无规则运动，胶粒愈小，运动愈剧烈。这种运动阻止了胶粒由于重力作用而下沉的趋势，使溶胶能长时间稳定。由于溶胶的粒径小，分散度大，布朗运动强烈，能克服重力作用而不下沉，因此可认为溶胶属于动力学稳定体系。

4. 稳定性 通常可用 ζ 电位作为估算溶胶稳定性的指标，当 ζ 电位的绝对值降低至 25mV 以下时，胶粒聚结速率增大，变得不稳定。ζ 电位接近零时，溶胶极不稳定，最后产生沉淀。电解质的加入对溶胶的 ζ 电位影响很大，如使较多反离子进入吸附层，使吸附层有较多的电荷被中和，ζ 电位降低，扩散层变薄，水化层也变薄，胶粒易聚集合并。另外，带相反电荷的溶胶混合有可能发生沉淀。

由于胶粒粒径小，界面能较大，促使胶粒间有聚集变大以降低界面能的趋势，当聚集胶粒的大小超出了胶体分散体系的范围时，布朗运动不足以克服重力作用，聚集的胶粒从溶剂中析出沉淀，这个现象称为聚沉。因而，溶胶剂属于热力学不稳定系统。

溶胶中加入一定量的亲水性高分子溶液，可使胶粒表面水化作用增强，显著提高溶胶的稳定性，这种现象称为保护作用，形成的胶体溶液称为保护胶体。例如，杀菌剂蛋白银就是蛋白质保护的银溶胶。如果加入的高分子溶液的量太少，不足以覆盖胶粒表面，则其分子链反而起到"桥连"作用，使胶粒聚结，降低了溶胶的稳定性，这种现象称为敏化作用。

（二）溶胶剂的制备

1. 分散法　包括机械分散法、胶溶法和超声分散法。

2. 凝聚法　药物在真溶液中可因物理条件的改变或化学反应而生成沉淀。若条件控制适宜，就可使生成的沉淀粒子大小恰好能形成溶胶。凝聚法分为物理凝聚法和化学凝聚法。

第五节　混悬型液体制剂

PPT

一、混悬剂概述

混悬型液体制剂，即混悬剂，系指难溶性固体药物以微粒状态分散于分散介质中形成的非均相液体药剂。混悬剂中药物微粒一般在 $0.5 \sim 10\mu m$，小的可为 $0.1\mu m$，大的可达到 $50\mu m$ 或更大。混悬剂所用分散介质大多为水，也可用植物油等非水溶剂。混悬剂属于热力学不稳定体系。

适宜制成混悬剂的情况有：①难溶性药物需要制成液体制剂使用。②药物剂量超过了溶解度而不能以溶液形式应用。③两种溶液混合时由于药物溶解度降低而析出固体或产生难溶性化合物。④为使药物产生缓释作用。

因混悬剂属于非均相体系，为保证用药安全，毒剧药或剂量小的药物不宜制成混悬剂使用。

根据《中国药典》规定，口服混悬剂在生产和贮存期间应符合下列规定：①除另有规定外，口服混悬剂的分散介质常用纯化水。②根据需要可加入适宜的附加剂，如抑菌剂、分散剂、助悬剂、增稠剂、润湿剂、矫味剂及色素等。③制剂应稳定、无刺激性，不得有发霉、酸败、变色、异物、产生气体或其他变质现象。④混悬物应分散均匀，放置后有沉降物经振摇应易再分散，并应检查沉降体积比。⑤在标签上应注明"用前摇匀"。⑥单剂量口服混悬剂的含量均匀度等应符合规定。⑦除另有规定外，应密封、避光贮存。

二、混悬剂的稳定性

混悬剂中药物微粒因分散度大而有较高的表面自由能，容易聚集，属热力学不稳定系统；同时混悬剂中固体微粒的粒径大于胶体粒子，易受重力作用而发生沉降，又属于动力学不稳定系统。因此，混悬剂的聚集沉降是一种必然的趋势。

（一）混悬微粒的沉降

混悬剂中的固体微粒受重力作用会发生自然沉降。粒子的沉降速率符合斯托克斯定律（Stokes 定律）：

$$v = \frac{2r^2(\rho_1 - \rho_2)g}{9\eta} \qquad\qquad 式（3-2）$$

式中，v 为粒子的沉降速度；r 为微粒半径；ρ_1、ρ_2 分别为微粒和介质的密度；g 为重力加速度；η 为分散介质的黏度。由 Stokes 定律可知，微粒沉降速度与微粒半径的平方、微粒与分散介质的密度差、分散介质黏度的倒数成正比。

微粒沉降速率越快，混悬剂的动力学稳定性越小。为减小沉降速度，增加混悬剂的动力稳定性，可用以下方法。①尽量减小微粒半径，可采取适当方法将药物微粉化。②向混悬剂中加入高分子助悬剂，以增加分散介质的黏度，减小固体微粒与分散介质间的密度差，同时助悬剂被吸附在微粒表面，还可增加微粒的亲水性。

（二）混悬微粒的润湿

混悬微粒表面能否被液体分散介质润湿，与混悬剂的稳定性有关。固体微粒润湿性好，易制成均匀分散、稳定的混悬剂；固体微粒难润湿，微粒会漂浮在液面或下沉，不易均匀分散在液体介质中，稳定性差。

知识链接

干混悬剂

传统的混悬剂多为液体制剂，但随着药物剂型的改进和创新，临床上出现了许多干混悬剂。如阿奇霉素干混悬剂、头孢克洛干混悬剂、对乙酰氨基酚干混悬剂、布洛芬干混悬剂、硫酸钡干混悬剂等。

干混悬剂是难溶性药物与适宜辅料制成的粉状物或粒状物，以固体形式包装，临用时加水振摇或搅拌即可分散成混悬剂。

干混悬剂既具有固体制剂的优点，如体积小，重量轻，方便携带、运输和贮存，稳定性好；同时又具有液体制剂的优势，如易吞服，在肠胃分布面积大，吸收快，起效迅速，生物利用度高，特别适合儿童、老年人或吞咽有困难的患者。注意：干混悬剂应加入适量水搅匀后服用，不能直接吞服，否则其细小粉末易引起剧烈呛咳。

（三）混悬微粒的电荷与水化

与溶胶剂类似，混悬剂微粒可因某些基团的解离或吸附溶液中的离子而带有电荷，具有双电层结构与 ζ 电位。同时由于微粒带有电荷，水分子可在微粒周围形成水化膜，这种水化作用的强弱与双电层厚度相关。若向混悬剂中加入少量的电解质，可以改变双电层的构造和厚度，使混悬剂聚结并产生絮凝。药物的类型不同，其混悬剂的稳定性对电解质的敏感性不同。疏水性药物混悬剂的微粒水化作用很弱，对电解质更敏感，加入少量电解质即可影响其稳定性；亲水性药物混悬剂微粒除荷电外，本身水化作用较强，受电解质的影响较小。

（四）絮凝与反絮凝

混悬剂的微粒由于分散度大而具有较大的总表面积，因而具有较高的表面能。根据能量最低原理，这些处于高能状态的粒子有降低表面能的趋势，因此混悬剂属于热力学不稳定体系，贮存过程中微粒之间会发生一定的聚集。为了阻止混悬剂微粒结成难以再分散的硬块，可以有意地使微粒间产生适当的聚集，形成疏松的聚集体，降低表面自由能，使混悬剂稳定，并且易于再分散。但由于微粒荷电，电荷的排斥力阻碍了微粒聚集。因此加入适量的电解质，使 ζ 电位降低，以减小微粒间电荷的排斥力。当 ζ 电位降低到一定程度后，微粒间产生一定的聚集性，形成疏松的絮状聚集体，表面自由能降低，混悬剂处于稳定状态，这一过程称为絮凝，加入的电解质称为絮凝剂。

为了得到稳定的混悬剂，一般应控制 ζ 电位在 $20 \sim 25\text{mV}$ 范围内，使其恰好能产生絮凝作用，此时形成的絮凝物疏松、不易结块，且易于分散。絮凝剂主要是具有不同价数的电解质，常用的有枸橼酸盐、枸橼酸氢盐、酒石酸盐、酒石酸氢盐、磷酸盐及氯化物等。絮凝状态具有以下特点：沉降速率快，有明显的沉降面，沉降体积大且疏松，沉降后经振摇粒子能迅速重新分散成均匀的混悬状态。当混悬剂中的粒子处于絮凝状态时，再加入适宜的电解质，使絮凝状态变为非絮凝状态，这一过程称为反絮凝，加入的电解质称为反絮凝剂。絮凝剂与反絮凝剂所用的电解质相同，只是由于用量不同而产生不同的作用。

（五）结晶增长与转型

混悬剂中药物微粒粒径不可能完全一致，混悬剂在放置过程中，微粒大小及数目在不断变化，会出现小的微粒数目不断减少、大的微粒数目不断增加、微粒沉降速度加快的现象。其原因是药物的微小结晶粒子的溶解度大于较大结晶粒子的溶解度，分散介质中药物的浓度对微小粒子是不饱和的，而对于大粒子是饱和的或过饱和的，这样微小粒子会不断溶解消失，而大粒子则作为晶核不断增大，结果造成粒子粒度增大甚至发生沉淀，最终影响混悬剂的稳定性。为避免大微粒不断增大而产生沉淀，可加入抑制剂以阻止结晶的溶解和生长，同时在制备过程中不仅考虑微粒粒度，还应考虑其粒径大小的一致性。

许多结晶性药物如巴比妥、氯霉素、黄体酮、四环素等具有多种晶型，在多晶型中只有一种晶型是最稳定的，其他亚稳定型都会在一定时间内转化为稳定型。

但亚稳定型比稳定型溶解度大，其溶出速度快、吸收好。这时可加入抑制剂以阻止结晶的转型，提高混悬剂的稳定性与药效。

（六）分散相的浓度和温度

在同一分散介质中分散相浓度增加，混悬剂稳定性降低。温度变化不仅改变药物的溶解度和溶解速度，还能改变微粒的沉降速度、絮凝速度及沉降容积，从而改变混悬剂稳定性。冷冻能破坏混悬剂的网状结构，使稳定性降低。

三、混悬剂的稳定剂

为增加混悬剂的物理稳定性，在制备时需加入能使混悬剂稳定的附加剂，包括助悬剂、润湿剂、絮凝剂和反絮凝剂等，统称为稳定剂。

（一）助悬剂

助悬剂是指能增加分散介质的黏度以降低微粒的沉降速率，同时增加微粒亲水性的附加剂。助悬剂种类很多，包括低分子助悬剂、高分子助悬剂，有些表面活性剂也可作助悬剂使用。

1. 低分子助悬剂 如甘油、糖浆等。在外用混悬剂中常加入甘油，糖浆主要用于内服混悬剂，兼具助悬和矫味作用。

2. 高分子助悬剂

（1）天然高分子助悬剂 主要是树胶类，如阿拉伯胶、西黄蓍胶等，还有植物多糖类，如海藻酸钠、琼脂、淀粉浆等。其中阿拉伯胶用其粉末或胶浆，用量为 5% ~ 15%，西黄蓍胶用量为 0.5% ~ 1%。

（2）合成或半合成高分子助悬剂 常用的有甲基纤维素、羧甲基纤维素钠、羟丙基纤维素、卡波姆、聚维酮等。此类助悬剂大多数性质稳定，受 pH 值影响小，但应注意某些助悬剂能与药物或其他附加剂有配伍变化。

（3）硅酸盐类 如硅酸镁铝、三硅酸镁等。此类助悬剂不溶于水，但在水中膨胀，体积增大约10 倍，形成高黏度的凝胶，阻止微粒聚集。

（4）触变胶 利用触变胶的触变性，即凝胶与溶胶恒温转变的性质，静置时形成凝胶防止微粒沉降，振摇时变为溶胶有利于倾倒。将单硬脂酸铝溶解于植物油中可形成典型的触变胶。

（二）润湿剂

润湿剂的作用主要是降低药物微粒与液体分散介质之间的界面张力，使其易被润湿与分散。许多疏水性药物，如硫黄、阿司匹林、甾醇类等不易被水润湿，加之微粒表面吸附有空气，制备混悬剂时往往漂浮于液面上，不能充分分散，给混悬剂制备带来困难。这时加入润湿剂，润湿剂可被吸附于药物微粒表面，排除了被吸附的空气，并在微粒周围形成水化膜，增加其亲水性，产生较好的分散效果。常用的润湿剂多为表面活性剂，其 HLB 值在 7~9 之间，如聚山梨酯类、聚氧乙烯蓖麻油类、泊洛沙姆等。甘油、乙醇等溶剂也有润湿效果。

（三）絮凝剂与反絮凝剂

使混悬剂产生絮凝作用的附加剂称为絮凝剂，其作用主要是适当降低混悬微粒的 ζ 电位，使微粒发生絮凝，形成疏松的聚集体。这种聚集体不结块，一经振摇又能重新均匀分散。产生反絮凝作用的附加剂称为反絮凝剂。其作用主要是升高微粒 ζ 电位的绝对值，使粒子间的静电排斥力增强，维持粒子的分散状态，防止发生聚集。絮凝剂与反絮凝剂均为电解质，如枸橼酸盐、酒石酸盐、磷酸盐及氯化物等。同一电解质可因加入量的不同而在混悬剂中起絮凝作用或反絮凝作用。混悬剂所用絮凝剂和反絮凝剂的种类、性能、用量等，应在试验的基础上加以选择。混悬剂中加入絮凝剂还是反絮凝剂是根据使用目的来定的。对多数需要贮存的混悬剂宜选用絮凝剂，沉降物疏松易于分散；有的临床应用要求混悬剂微粒细、分散好、黏度低、浓度高，如硫酸钡混悬剂用于造影时，如果服用絮凝剂，造影效果差，这时可使用反絮凝剂。

四、混悬剂的制备

（一）分散法

分散法系指将粗颗粒的药物粉碎成符合混悬剂微粒要求的分散程度，再分散于分散介质中制备混悬剂的方法。分散法制备混悬剂的关键是粉碎。目前微粉化技术已经解决药物粉碎至微米级的问题，如果实验室制备混悬剂，可采取加液研磨法或水飞法进行粉碎。分散法制备混悬剂工艺流程如图 3-6 所示。

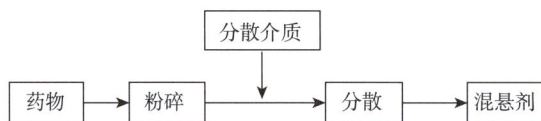

图 3-6　分散法制备混悬剂工艺流程图

分散法操作要点：

1. 对于亲水性药物　如氧化锌、炉甘石、碳酸钙、碱式硝酸铋等，可采用加液研磨法。一般应先将药物粉碎到一定细度，再加适量液体分散介质（一般 1 份药物加 0.4~0.6 份液体）研磨到适宜的分散度，最后加入剩余液体至全量。加液研磨法可使药物粒度更小，药物微粒达到 0.1~0.5μm。

2. 对于疏水性药物　如硫黄、薄荷脑等，不易被水润湿，必须先加一定量的润湿剂与药物研匀后再加液体研磨混匀。

3. 对于质重、硬度大的药物　可采用中药制剂常用的"水飞法"。即在药物中加适量水研磨再加入大量的水搅拌，稍加静置，倾出上层液体，研细的悬浮药物微粒随上清液被分离出去，余下的粗粒再加水研磨。如此反复直到粒子的细度符合要求为止。水飞法可使药物粉碎到极细的程度。

4. 设备　少量制备可用乳钵，大量生产可用乳匀机、胶体磨等设备。

（二）凝聚法

1. 物理凝聚法　将分子或离子状态分散的药物溶液加入另一分散介质中凝聚成混悬液的方法。一般将药物制成热饱和溶液，在搅拌下加至另一种不同性质的液体中，使药物快速结晶，可制成 10μm 以下（占 80%~90%）微粒，再将微粒分散于适宜介质中制成混悬剂。如醋酸可的松滴眼液的制备。

2. 化学凝聚法　借助化学反应使药物从溶液中析出而制备混悬剂的方法。为使反应生成的微粒细小均匀，要求反应在稀溶液中进行并应急速搅拌。胃肠造影用的硫酸钡混悬液就是用此法制成的。

复方硫洗剂

【**处方**】硫酸锌 1.5g、沉降硫 1.5g、樟脑醑 2.5ml、甘油 5ml、羧甲基纤维素钠 0.25g、纯化水适量，共制 50ml。

【**制法**】①取羧甲基纤维素钠，加适量的纯化水，迅速搅拌，使成胶浆状。②取沉降硫分次加入甘油并充分研磨，研至细腻后，与前者混合。③取硫酸锌溶于 10ml 纯化水中，滤过，将滤液缓缓加入上述混合液中研磨混匀。④取樟脑醑缓缓加入上述混合液中，随加随研，最后加纯化水至 50ml，搅匀，即得。

【**注解**】①作用与用途：具有保护皮肤、抑制皮脂分泌、轻度杀菌与收敛作用。用于干性皮脂溢出症、痤疮、疥疮、酒糟鼻等。②药用硫由于加工处理的方法不同，分为精制硫、沉降硫、升华硫。其中以沉降硫的颗粒最细，易制成细腻而易于分散的成品，故选用沉降硫为佳。③硫为强疏水性物质，易聚集漂浮于液面，应先与甘油充分润湿研磨，使其易与其他药物混悬均匀。④樟脑醑应以细流缓缓加入混合液中，并快速搅拌，以免析出颗粒较大的樟脑结晶。⑤羧甲基纤维素钠可增加分散介质的黏度，并能吸附在微粒周围形成保护膜，增加制剂的稳定性。

五、混悬剂的质量评价

（一）微粒大小和 ζ 电位的测定

混悬剂中微粒的大小不仅关系到混悬剂的质量和稳定性，也会影响混悬剂的药效和生物利用度。因此必须测定混悬剂中微粒的粒径及其分布以保证其质量。

混悬剂中微粒大小可用显微镜法、浊度法、库尔特计数法、光散射法、漫反射法等方法测定。

用于测定粒径的分析仪基本可以同步测定 ζ 电位，根据具体品种的 ζ 电位可判断混悬剂的存在状态及稳定性。一般 ζ 电位绝对值在 20~25mV 时，混悬剂呈絮凝状态；在 50~60mV 时，混悬剂呈反絮凝状态。

（二）沉降容积比的测定

沉降容积比（F）是指沉降物的容积与沉降前混悬剂的容积之比。通过测定沉降容积比，可以评价混悬剂的稳定性，进而评价助悬剂和絮凝剂的效果以及评价处方设计中的有关问题。

测定方法：用具塞量筒取供试品 50ml，密塞，用力振摇 1 分钟，混悬物的起始高度记为 H_0，静置 3 小时后，混悬物的最终高度记为 H，按下式计算沉降体积比（F）。

$$F = \frac{H}{H_0} \qquad\qquad 式（3-3）$$

F 值在 0~1 之间，F 值愈大，混悬剂愈稳定。混悬微粒开始沉降时，沉降高度 H 随时间而减小。所以沉降容积比 F 是时间的函数，以 H/H_0 为纵坐标，沉降时间 t 为横坐标作图，可得沉降曲线，曲线的起点最高点为 1，以后逐渐降低，最终与横坐标轴平行。根据沉降曲线可判断混悬剂处方设计的优劣。沉降曲线下降比较平和缓慢的可认为处方设计优良，但较浓的混悬剂不适用于绘制沉降曲线。《中国药典》规定，口服混悬剂和干混悬剂的沉降体积比应不低于 0.90。

（三）絮凝度的测定

絮凝度是评价絮凝剂的效果及预测混悬剂的稳定性的重要参数，用下式表示：

$$\beta = \frac{F}{F_\infty} \qquad\qquad 式（3-4）$$

式中，F 为已发生絮凝的混悬剂的沉降体积比；∞ 为无絮凝的混悬剂沉降体积比；β 为由絮凝所引起的沉降体积增加的倍数。β 值愈大，絮凝效果愈好。

（四）重新分散试验

优良的混悬剂经贮存后再振摇，沉降物应能很快重新分散，以保证混悬剂服用时的均匀性和分剂量的准确性。测定方法：将混悬剂置于 100ml 具塞量筒内，以 20r/min 的转速旋转一定时间后，量筒底部沉降物应重新均匀分散。

（五）流变学性质

用旋转黏度计测定混悬液的流动曲线，由流动曲线的形状确定混悬液的流动类型，以评价混悬液的流变学性质。

第六节　乳浊型液体制剂

一、乳剂概述

乳浊型液体制剂，即乳剂，系指两种互不相溶的液体混合，其中一相液体以液滴状态分散于另一相液体中形成的非均相液体分散体系。乳剂可供内服和外用，经灭菌或无菌操作法制备的还可供注射用。

乳剂中一相液体往往是水或水溶液，称为水相（W）；另一相液体是与水不相溶的有机液体，称为油相（O）。乳剂中被分散成液滴的一相称为内相、分散相或不连续相，而包在液滴外面的一相则称为外相、分散介质或连续相。

乳剂中分散相液滴粒径范围为 $0.1\sim100\mu m$，表面自由能较大，属于热力学不稳定体系。为得到稳定的乳剂，除了油、水两相外，必须加入另一种物质，即乳化剂。故乳剂是由水相、油相和乳化剂三者组成的液体制剂。

（一）乳剂的类型

1. 按组成分类　根据内、外相液体的性质，乳剂分为水包油型（O/W）和油包水型（W/O）两大类。此外还有复合乳剂，用 W/O/W 或 O/W/O 表示。乳剂的类型主要取决于乳化剂的种类、性质及分散相浓度。乳剂类型的主要区别方法见表 3－4。

表 3－4　乳剂类型的区别方法

区别方法	O/W 型乳剂	W/O 型乳剂
外观	通常为乳白色	与油相颜色相近
稀释	可用水稀释	可用油稀释
导电性	导电	不导电或几乎不导电
水溶性染料（亚甲蓝）	外相染色（蓝色）	内相染色（蓝色）
油溶性染料（苏丹红）	内相染色（红色）	外相染色（红色）

2. 按乳剂液滴大小分类　一般普通的乳剂液滴为 $0.1\sim100\mu m$，形成不透明的乳白色液体；口服的乳剂粒径可达十几至数十微米。若液滴粒径为 $0.1\sim0.5\mu m$ 时称为亚微乳，静脉注射乳剂即为亚微乳。当液滴粒径小于 $0.1\mu m$ 时，此时的乳剂粒径在胶体分散系范围，形成透明的或半透明的液体，称为纳米乳或微乳，其粒径范围为 $0.01\sim0.10\mu m$。

（二）乳剂的特点

乳剂中液滴的分散度很大，药物吸收和药效的发挥很快，生物利用度高；油性药物制成乳剂能保证剂量准确，而且使用方便；O/W 型乳剂可掩盖油相药物的不良臭味，并可加入矫味剂；外用乳剂能改善药物对皮肤、黏膜的渗透性，并减少刺激性；静脉注射乳剂注射后分布较快、药效高、具有靶向性，其中静脉营养乳剂是高能营养输液的重要组成部分。

二、乳剂的形成

乳剂是由水相、油相和乳化剂经过乳化制成的，通过足够的能量使分散相能够分散成微小乳滴，最后使乳剂稳定是形成乳剂的必要条件。

1. 机械功　乳化过程包括了分散和稳定两个过程。分散过程是指内相液体被切分成小液滴而分散于外相中，小液滴的表面积和表面自由能均增大，因此需通过乳化机械做功提供能量（乳化能量）以完成分散过程。

2. 适宜的乳化剂　两种液体形成乳剂的过程，是两相液体间新界面形成的过程，乳滴愈小，新增加的界面就愈大，乳滴的表面自由能也就越大。这时乳剂就有巨大的降低表面自由能的趋势，促使乳滴合并以降低自由能。为保持乳剂的分散状态和稳定性，必须加入乳化剂。乳化剂被吸附于乳滴周围，有规律的定向排列成膜，不仅降低油、水间的界面张力和表面自由能，而且可阻止乳滴的合并。在乳滴周围形成的乳化剂膜称为乳化膜。乳化剂在乳滴表面上排列越整齐，乳化膜就越牢固，乳剂也就越稳定。

3. 适宜的相容积比　油、水两相的容积比简称相比。相比是决定乳剂类型的重要因素，制备乳剂时，分散相浓度一般宜在10%～50%之间。通常相容积比在40%～60%之间，乳剂的稳定性较好。相容积比小于25%时，乳滴容易分层，分散相的体积超过60%时，乳滴之间的距离很近，乳滴易发生碰撞而合并或引起转相。制备乳剂时应考虑油、水两相的相比，以利于乳剂的形成和稳定。

三、乳化剂

乳化剂是乳剂不可缺少的组成部分，在乳剂形成、稳定及药效发挥等方面起重要作用。乳化剂被吸附于乳滴的界面上，具体作用表现为：①有效地降低表面张力或表面自由能，有利于形成和扩大新的界面；②形成牢固的乳化膜，阻止分散相液滴合并。

乳化剂应具备的条件：①有较强的乳化能力，并能在乳滴周围形成牢固的乳化膜，以保证乳剂的分散度和稳定性。②乳化剂应有一定的生物相容性，不应对机体产生近期或远期的毒副作用，无局部刺激性。③乳化剂本身化学性质应稳定，不与处方中的药物和其他成分发生作用，受各种因素影响小。

（一）乳化剂的种类

1. 天然乳化剂　该类乳化剂亲水性较强，多形成 O/W 型乳剂，且多数有较大的黏度，可增加乳剂的稳定性。易受微生物污染，使用时需加入防腐剂。

（1）阿拉伯胶　为 O/W 型乳化剂，适于制备含植物油、挥发油的乳剂，使用浓度为10%～15%，在 pH 4～10 范围内乳化性能稳定。常与西黄蓍胶、明胶等混合使用，以增加乳剂的稳定性。

（2）西黄蓍胶　为 O/W 型乳化剂。其水溶液黏度较高，pH 5 时溶液黏度最大。本品乳化能力较差，一般与阿拉伯胶合并使用，以增加乳剂的黏度而防止分层。

（3）明胶　为 O/W 型乳化剂，常用量为油量的1%～2%。易受溶液 pH 及电解质影响而产生凝聚作用。使用时须加防腐剂，并常与阿拉伯胶合用。

其他的天然乳化剂还有白芨胶、果胶、海藻酸钠、琼脂等。

2. 表面活性剂类乳化剂 表面活性剂类乳化剂分子有较强的亲水基和亲油基，乳化能力强，性质比较稳定，容易形成单分子乳化膜。这类乳化剂混合使用比单独使用效果更好。

（1）阴离子型乳化剂 硬脂酸盐、油酸盐、十二烷基硫酸钠、十六烷基硫酸化蓖麻油等。其中一价皂是 O/W 型乳化剂，二价皂是 W/O 型乳化剂。

（2）非离子型乳化剂 W/O 型的有单脂肪酸甘油酯、三脂肪酸甘油酯、脂肪酸山梨坦等；O/W 型的有聚山梨酯、卖泽、苄泽、泊洛沙姆等。

（3）两性离子型乳化剂 卵磷脂为天然乳化剂，毒性小，对油脂的乳化能力强，常用于制备不易破坏的 O/W 型亚微乳。精制的卵磷脂与泊洛沙姆 188 合用效果更好，常用于制备静脉注射用的脂肪乳。

3. 固体粉末乳化剂 一些溶解度小、颗粒细微的固体粉末，乳化时可被吸附于油水界面，形成固体粉末乳化膜，防止乳滴合并，促进乳剂形成和稳定。一般易被水润湿的固体粉末可作为 O/W 型乳化剂，如氢氧化镁、氢氧化铝、二氧化硅等；易被油润湿的固体粉末可作为 W/O 型乳化剂，如氢氧化钙、氢氧化锌、硬脂酸镁等。

4. 辅助乳化剂 主要是指与乳化剂合用能增加乳剂稳定性的辅助型乳化剂。辅助乳化剂本身的乳化能力一般很弱或无乳化能力，但能提高乳剂的黏度，增强乳化膜的强度，防止乳滴合并，从而提高乳剂的稳定性。

（1）增加水相黏度的辅助乳化剂 甲基纤维素、羧甲纤维素钠、海藻酸钠、琼脂、西黄蓍胶、阿拉伯胶、黄原胶、瓜尔胶、果胶、骨胶原等。

（2）增加油相黏度的辅助乳化剂 鲸蜡醇、蜂蜡、单硬脂酸甘油酯、硬脂酸、硬脂醇等。

（二）乳化剂的选择

乳化剂的选择应根据乳剂给药途径、乳剂类型、乳化性能等因素进行综合考虑，合理选择。

1. 根据乳剂的类型选择 处方设计中乳剂的类型若为 O/W 型乳剂，应选择 O/W 型乳化剂；W/O 型乳剂则选择 W/O 型乳化剂。具体处方设计时应根据乳化剂的 HLB 值进行合理考虑。

2. 根据乳剂的给药途径选择 主要考虑乳化剂的毒性、刺激性。口服乳剂应选择无毒的天然乳化剂（如阿拉伯胶、西黄蓍胶等）或毒性小的非离子型乳化剂（如吐温、司盘等）。外用乳剂应选择无刺激性、长期应用无毒性的乳化剂。注射用乳剂则应选择卵磷脂、泊洛沙姆等乳化剂。

3. 根据乳化剂的乳化性能选择 应选择乳化能力强、性质稳定、受外界因素影响小、无毒、无刺激性的乳化剂。

4. 混合乳化剂的选择 在实际工作中，制备乳剂时往往需要两种以上的表面活性剂作乳化剂。混合乳化剂可获得适宜的 HLB 值，使乳化剂有更大的适应性，形成更为牢固的乳化膜，并增加乳剂的黏度，从而增加乳剂的稳定性。乳化剂混合使用时，必须符合油相对 HLB 值的要求。实际生产中，非离子型乳化剂之间及非离子型乳化剂与离子型乳化剂常混合使用，如将吐温类和司盘类混合使用等。但阴离子型乳化剂和阳离子型乳化剂不能混合使用。

四、乳剂的稳定性

乳剂属于热力学不稳定体系，在其制备与贮存过程中可能产生分层、絮凝、合并与破裂、转相、酸败等一系列不稳定现象。

1. 分层 乳剂的分层又称乳析，是指乳剂放置后出现分散相液滴上浮或下沉的现象。其主要原因是分散相和分散介质间存在密度差。两相的密度差越小，乳滴的粒径越小，外相的黏度越大，乳剂分层的速度越慢。乳剂分层也与相体积比有关，一般相体积比低于25%的乳剂很快分层，达到50%就能明显减慢分层速度。分层是可逆现象，分层乳剂经振摇后仍能恢复至均匀状态。

2. 絮凝　絮凝是指乳剂中的乳滴发生可逆的聚集，形成疏松聚集体的现象。

发生絮凝的原因是乳滴的电荷减少时，ζ 电位降低，乳滴间静电斥力减少发生聚集而絮凝。乳剂中的电解质和离子型乳化剂的存在是产生絮凝的主要原因，同时絮凝与乳剂的黏度、相体积比与流变性有密切关系。絮凝是可逆过程，经充分振摇，乳剂仍能恢复，但絮凝状态进一步变化会引起乳滴的合并。

3. 合并与破裂　合并是指乳剂中的乳滴周围的乳化膜破裂导致乳滴变大的过程。合并进一步发展可使乳剂分为油、水两相，称为破裂。此时液滴界面消失，虽经振摇也不可能恢复到原来的分散状态，故破裂是不可逆的变化。乳化剂形成的乳化膜越牢固，乳滴越小，乳剂越稳定。如果乳滴大小不均匀，小乳滴通常填充于大乳滴之间，使乳滴的聚集性增加，易引起乳滴的合并。为了保证乳剂的稳定性，制备时应尽量保持乳滴大小的均匀性。此外，增加外相黏度，可降低乳滴合并的速率。

4. 转相　乳剂的转相是指由于某些条件的变化而产生乳剂类型改变的现象，即由 O/W 型转变为W/O 型或由 W/O 型转变为 O/W 型。转相主要是由于乳化剂的性质改变而引起，如以油酸钠（O/W型乳化剂）制成的乳剂，遇氯化钙后生成油酸钙（W/O 型乳化剂），乳剂则由 O/W 型变为 W/O 型。向乳剂中添加相反类型的乳化剂也可引起乳剂转相。此外，乳剂的转相还受相比影响。

5. 酸败　乳剂受外界因素（光、热、空气等）及微生物的影响，油相或乳化剂等发生变化而引起变质的现象称为酸败。乳剂中常加入抗氧剂和防腐剂，以防止氧化或酸败。

五、乳剂的制备与质量评价

（一）乳剂中药物加入的方法

乳剂是药物很好的载体，可加入各种药物使其具有治疗作用。乳剂中药物的加入遵循"相似相溶"原则。如药物溶解于水相，可先将药物溶于水相后再制成乳剂；如药物溶解于油相，则先将药物溶于油相再制备乳剂；如药物既不溶于水相也不溶于油相，需将药物先用已制成的少量乳剂研磨至细后再与剩余乳剂混合；也可取用适量与药物亲和性大的液相对药物进行充分研磨，再将其制成乳剂。

（二）乳剂的制备方法

1. 油中乳化剂法　又称干胶法，系指将水相加入到含乳化剂（胶粉）的油相中制备乳剂的方法。操作流程如图 3 - 7 所示。

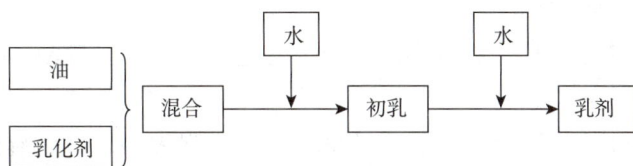

图 3 - 7　干胶法制备乳剂工艺流程图

先将乳化剂（胶粉）分散于油中，在干燥乳钵中混合均匀，然后一次性加入一定量的水，迅速沿同一方向研磨至形成稠厚均匀的初乳，最后加水稀释至全量，搅匀，即得。初乳中油、水、胶的比例要适宜，油相为植物油时比例为 4：2：1，挥发油时为 2：2：1，液状石蜡时为 3：2：1。所用胶粉常为阿拉伯胶或阿拉伯胶与西黄蓍胶的混合物。

2. 水中乳化剂法 又称湿胶法，操作流程如图 3-8 所示。

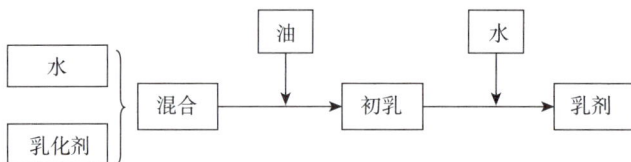

图 3-8　湿胶法制备乳剂工艺流程图

湿胶法须先将胶粉溶于一定量水中形成胶浆，然后将油相分次加入胶浆中，最终用力沿同一方向研磨制成初乳，再加水至全量。在制备初乳时，仍须控制油、水、胶有适宜的比例（与干胶法相同）。

3. 新生皂法 利用植物油所含的有机酸（如硬脂酸、油酸）与加入的碱（如氢氧化钠、氢氧化钙、三乙醇胺）反应生成的新生皂作为乳化剂，经搅拌或振摇制成乳剂。生成的一价皂（如钠皂、钾皂、有机胺皂）制得的乳剂为 O/W 型乳剂，生成的二价皂（如钙皂）制得的乳剂则为 W/O 型乳剂。实验表明此法制得的乳剂要比用肥皂直接乳化的制品品质优良，本法适用于乳膏剂的制备，操作流程如图 3-9 所示。

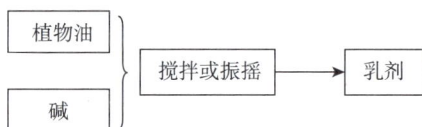

图 3-9　新生皂法制备乳剂工艺流程图

4. 两相交替加入法 系指向乳化剂中每次少量交替加入水或油，边加边搅拌，直至最终形成乳剂的方法。天然胶类、固体微粒乳化剂等可用本法制备乳剂。适用于乳化剂用量较多的时候。

5. 机械法 机械法是将油相、水相、乳化剂混合后用乳化机械制备乳剂的方法。机械法制备乳剂时借助于机械提供的强大能量，可以不考虑混合顺序。乳化机械主要有以下几种。

（1）搅拌乳化装置　分为低速搅拌乳化装置和高速搅拌乳化装置。低速搅拌制得的普通乳粒径范围较宽；高速搅拌器在一定范围内，转速愈高，搅拌时间愈长，乳滴愈小。组织捣碎机属于高速搅拌乳化装置，如图 3-10 所示。

（2）高压乳匀机　其工作原理是借助强大机械推动力将两相液体通过乳匀机的细孔对液体进行强力分散而形成乳剂。制备时可先用其他方法初步乳化，再用乳匀机乳化，效果较好。

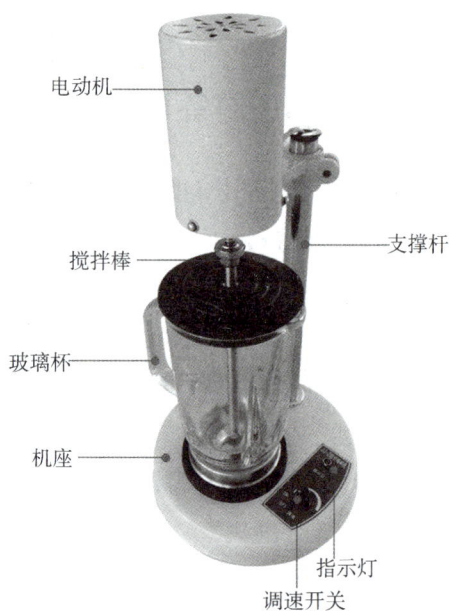

图 3-10　组织捣碎机

（3）胶体磨　利用高速旋转的转子和定子之间缝隙产生强大剪切力使液体乳化。制备出乳剂的质量不如高压乳匀机或超声波乳化机好，可用于制备比较黏的乳剂。

（4）超声波乳化装置　利用 10～50kHz 高频振动制备乳剂。乳化时间短，液滴细而匀，但能量大可引起某些药物分解。黏度大的乳剂不宜用本法制备。

（三）乳剂的质量评价

1. 乳剂粒径大小的测定 不同用途的乳剂对粒径大小要求不同，如静脉注射乳剂，粒径应在

0.5μm 以下。乳剂粒径的测定方法与混悬剂粒径的测定方法基本一致，主要有显微镜法、库尔特计数法、激光散射光谱法及透射电镜法等。

2. 分层现象的观察　为了在短时间内观察乳剂分层，采用离心法加速其分层。4000r/min 离心 15 分钟，如果不发生分层，可认为乳剂质量稳定。

液状石蜡乳

【处方】　液状石蜡 24ml、阿拉伯胶 8g、纯化水适量，共制 60ml。

【制法】　①干胶法（油中乳化剂法）：取液状石蜡 24ml 置于干燥乳钵中，加阿拉伯胶粉末轻研混合，加入 16ml 纯化水，迅速研磨至乳白色的初乳，再加水稀释至 60ml，研磨混匀，即得。②湿胶法（水中乳化剂法）：取纯化水 16ml 置乳钵中，加 8g 阿拉伯胶粉研成胶浆。分次加入 24ml 液状石蜡，边加边研磨至初乳形成。再加纯化水稀释至 60ml，研磨混匀，即得。

【注解】　①作用与用途：液状石蜡对肠壁及粪便起润滑作用，并能阻止肠内水分的吸收而促进排便，为润滑性轻泻剂。②处方中液状石蜡为油相，阿拉伯胶为乳化剂。③制备初乳剂时，油：水：乳化剂为 3：2：1。④用干胶法制备时，乳钵需干燥，量取液状石蜡的量器需干燥。⑤用湿胶法制备时，液状石蜡宜分多次加入，或缓慢滴加，边加边研磨乳化。

第七节　其他液体制剂

一、洗剂与冲洗剂

洗剂系指含原料药物的溶液、乳状液或混悬液，供清洗无破损皮肤或腔道用的液体制剂。分散介质多用水和乙醇。使用时轻轻将洗剂涂于皮肤或用纱布蘸取敷于皮肤患处。洗剂具有消毒、消炎、止痒、收敛、保护等局部作用。混悬型洗剂使用后，因其中含有的水或乙醇在皮肤上蒸发，有冷却和收缩血管的作用，能减轻急性炎症，残留在皮肤上的干品对皮肤有保护作用。混悬型洗剂中常加入甘油和助悬剂，当分散介质蒸发后可形成保护膜，保护皮肤免受刺激。

冲洗剂系指用于冲洗开放性伤口或腔体的无菌溶液。应无菌、无毒、无局部刺激性。可由原料药物、电解质或等渗调节剂溶解在注射用水中制成，也可是注射用水，但在标签中应注明供冲洗用。通常冲洗剂应调节至等渗。冲洗剂开启后应立即使用，未用完的应弃去。除另有规定外，应密封贮存。

二、搽剂

搽剂系指原料药物用乙醇、油或适宜的溶剂制成的液体制剂，供无破损皮肤揉擦用。有镇痛、收敛、保护、抗炎、杀菌等作用。起镇痛、抗刺激作用的搽剂多用乙醇为分散介质，使用时用力揉擦，可增加药物的渗透性。起保护作用的搽剂多用油或液状石蜡为分散介质，搽用时有润滑作用，无刺激性。

搽剂在贮存时，乳状液若出现油相与水相分离，经振摇后应能重新形成乳状液；混悬液若出现沉淀物，经振摇应易分散，并具足够稳定性，以确保给药剂量准确。易变质的搽剂应在临用前配制。搽剂用时可加在绒布或其他柔软物料上，轻轻涂裹患处，所用的绒布或其他柔软物料须洁净。搽剂应稳定，根据需要可加入抑菌剂或抗氧剂。

三、涂剂

涂剂系指含原料药物的水性或油性溶液、乳状液、混悬液，供临用前用消毒纱布或棉球等柔软物料蘸取涂于皮肤或口腔与喉部黏膜的液体制剂。也可为临用前用无菌溶剂制成溶液的无菌冻干制剂，供创伤面涂抹治疗用。涂剂大多为消毒或消炎药物的甘油溶液，也可用乙醇、植物油等作溶剂。涂剂常用于赘疣、灰指甲、癣症等治疗。涂剂中药物多具有腐蚀或软化角质等作用，刺激性强，使用时应注意对正常皮肤的保护。涂剂应稳定，根据需要可加入抑菌剂或抗氧剂。除另有规定外，涂剂在启用后最多可使用 4 周。

四、滴鼻剂

滴鼻剂指由原料药物与适宜辅料制成的澄明溶液、混悬液或乳状液，供滴入鼻腔用的液体制剂。也可将药物以粉末、颗粒等形式包装，另备溶剂，临用前配成澄明溶液或混悬液使用。常以水、丙二醇、液状石蜡、植物油为溶剂。

鼻腔部位发生炎症病变时鼻腔黏液呈碱性，有时 pH 值高达 9，易使细菌繁殖，影响鼻腔内分泌物的溶菌作用以及纤毛的正常运动。故滴鼻剂以弱酸性溶液为好，滴鼻剂 pH 应为 5.5 ~ 7.5 之间，与鼻黏液等渗，不改变鼻黏液的正常黏度，不影响纤毛的正常运动和分泌液离子组成。如复方泼尼松龙滴鼻剂、盐酸麻黄碱滴鼻剂、利巴韦林滴鼻液等。

五、滴耳剂与洗耳剂

滴耳剂指由原料药物与适宜辅料制成的水溶液，或由甘油或其他适宜溶剂制成的澄明溶液、混悬液或乳状液，供滴入外耳道用的液体制剂。也有药物以粉末等形式包装，另备溶剂，临用前配成澄明溶液或混悬液使用。常以水、甘油、乙醇为溶剂，也可用丙二醇、聚乙二醇等。乙醇虽有渗透性和杀菌作用，但也有刺激性。甘油作用缓和、药效持久，有吸湿性，但渗透性较差。因此滴耳剂常用混合溶剂。

滴耳剂有消毒、抗炎、止痒、收敛、润滑等作用。用于慢性中耳炎的滴耳剂中常加入溶菌酶、透明质酸酶等，以淡化黏稠分泌物，促进药物分散，加速肉芽组织再生。外耳道有炎症时，pH 在 7.1 ~ 7.8 之间，因此用于外耳道炎症的滴耳剂常调整 pH 至弱酸性。用于手术、耳部伤口或耳膜穿孔的滴耳剂应无菌。氯霉素滴耳剂、复方硼酸滴耳液等为临床常见滴耳剂。

六、含漱剂

含漱剂系指用于咽喉、口腔清洗的液体制剂。含漱剂常用于口腔的清洗、去臭、防腐、收敛和消炎等。一般用药物的水溶液，也可含少量甘油和乙醇。含漱剂中常加适量着色剂，以示外用漱口，不可咽下。有时剂量较大，可制成浓溶液，用时稀释；也可制成固体粉末，用时溶解。含漱剂要求微碱性，有利于除去口腔的微酸性分泌物，溶解黏液蛋白。

七、滴牙剂

滴牙剂系指用于局部牙孔的液体制剂，如牙痛水。其特点是药物浓度大，可不用溶剂或用少量溶剂稀释。因刺激性、毒性大，应用时不能直接接触黏膜。滴牙剂须由医护人员直接用于患者的牙病治疗。

八、灌肠剂

灌肠剂系指灌注于直肠的水性、油性溶液、乳状液和混悬液。灌肠剂应无毒、无局部刺激性。根据使用目的不同可分为泻下灌肠剂、含药灌肠剂和营养灌肠剂等。灌肠剂应无毒、无局部刺激性。大量灌肠剂在用前应加热至体温。除另有规定外，灌肠剂应密封贮存。

实训5　真溶液型液体制剂的制备

一、实训目的

1. 掌握真溶液型液体制剂的制备方法及操作要点；正确使用常用的称量器具和制备用具。
2. 熟悉真溶液型液体制剂的质量评价标准；对实训制备的制剂进行质量评价。
3. 了解常见的液体制剂的分类，能对生产车间和器具进行清洁消毒处理。

二、实训条件

1. **实训场所**　实训室。
2. **实训仪器与设备**　烧杯、量筒、玻璃漏斗、玻璃棒、乳钵、滤纸、天平等。
3. **原辅料**　樟脑、95%乙醇、薄荷油、滑石粉、纯化水。

三、实训内容

薄荷水

（一）药品概况

项目名称	薄荷水	
处方	薄荷油	2ml
	滑石粉	15g
	纯化水	适量
	共制	1000ml
规格	0.05%	
功能主治	芳香矫味药与祛风药，用于胃肠胀气或作分散媒	
用法用量	每日3次，每次10～15ml	

（二）制备方法

用分散溶解法制备薄荷水，称取滑石粉置于乳钵中，滴入薄荷油研磨混匀，加入少量纯化水研磨成糊状，继续加纯化水，充分研磨后转移至量杯中，加水至足量，用棉球或滤纸过滤，初滤液若浑浊，应反复过滤至澄明，再从滤器上加纯化水使成1000ml，按要求分装、包装即得。

樟脑醑

（一）药品概况

项目名称	樟脑醑	
处方	樟脑	5g
	95%乙醇	适量
	共制	50ml
规格	10%	
功能主治	杀虫止痒，消肿止痛	
用法用量	外用，每次适量涂擦患处	

（二）制备方法

该处方采用溶解法制备。取樟脑 5g，加入 95% 的乙醇 40ml，搅拌溶解后滤过，自滤器上添加 95% 的乙醇至 50ml，搅匀即得。

四、质量检查

质量检查项目参照《中国药典》规定，实训结果填入下表。

薄荷水质量检查结果

检查项目	检查结果
外观性状	
气味	
结论	

樟脑醑质量检查结果

检查项目	检查结果
外观性状	
气味	
结论	

五、实训报告及思考

1. 小组完成实训后，对实训过程、结果及收获进行讨论并总结，撰写实训报告。
2. 请写出本实训所选用滑石粉的作用。
3. 用溶解法制备溶液型液体制剂的操作过程及要点有哪些？

实训 6 高分子溶液剂的制备

一、实训目的

1. 掌握高分子溶液剂的制备方法及操作要点；根据高分子化合物的性质，正确完成有限溶胀和无限溶胀过程。
2. 熟悉高分子溶液剂稳定性的影响因素；对实训制备的制剂进行质量控制和评价。
3. 了解不同类型高分子物质的溶解过程，并采取正确的控制措施。

二、实训条件

1. **实训场所** 实训室。
2. **实训仪器与设备** 烧杯、量筒、玻璃漏斗、玻璃棒、乳钵、滤纸、天平等。
3. **原辅料** 胃蛋白酶、橙皮酊、5% 羟苯乙酯乙醇溶液、稀盐酸、蔗糖、纯化水。

三、实训内容

（一）药品概况

项目名称	胃蛋白酶合剂	
处方	胃蛋白酶	2g
	稀盐酸	2ml
	单糖浆	10ml
	橙皮酊	2ml
	5%羟苯乙酯乙醇溶液	1ml
	纯化水	适量
	共制	100ml
功能主治	助消化，用于缺乏胃蛋白酶或消化功能降低引起的消化不良	
用法用量	每日3次，每次5～10ml	

（二）制备方法

1. 单糖浆制备 取蔗糖8.5g，加纯化水至10ml，加热并不断搅拌溶解，趁热用纱布滤过，放冷备用。

2. 合剂制备 将单糖浆与稀盐酸加入约80ml纯化水中，搅匀，再将胃蛋白酶撒于液面上，放置适宜的时间使其自然膨胀、溶解。另取橙皮酊和羟苯乙酯乙醇溶液缓缓加入上述水溶液中，搅拌混匀，再加纯化水至全量，搅匀，分装即得。

注意事项：①胃蛋白酶相对分子质量约为35000，在pH 1.5～2.5时分解蛋白质的活力最强，而合剂中盐酸含量不得超过0.5%，以免胃蛋白酶失去活性，故用稀盐酸调节pH。②配制时应将胃蛋白酶粉撒于液面上，使其自然溶胀，不可猛烈振摇或搅拌，防止黏结成团。③一般不得过滤，因为胃蛋白酶在酸性溶液中带正电荷，而润湿的滤纸或棉花带负电荷，对酶有吸附作用。必要时可在滤纸润湿后加稀盐酸少量冲洗以中和电荷，消除吸附现象。④配制时应用冷水，且不得加热，以免胃蛋白酶失去活性，贮存时应低于室温以保持酶的活性。

四、质量检查

质量检查项目参照《中国药典》规定，实训结果填入下表。

胃蛋白酶合剂质量检查结果

检查项目	检查结果
外观性状	
装量	
气味	
结论	

五、实训报告及思考

1. 小组完成实训后，对实训过程、结果及收获进行讨论并总结，撰写实训报告。

2. 影响胃蛋白酶活性的主要因素有哪些？

3. 配制胃蛋白酶合剂采用的方法是什么，应注意哪些问题？

实训 7　混悬剂的制备

一、实训目的

1. 掌握常用的制备混悬剂的制备方法及操作要点；根据具体处方，熟练完成生产过程和质量控制。
2. 熟悉影响混悬剂稳定性的主要因素，学会各种稳定剂的正确选用。
3. 了解混悬剂的质量评价。

二、实训条件

1. 实训场所　实训室。
2. 实训仪器与设备　烧杯、量筒、具塞量筒、玻璃棒、天平、乳钵等。
3. 原辅料　炉甘石、氧化锌、甘油、羧甲基纤维素钠、纯化水。

三、实训内容

（一）药品概况

项目名称	复方炉甘石洗剂	
处方	炉甘石	150g
	氧化锌	50g
	甘油	50ml
	羧甲基纤维素钠	2.5g
	纯化水	适量
	1000ml	共制
功能主治	清凉止痒，收敛保护，主治湿疮瘙痒	
用法用量	外用，取适量涂于患处	

（二）制备方法

本处方采用分散法制备。取炉甘石、氧化锌粉碎并过 120 目筛，加甘油和适量的纯化水研磨成糊状；另取羧甲基纤维素钠加纯化水溶解配制成胶浆，分次加入上述糊状物中，随加随研磨混匀，再加纯化水至全量，搅拌混匀，分装即得。

注意事项：①氧化锌有重质和轻质两种，易选用轻质的较好。②炉甘石和氧化锌均为不溶于水的亲水性药物，能被水润湿。制备时可先加甘油和适量的纯化水研磨成糊状，再与羧甲基纤维素钠胶浆混合，使微粒周围形成水化膜以阻碍微粒聚合，振摇时易再分散。③处方中可加入三氯化铝作絮凝剂或加入枸橼酸钠作反絮凝剂。

四、质量检查

质量检查项目参照《中国药典》规定，实训结果填入下表。
1. 外观检查　观察配制好的炉甘石洗剂的外观性状、色泽、分散均匀性。
2. 沉降体积比测定　用具塞量筒取供试品 50ml，密塞，用力振摇 1 分钟，记下混悬物的起始高度（H_0），再分别测得放置 5 分钟、10 分钟、30 分钟、60 分钟时混悬物的高度（H），计算放置不同时间对应的沉降体积比（F），记录到表中。

复方炉甘石洗剂沉降体积比

时间/min	沉降物高度	沉降体积比
0		
5		
10		
30		
60		

复方炉甘石洗剂质量检查结果

检查项目	检查结果
外观性状	
装量	
微粒大小	
沉降体积比	
结论	

五、实训报告及思考

1. 小组完成实训后，对实训过程、结果及收获进行讨论并总结，撰写实训报告。
2. 影响混悬剂稳定性的因素有哪些？
3. 优良的混悬剂应达到哪些要求？
4. 混悬剂的制备方法有哪些？

实训 8　乳剂的制备

一、实训目的

1. 掌握以阿拉伯胶为乳化剂制备乳剂的方法和工艺过程。区别乳剂类型的方法。
2. 熟悉常用的乳化剂及其选用；熟悉干胶法和湿胶法制备乳剂的操作要点。
3. 能根据处方完成乳剂生产操作，并能生产出合格的乳剂。

二、实训条件

1. **实训场所**　实训室。
2. **实训仪器与设备**　乳钵、显微镜、烧杯、量筒、天平等。
3. **原辅料**　花生油、氢氧化钙溶液、鱼肝油、阿拉伯胶、5% 羟苯乙酯乙醇溶液、西黄蓍胶、1% 糖精钠水溶液、香精、纯化水、亚甲蓝、苏丹红等。

三、实训内容

鱼肝油乳

（一）药品概况

项目名称	鱼肝油乳	
处方	鱼肝油	50ml
	阿拉伯胶	13g
	西黄蓍胶	0.7g
	1% 糖精钠水溶液	1ml
	5% 羟苯乙酯乙醇溶液	0.2ml
	香精	适量
	纯化水	适量
	100ml	共制
功能主治	用于预防和治疗成人维生素 A 和维生素 D 缺乏症	
用法用量	口服。预防：成人一日 15ml，分 1～2 次温水调服；治疗：成人一日 35～65ml，分 1～3 次温水调服，服用 1～2 周后剂量减至一日 15ml	

（二）制备方法（干胶法）

取阿拉伯胶与西黄蓍胶细粉置于干燥乳钵中，加入鱼肝油研磨均匀，使胶粉分散均匀；再加入 25ml 纯化水，迅速沿同一个方向研磨成初乳，最后加入糖精钠水溶液、香精、5% 羟苯乙酯乙醇溶液混匀，加纯化水定量至 100ml，搅匀即得。

石灰搽剂

（一）药品概况

项目名称	石灰搽剂	
处方	花生油	50ml
	氢氧化钙溶液	50ml
	共制	100ml
功能主治	收敛，消炎。用于治疗烫伤	
用法用量	外用，每次取适量涂展于患处	

（二）制备方法（新生皂法）

取氢氧化钙溶液与花生油置于试剂瓶中，用力振摇至乳黄色稠厚液体，即得。

注意事项：①处方中的氢氧化钙溶液与花生油中的游离脂肪酸反应生成钙皂，为乳化剂。②处方中花生油有润滑、保护创面的作用。氢氧化钙有杀菌、收敛作用，钙离子能促进毛细血管收缩，并可促进上皮细胞生成。

四、质量检查

质量检查项目参照《中国药典》规定，实训结果填入下表。

1. 外观性状　观察乳剂的色泽、黏稠度等外观性状。

2. 鉴别乳剂的类型（染色法）　取上述两种乳剂少许，分别置于载玻片上，分别用油溶性染色剂苏丹红和水溶性染色剂亚甲蓝染色，在显微镜下观察染色的情况并记录；根据染色情况，判断乳剂的类型。

鱼肝油乳剂质量检查结果

检查项目	检查结果
外观性状	
分层现象	
乳剂类型	
结论	

石灰搽剂质量检查结果

检查项目	检查结果
外观性状	
分层现象	
乳剂类型	
结论	

五、实训报告及思考

1. 小组完成实训后，对实训过程、结果及收获进行讨论并总结，撰写实训报告。
2. 乳剂的制备方法有哪些，如何判断乳剂的类型？
3. 比较干胶法和湿胶法制备乳剂的相同点和不同点。
4. 乳剂不稳定的现象有哪些。

目标检测

答案解析

一、选择题

[A 型题]

1. 液体制剂特点中叙述错误的是
   A. 吸收快，起效迅速
   B. 给药途径广泛，可内服、外用
   C. 能增加某些药物的刺激性
   D. 易于分剂量，服用方便
   E. 体积较大，运输、携带、贮存等不方便

2. 表面活性剂作润湿剂最适宜的 HLB 值是
   A. 15～18　　　　　　B. 13～16　　　　　　C. 7～9
   D. 1～3　　　　　　　E. 3～8

3. 下列表面活性剂中，属于阴离子表面活性剂的是
   A. 吐温类　　　　　　B. 司盘类　　　　　　C. 钠肥皂
   D. 卵磷脂　　　　　　E. 苯扎溴铵

4. 下列溶剂中，属于非极性溶剂的是

    A. 丙二醇   B. 液状石蜡   C. 二甲基亚砜

    D. 水   E. 丙三醇

5. 下列药物不适合制成混悬剂的是

    A. 两种药物混合时溶解度降低析出固体药物

    B. 毒剧药物或剂量太小的药物

    C. 药物剂量超过了溶解度而不能制成溶液剂

    D. 与溶液剂比较，为了延长药效的

    E. 难溶性药物需要以液体制剂给药的

6. 下列不是混悬剂常用稳定剂的是

    A. 助悬剂   B. 乳化剂   C. 润湿剂

    D. 反絮凝剂   E. 絮凝剂

7. 在 O/W 型乳剂中，W 被称为

    A. 连续相   B. 分散相   C. 内相

    D. 不连续相   E. 油相

8. 下列可用于制备静脉注射用乳剂的乳化剂是

    A. 氢氧化钙   B. 十二烷基硫酸钠   C. 卵磷脂

    D. 阿拉伯胶   E. 钠肥皂

9. 下列剂型中，标签上应注明"用前摇匀"的是

    A. 溶液剂   B. 甘油剂   C. 溶胶剂

    D. 混悬剂   E. 芳香水剂

10. 决定乳剂类型的主要因素是

    A. 乳化剂的性质和 HLB 值

    B. 乳化剂的用量

    C. 乳化的方法

    D. 乳化的时间与温度

    E. 乳化的顺序

[X 型题]

11. 为增加混悬剂的稳定性，可采取的措施是

    A. 减小微粒半径

    B. 加入助溶剂

    C. 加入助悬剂

    D. 增加固体微粒与分散介质之间的密度差

    E. 减小固体微粒与分散介质之间的密度差

12. 以下属于非均相液体制剂的是

    A. 胃蛋白酶合剂   B. 炉甘石洗剂   C. 生理盐水

    D. 布洛芬混悬液   E. 液状石蜡乳

13. 以下物质可用作助悬剂的是

    A. 甘油   B. 单糖浆   C. 丙二醇

    D. 羧甲基纤维素钠胶浆   E. 山梨酸

14. 以下可用于内服制剂中的着色剂是

    A. 苏丹红   B. 柠檬黄   C. 胭脂红

    D. 亚甲蓝   E. 苋菜红

二、简答题

1. 简述增加难溶性药物溶解度的方法？

2. 简述液体制剂中常用的附加剂都有哪些？

（黄福荣）

书网融合……

重点小结　　　　　微课　　　　　习题

第四章 浸出制剂

PPT

学习目标

知识目标

通过本章学习，应能掌握浸出制剂的常用术语合剂（口服液）、糖浆剂、酒剂、酊剂、流浸膏、浸膏剂及煎膏剂的含义和生产工艺流程，熟悉浸出制剂的质量检查；了解浸出制剂的特点，相关药事法规。

能力目标

能运用浸出制剂的基础知识区分各种浸出剂型与制剂，并能进行酊剂、流浸膏剂和煎膏剂的制备。

素质目标

通过本章学习，树立质量第一、依法制药的意识，具有良好的职业道德、严谨的工作作风。增强爱国情感及中医药文化自信心和自豪感，强化中医药事业传承创新的责任感和使命感。

情境导入

情境：方剂藿香正气散最早记载于《伤寒论》，这是一本关于伤寒、温病等疾病的中医经典文献。根据文献记载，藿香正气散的主要作用是调和胃气，散寒清暑，解表解热。它由藿香、陈皮、黄芩、半夏、枳实、苍术、白芍等药物组成，具有温里解表、行气止痛之功效。如今藿香正气水已进入家庭小药箱，医院药房、药店里还有藿香正气口服液、藿香正气软胶囊、藿香正气滴丸等药品。

思考：1. 藿香正气水、藿香正气口服液、藿香正气软胶囊、藿香正气滴丸分别属于哪类剂型？药物作用速度一样吗？
2. 上述藿香正气类药品中存在哪些不同之处？

第一节 浸出制剂概述

一、浸出制剂的含义

浸出制剂是指采用适宜的溶剂和方法将中药材中的有效成分浸出，直接制成或再经进一步的加工制成的供内服或外用的一类中药制剂。本章主要介绍汤剂、合剂与口服液、糖浆剂、酒剂与酊剂、流浸膏剂与浸膏剂、煎膏剂等剂型的生产制备。以药材提取物为原料制备的颗粒剂、胶囊剂、片剂等剂型在其他章节中论述。

二、浸出制剂的特点

浸出制剂在临床中应用较多，不但保留了中药传统的制备方法，而且随着现代技术发展和新设备的开发利用，浸出工艺不断改进，使浸出制剂质量更加稳定。浸出制剂既可以单独使用，也能用作其他各类剂型的制备基础。

浸出制剂具有如下特点。

1. 具有原药材中各浸出成分的综合疗效 浸出制剂中多种药材一起浸出，各成分发生协同作用，与单独浸出的单体成分相比较，不仅疗效好，有时会呈现比单体成分更好的治疗效果，发挥药材中各浸出成分的综合疗效。

2. 有效成分浓度较高，减少服用量　浸出制剂通过适宜的溶剂和浸出方法，除去了部分无效成分和组织物，相应提高了有效成分浓度，减少了服用量，使用更方便。同时，某些有效成分经浸出处理可增强制剂的稳定性及疗效。

3. 作用缓和持久、毒性较低　浸出制剂中共存有辅助成分，能促进药用成分的吸收，延缓药用成分在体内的运转。

浸出制剂具有一些缺陷，如生产过程中如控制不当就会产生沉淀；水性浸出液易发生霉变、氧化和水解等变化，影响制剂的质量；贮存、运输不太方便；一些浸出制剂不适于小儿用药等。

三、浸出制剂的类型

1. 水浸出型制剂　是以水作为溶剂浸出中药材中有效成分，制成的含水制剂，如汤剂、合剂与口服液、糖浆剂、煎膏剂等，多采用煎煮法制备而成。

2. 醇浸出型制剂　是指用适宜浓度的乙醇或蒸馏酒为溶剂提取药材中有效成分，制成的含醇浸出制剂，如酒剂、酊剂、流浸膏剂等。有少数流浸膏剂虽然采用水为溶剂提取药材中的有效成分，但制剂过程中需加适量乙醇，制成的成品中含有乙醇。

3. 含糖型浸出制剂　是指在水或含醇浸出型制剂的基础上，通过一定处理，加入适量蔗糖或蜂蜜制成，如煎膏剂、糖浆剂等。

4. 精制型浸出制剂　精制型浸出制剂系指在水或醇浸出型制剂的基础上经过精制处理后，再灌封经灭菌处理制成的浸出制剂，如合剂、口服液等。

第二节　汤　剂

一、汤剂概述

汤剂是指药材加水煎煮或用沸水浸泡，去渣取汁后制成的液体制剂，亦称"汤液"，供内服或外用。

汤剂是我国传统剂型之一，商汤时伊尹首创。汤剂是现代中医临床上应用数量最多的剂型，占整个中医处方数的50%左右。汤剂具有以下特点。

优点：①适应中医辨证施治需要，可随证加减药物，灵活性强。②制法简单，能充分发挥处方中多种药用成分的综合疗效。③属液体制剂，吸收快，奏效迅速。

缺点：①久置易发霉变质，携带、使用不方便。②儿童及昏迷的患者难以服用。③药用成分提取不完全，特别是脂溶性和难溶性成分。

> **知识链接**
>
> ---
>
> #### 汤剂的由来
>
> 汤液吸收较快，易于发挥作用，应用广泛，多部医药典籍中记载其为商代伊尹首创。据史载，伊尹是夏末商初之人，《尚书·君奭》记载："成汤既受命，时则有若伊尹，格于皇天。"《论语》曰："大贤唯有伊尹。"《孟子》记载："伊尹相汤以王于天下""伊尹圣之任者也"。但关于汤剂的创制发明，也有不同的看法。清代医学家徐大椿认为，汤药是黄帝发明的，并不是伊尹发明的，而是至商代伊尹时开始盛行而已。如《内经》中所载"半夏秫米等数方是已，迨商而有伊尹汤液之说，大抵汤剂之法，至商而盛，非自伊尹始也"。汤药的出现在我国药物史上是一项重大发明，可以说是中医药发展史上的一个里程碑。

二、汤剂的制备与举例

汤剂主要用煎煮法制备。对汤剂的制法和服药法，历代医药学家都非常重视，留下许多宝贵的经验。明代李时珍的《本草纲目》中记载"凡服汤药，虽品物专精，修治如法，而煎煮者，鲁莽造次，水火不良，火候失度，则药亦无功"。清代名医徐灵胎的《医学源流论》中记载"煎药之法，最宜深讲，药之效不效，全在乎此"。说明正确掌握汤剂的煎煮方法，对中药临床疗效的发挥起着非常重要的作用。

汤剂制备一般工艺流程见图 4-1。

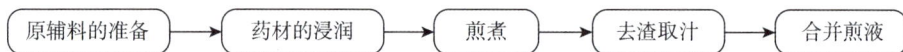

原辅料的准备 → 药材的浸润 → 煎煮 → 去渣取汁 → 合并煎液

图 4-1 汤剂制备工艺流程

（一）原辅料的准备

1. 药材的准备 根据处方称取药材，做好标识，备用。

2. 溶剂 按照 GMP（2010 年修订）附录中药制剂生产管理的要求，中药材洗涤、浸润、提取用水的质量标准不得低于饮用水标准，无菌制剂的提取用水应当采用纯化水。

3. 煎器 传统采用砂锅或瓦罐，现代可用不锈钢或玻璃容器进行煎煮。李时珍在《本草纲目》中记述"凡煎药并忌铜铁器，宜银器、瓦罐"。根据现代实验研究证明，用铁或铜器煎煮药材，金属离子可与药材中的某些化学成分发生反应，影响药物的疗效。

（二）药材的浸润

除特殊品种外，药材需先用冷水浸润，使溶剂进入药材内部，以最大限度浸出药材中的有效成分。根据药材性质确定浸润时间，一般花、叶、草、茎类药材浸润时间为 20~30 分钟，根及根茎、果实种子类药材浸润 60 分钟左右。

（三）煎煮

1. 加水量 煎药用水量直接影响汤剂质量。加水量少，会造成药用成分浸出不完全；加水量多，虽能增加药用成分的溶出量，但汤剂的成品量大，患者服用困难，且耗时费力。

传统经验是将饮片放入煎器内，第一煎加水至超过药面 3~5cm，第二煎超过药面 1~2cm；或按第一煎加水 8~10 倍，第二煎加水 6~8 倍；也可按每克药材加水约 10ml 计算，然后将计算的总用水量的 70% 加到第一煎中，余下的 30% 留作第二煎用。

2. 火候 药材煎煮时所用火力大小直接影响药材煎煮的质量。煎煮时宜先用武火加热至沸，再改文火保持微沸，目的是减慢水分的蒸发，利于药用成分的浸出。

3. 煎煮时间 药材煎煮的时间应根据药材性质、煎煮次数、剂量大小而定。解表药因多含挥发性成分煎煮时间宜短些，滋补药煎煮时间宜长。药材煎煮到规定时间后应趁热过滤，以防止煎液中的药用成分被药渣吸附影响疗效。

4. 煎煮次数 一般汤剂煎煮 2~3 次。若药用成分难于浸出或为滋补类药，可酌情增加煎煮次数。

5. 需特殊处理的药材 根据药材的性质、质地等不同，汤剂的制备方法也不相同。为保证汤剂疗效，在汤剂的制备过程中应针对具体情况对药材进行特殊处理。

（1）先煎 将药材先煎煮 30 分钟甚至更长时间，再加入其他药材一同煎煮。先煎的药材有：质地坚硬的矿石类（钟乳石、自然铜、赤石脂、磁石等）；贝壳类（瓦楞子、蛤壳、珍珠母、牡蛎等）；

角甲类（龟甲、鳖甲、水牛角等）；有毒药材（制川乌、制草乌、附子等）。

（2）后下　一般药材在煎煮 5~15 分钟后再加入后下药材一同煎煮。目的是减少挥发性成分的损失、避免药用成分分解破坏。后下的药材有：气味芳香、含挥发油多的药材如砂仁、豆蔻、沉香、降香、薄荷等，一般在其他药材煎煮 5~10 分钟后入煎即可；不耐久煎的药材如钩藤、苦杏仁、番泻叶等一般在其他药材煎煮 10~15 分钟后入煎。

（3）另煎　将药材单独进行煎煮取汁另器保存，再兑入其他药材煎出液中，合并后服用。目的是防止与其他药材共煎时被吸附于药渣或沉淀损失。另煎的药材一般是贵重药如人参、西洋参、鹿茸等。

（4）包煎　把药材装入煎药袋内，扎紧袋口，与其他药材一同煎煮。目的是防止药材沉于锅底引起焦化、糊化，或浮于水面引起溢锅；也能防止绒毛进入汤液，避免服用时刺激咽喉引起咳嗽。需包煎的药材有：儿茶、旋覆花、葶苈子、蒲黄、辛夷、蛤粉、车前子、海金沙、滑石粉等。

（5）冲服　将药材磨成极细粉以汤液冲服或加入汤液中服用。目的是保证药效，降低药材损耗。需要冲服的药材主要是一些难溶于水的贵重药材如三七、麝香、朱砂等。

（6）烊化　将药材加适量水加热溶化或直接投入煎好的汤液中加热溶化后服用。目的是避免因煎液稠度大而影响药用成分的煎出或药材中的药用成分被药渣吸附而影响疗效。需要烊化的有胶类或糖类药材如阿胶、龟鹿二仙胶、蜂蜜、饴糖等。

（7）取汁兑服　为保证鲜药的疗效，可将新鲜药材压榨取汁兑入汤液中服用。需要取汁兑服的药材有鲜生地黄、生藕、梨、生韭菜、鲜姜、鲜白茅根等。竹沥亦不宜入煎，可兑入汤液中服用。

（四）去渣取汁

汤剂煎煮至规定时间后及时分离，弃去药渣，合并煎液，静置，取上清液。一般第一煎取 200ml 左右，第二煎取 100ml 左右，儿童酌减。煎液分两次或三次服用。

（五）举例

旋覆代赭汤

【处方】旋覆花（包煎）15g、党参 12g、赭石（先煎）30g、甘草（炙）6g、制半夏 12g、生姜 9g、大枣 4 枚。

【制法】以上药材，将赭石打碎入煎器内，加水 700ml，煎煮 1 小时，旋覆花用布包好，与其他五味药材用水浸泡后置煎器内共煎 30 分钟，滤取药液；药渣再加水 500ml，煎煮 20 分钟，滤取药液。合并两次煎出液，静置，过滤，即得。

【注解】①功能主治：降逆化痰，益气和胃。用于胃虚痰阻气逆证。②处方中赭石为矿物药，有效成分难以溶出，需要先煎；旋覆花有细小毛绒，为避免服用汤液时刺激咽喉，需要包煎。③汤剂一般煎煮 2 次，合并药液，分次服用。

第三节　合　剂

一、合剂概述

合剂系指饮片用水或其他溶剂，采用适宜的方法提取制成的口服液体制剂，其中单剂量灌装者也可称"口服液"。合剂在生产与贮藏期间应符合以下规定。

1. 饮片应按各品种项下规定的方法提取、纯化、浓缩制成口服液体制剂。

2. 根据需要可加入适宜的附加剂。山梨酸和苯甲酸的用量不得超过 0.3%，羟苯酯类的用量不得超过 0.05%，如加入其他附加剂，其品种与用量应符合国家标准的有关规定，不影响成品的稳定性，并应避免对检验产生干扰。必要时可加入适量的乙醇。

3. 合剂若加蔗糖，除另有规定外，含蔗糖量一般不高于 20% （g/ml）。

4. 除另有规定外，合剂应澄清。在贮存期间不得有发霉、酸败、异物、变色、产生气体或其他变质现象，允许有少量摇之易散的沉淀。

5. 一般应检查相对密度、pH 值等。

6. 除另有规定外，合剂应密封，置阴凉处贮存。

二、合剂的制备与举例

合剂的生产工艺流程见图 4 - 2。

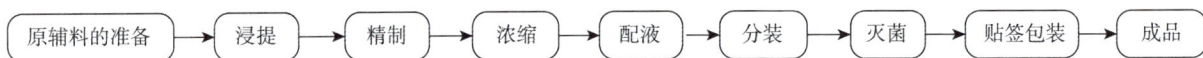

原辅料的准备 → 浸提 → 精制 → 浓缩 → 配液 → 分装 → 灭菌 → 贴签包装 → 成品

图 4 - 2 合剂的生产工艺流程

（一）制备方法

按处方称取炮制合格的药材，依据各品种项下规定的方法进行浸出，一般采用煎煮法，药材煎煮两次，每次 1 ~ 2 小时，滤液静置后过滤；若处方中含芳香挥发性成分药材，可用"双提法"收集挥发性成分另器保存，备用；亦可根据药用成分的特性，选用不同浓度的乙醇或其他溶剂，用渗漉法、回流法等进行浸出；所得滤液浓缩至规定的相对密度，必要时加入矫味剂、抑菌剂或着色剂，分装后灭菌。

（二）举例

九味羌活口服液

【处方】 羌活 150g、防风 150g、苍术 150g、细辛 50g、川芎 100g、白芷 100g、黄芩 100g、甘草 100g、地黄 100g。

【制法】 以上九味，白芷粉碎成粗粉，用 70% 乙醇作溶剂，浸渍 24 小时后进行渗漉，收集渗漉液，备用。羌活、防风、苍术、细辛、川芎蒸馏提取挥发油，蒸馏后的水溶液另器收集；药渣与其余黄芩等三味加水煎煮三次，每次 1 小时，合并煎液，滤过，滤液与上述水溶液合并，浓缩至约 900ml，加等量乙醇使沉淀，取上清液与漉液合并，回收乙醇，浓缩至相对密度为 1.10 ~ 1.20（70℃），加水稀释至 800ml，备用。另取 100g 蔗糖，制成单糖浆，备用。将挥发油加入 2ml 聚山梨酯 80 中，再加入少量药液，混匀，然后加入药液、单糖浆以及山梨酸 2g，混匀，加水至 1000ml。混匀，分装，灭菌，即得。

【注解】 ①功能主治：疏风解表，散寒除湿。用于外感风寒挟湿所致的感冒，症见恶寒、发热、无汗、头重而痛、肢体酸痛。②用法用量：口服。一次 20ml，一日 2 ~ 3 次。③白芷用渗漉法浸出有效成分；含有挥发性成分的药材用双提法浸出挥发油及水溶性成分。④本品采用水提醇沉法进行浸出、精制。

三、合剂的质量评价

1. 外观 除另有规定外，合剂应澄清。在贮存期间不得有发霉、酸败、异物、变色、产生气体或其他变质现象，允许有少量摇之易散的沉淀。

2. 鉴别　应具备各药材中药用成分或指标成分的特殊鉴别反应。

3. 含量测定　药用成分明确的，按规定测定含量，应符合规定。药用成分不明确的，测定指标成分或总固体量，应符合规定范围。

4. 相对密度　照《中国药典》相对密度测定法测定，应符合规定。

5. pH 值　照《中国药典》pH 值测定法测定，应符合规定。

6. 装量　单剂量灌装的合剂，照下述方法检查应符合规定。

取供试品 5 支，将内容物分别倒入经标化的量入式量筒内，在室温下检视，每支装量与标示装量相比较，少于标示装量的不得多于 1 支，并不得少于标示装量的 95%。

多剂量灌装的合剂，照《中国药典》最低装量检查法检查，应符合规定。

7. 微生物限度　除另有规定外，照《中国药典》非无菌产品微生物限度检查：微生物计数法和非无菌产品微生物限度检查：控制菌检查法及非无菌产品微生物限度标准检查，应符合规定。

第四节　糖浆剂

一、糖浆剂概述

糖浆剂系指含有原料药物的浓蔗糖水溶液。在制备时，可将原料药物用水溶解（饮片应按各品种项下规定的方法提取、纯化、浓缩至一定体积），加入单糖浆；如直接加入蔗糖配制，则需煮沸，必要时滤过，并自滤器上添加适量新煮沸的水至处方规定量。除另有规定外，糖浆剂应密封，避光置干燥处贮存。

根据需要可加入适宜的附加剂。如需加入抑菌剂，除另有规定外，在制剂确定处方时，该处方的抑菌效力应符合抑菌效力检查法的规定。山梨酸和苯甲酸的用量不得过 0.3%（其钾盐、钠盐的用量分别按酸计），羟苯酯类的用量不得过 0.05%。如需加入其他附加剂，其品种与用量应符合国家标准的有关规定，且不应影响成品的稳定性，并应避免对检验产生干扰。必要时可加入适量的乙醇、甘油或其他多元醇。

（二）糖浆剂的分类

1. 单糖浆　为蔗糖的近饱和水溶液，其浓度为 85%（g/ml）或 64.7（g/g），不含任何药物，除供制备含药糖浆外，一般用作矫味剂或不溶性成分的助悬剂及片剂、丸剂的黏合剂。

2. 药用糖浆　为含药物或中药提取物的浓蔗糖水溶液，具有相应的治疗作用。如急支糖浆具有化痰止咳作用；小儿腹泻宁糖浆，具有健脾和胃，生津止泻的作用。

3. 芳香糖浆　为含芳香性物质或果汁的浓蔗糖水溶液。主要用作液体药剂的矫味剂，如橙皮糖浆等。

二、糖浆剂的制备与举例

1. 中药糖浆剂的制备工艺流程　如图 4-3 所示。

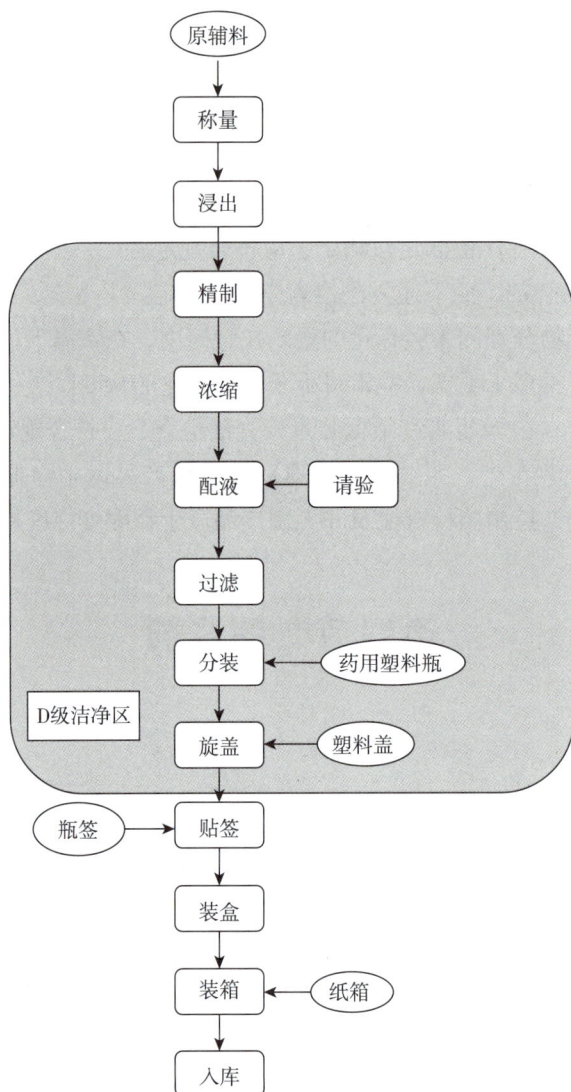

图 4-3　中药糖浆剂的制备工艺流程

2. 制备方法　按处方称取炮制合格的药材，依据各品种项下规定的方法进行浸出，一般采用煎煮法，药材煎煮两次，每次 1~2 小时，滤液静置后过滤；若处方中含芳香挥发性成分药材，可用"双提法"收集挥发性成分另器保存，备用；亦可根据药用成分的特性，选用不同浓度的乙醇或其他溶剂，用渗漉法、回流法等进行浸出；所得滤液浓缩至规定的相对密度，配液。糖浆剂配液有三种方法：①热溶法：将蔗糖加入沸纯化水或中药浸提浓缩液中，加热使溶解，再加入可溶性药物，混合溶解后，滤过，从滤器上加适量纯化水至规定容量即得。②冷溶法：在室温下将蔗糖溶解于纯化水或含药物的溶液中，待完全溶解后，滤过，即得。③混合法：系将药物与单糖浆直接混合后制得。必要时加入矫味剂、抑菌剂或着色剂，分装（或分装后灭菌）即得。

3. 举例

健脾糖浆

【处方】　党参 51.3g、炒白术 76.9g、陈皮 51.3g、枳实（炒）51.3g、炒山楂 38.5g、炒麦芽 51.3g。

【制法】　以上六味，将陈皮提取挥发油，药渣与其余党参等五味加水煎煮三次，每次 1.5 小时，滤过，合并滤液，浓缩至 450ml。另取蔗糖 650g 加水适量煮沸，滤过，与浓缩液合并，加入苯甲酸钠

3g，混匀，放冷，加入陈皮挥发油，并加水至 1000ml，混匀，即得。

【注解】①功能主治：健脾开胃。用于脾胃虚弱，脘腹胀满，食少便溏。②用法用量：口服，一次 10～15ml，一日 2 次。③陈皮含有挥发性成分，需要先提取挥发油，为防止挥发性成分损失，糖浆放冷后加入挥发油。

三、糖浆剂的质量评价

1. 外观　除另有规定外，糖浆剂应澄清。在贮存期间不得有发霉、酸败、产生气体或其他变质现象，允许有少量摇之易散的沉淀。

2. 鉴别　应具备各药材中药用成分或指标成分的特殊鉴别反应。

3. 含量测定　药用成分明确的，按规定测定含量，应符合规定。药用成分不明确的，测定指标成分或总固体量，应符合规定范围。

4. 蔗糖含量　除另有规定外，含蔗糖量应不低于 45%（g/ml）。

5. 相对密度　照《中国药典》相对密度测定法测定，应符合规定。

6. pH 值　照《中国药典》pH 值测定法测定，应符合规定。

7. 装量　单剂量灌装的糖浆剂，照下述方法检查应符合规定。

取供试品 5 支，将内容物分别倒入经标化的量入式量筒内，尽量倾净。在室温下检视，每支装量与标示装量相比较，少于标示装量的不得多于 1 支，并不得少于标示装量的 95%。

多剂量灌装的糖浆剂，照《中国药典》最低装量检查法检查，应符合规定。

8. 微生物限度　除另有规定外，照《中国药典》非无菌产品微生物限度检查：微生物计数法和非无菌产品微生物限度检查：控制菌检查法及非无菌产品微生物限度标准检查，应符合规定。

第五节　酒剂与酊剂

一、酒剂

酒剂系指饮片用蒸馏酒提取调配而制成的澄清液体制剂。又称药酒，可内服、外用或内外兼用。

我国最早的医药典籍《黄帝内经》中《汤液醪醴论篇》记录了汤液醪醴的制法和作用等内容。"醪醴"就是指治病的药酒，由此可见药酒历史悠久，是一种传统的中药剂型。

蒸馏酒中主要含乙醇，是一种良好的浸提溶剂，药材中的多种药用成分皆易溶于酒中。酒性甘辛大热，能通血脉、御寒气、行药势、行血活络，因此酒剂通常用于风寒湿痹，具有祛风活血、止痛散瘀的功能。其具有组方灵活，制备简便，易于保存的特点；但儿童、孕妇、心脏病及高血压患者不宜服用。内服酒剂可加适量的矫味剂和着色剂。

生产酒剂所用的饮片一般应适当粉碎，按处方称取炮制合格的药材，适当加工成片、段、块、丝或粗粉。生产内服酒剂应以谷类酒为原料，选择符合食品卫生国家标准的蒸馏酒进行浸出，蒸馏酒的浓度及用量、浸渍温度和时间、渗漉速度，均应符合各品种制法项下的要求。酒剂可用浸渍、渗漉、热回流等方法制备。

1. 冷浸法　冷浸法是药材在常温下进行浸渍的方法。将药材置适宜的容器中，加入规定量的蒸馏酒，密闭浸渍，每日搅拌 1～2 次，一周后改为每周搅拌 1 次，除另有规定外，浸渍 30 天以上。取上清液，压榨药渣，榨出液与上清液合并。

2. 温浸法 药材在 40～60℃ 的条件下进行浸渍的方法。适用于耐热药材制备酒剂。将药材置适宜容器中，加入规定量蒸馏酒，搅匀密闭，水浴或蒸汽加热保温，浸泡 30 天以上，每日搅拌 1～2 次，滤过，压榨药渣，榨出液与上清液合并。

3. 渗漉法 以蒸馏酒为溶剂，按渗漉法操作，收集渗漉液。

将上述三种方法制得的浸出液静置，沉淀后取上清液，滤过。可加入适量的糖或蜂蜜调味。配制后的酒剂须静置澄清，滤过后分装于洁净的容器中，在贮存期间允许有少量摇之易散的沉淀。

4. 举例

三两半药酒

【处方】 当归 100g、炙黄芪 100g、牛膝 100g、防风 50g。

【制法】 以上四味，粉碎成粗颗粒，用白酒 2400ml 与黄酒 8000ml 的混合液作溶剂，浸渍 48 小时后，缓缓渗漉，收集渗漉液，加入蔗糖 840g，搅拌使溶解后静置，滤过，即得。

【注解】 ①功能主治：益气活血，祛风通络。用于气血不和、感受风湿所致的痹病，症见四肢疼痛、筋脉拘挛。②用法用量：口服。一次 30～60ml，一日 3 次。③药材粉碎成粗粉，有利于用渗漉法浸出有效成分。④本品使用蔗糖作为矫味剂。

（二）酒剂的质量评价

1. 外观 酒剂应澄清，在贮存期间允许有少量摇之易散的沉淀。

2. 鉴别 应具备各药材中药用成分或指标成分的特殊鉴别反应。

3. 总固体 照《中国药典》酒剂总固体项下方法检查，应符合规定。

4. 乙醇量 照《中国药典》乙醇量测定法测定，应符合各品种项下的规定。

5. 甲醇量 照《中国药典》甲醇量检查法检查，应符合规定。

6. 装量 照《中国药典》最低装量检查法检查，应符合规定。

7. 微生物限度 照《中国药典》非无菌产品微生物限度检查：微生物计数法和非无菌产品微生物限度检查：控制菌检查法及非无菌产品微生物限度标准检查，除需氧菌总数每 1ml 不得过 500cfu，霉菌和酵母菌总数每 1ml 不得过 100cfu 外，其他应符合规定。

二、酊剂

酊剂系指将原料药物用规定浓度的乙醇提取或溶解而制成的澄清液体制剂，也可用流浸膏稀释制成。供口服或外用。

酊剂因服用量较小，故一般不加矫味剂和着色剂。由于乙醇对药材中各成分的溶解性能有一定的选择性，利用适宜浓度的乙醇浸提药液内的杂质较少，成分较为纯净，药用成分含量较高，所以用药剂量较小，服用方便，因乙醇具防腐作用，故不易生霉变质。但因乙醇本身有一定的药理作用，在应用时受到一定限制。酊剂用水稀释时因溶剂改变，可导致沉淀产生。除另有规定外，含毒剧药品的中药酊剂每 100ml 相当于原饮片 10g；一般酊剂每 100ml 相当于原饮片 20g。

（二）酊剂的制备

酊剂可用浸渍法、渗漉法、溶解法和稀释法制备。

1. 浸渍法 取适当粉碎的药材，置有盖容器中，加入溶剂适量，密盖，搅拌或振摇，浸渍 3～5 天或规定的时间，倾取上清液，再加入溶剂适量，依法浸渍至有效成分充分浸出，合并浸出液，加溶剂至规定量后，静置，滤过，即得。

2. 渗漉法　按渗漉法的操作方法，用溶剂适量渗漉，至渗漉液达到规定量后，静置，滤过，即得。

3. 溶解法或稀释法　取药物的粉末或流浸膏，加规定浓度的乙醇适量，溶解或稀释，静置，必要时滤过，即得。

4. 举例

十滴水

【处方】　樟脑25g、干姜25g、大黄20g、小茴香10g、肉桂10g、辣椒5g、桉油12.5ml。

【制法】　以上七味，除樟脑和桉油外，其余干姜等五味粉碎成粗粉，混匀，用70%乙醇作溶剂，浸渍24小时后进行渗漉。收集渗漉液约750ml，加入樟脑和桉油，搅拌使完全溶解，再继续收集渗漉液至1000ml，搅匀，即得。

【注解】　①功能主治：健胃，祛暑。用于因中暑而引起的头晕、恶心、腹痛、胃肠不适。②本品为酊剂，含乙醇量为60%~70%，孕妇忌服，驾驶员和高空作业者慎用。③用法用量：口服。一次2~5ml；儿童酌减。④处方中樟脑为化学结构明确的天然提取物或化学合成品，桉油为药材经水蒸气蒸馏所得的挥发油，二者最后直接加入渗漉液即可。

（三）酊剂的质量评价

1. 外观　除另有规定外，酊剂应澄清。酊剂组分无显著变化的前提下，久置允许有少量摇之易散的沉淀。

2. 鉴别　应具备各药材中药用成分或指标成分的特殊鉴别反应。

3. 含量测定　药用成分明确的，按规定测定含量，应符合规定。药用成分不明确的，测定指标成分或总固体量，应符合规定范围。

4. 乙醇量　照《中国药典》乙醇量测定法测定，应符合各品种项下的规定。

5. 甲醇量　照《中国药典》甲醇量检查法检查，应符合规定。

6. 装量　照《中国药典》最低装量检查法检查，应符合规定。

7. 微生物限度　除另有规定外，照《中国药典》非无菌产品微生物限度检查：微生物计数法和非无菌产品微生物限度检查：控制菌检查法及非无菌产品微生物限度标准检查，应符合规定。

第六节　流浸膏与浸膏剂

一、流浸膏剂

（一）概述

流浸膏剂系指饮片用适宜的溶剂提取，蒸去部分溶剂，调整至规定浓度而成的制剂。除另有规定外，流浸膏剂系指每1ml相当于饮片1g。

流浸膏剂为液体制剂，只有少数品种可直接供临床应用，而绝大多数品种是作为配制其他制剂的原料。流浸膏剂一般多用于配制合剂、酊剂、糖浆剂等液体制剂。

（二）流浸膏的制备

1. 流浸膏剂的生产工艺流程　见图4-4。

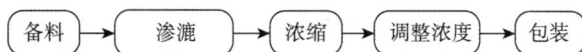

备料 → 渗漉 → 浓缩 → 调整浓度 → 包装

图4-4　流浸膏剂的生产工艺流程

2. 制备方法 按处方称取炮制合格的药材，一般采用渗漉法，渗漉时应先收集药材量85%的初漉液另器保存，续漉液经低温浓缩后与初漉液合并，调整浓度至规定标准，静置，取上清液分装即得。若溶剂为水，且药用成分又耐热，将全部浸出液浓缩后，加适量乙醇调整含量即得。另外，流浸膏剂还可以用浸膏剂稀释而成。

3. 举例

远志流浸膏

【处方】远志100g、60%乙醇适量。

【制法】取远志中粉。照流浸膏剂与浸膏剂项下的渗漉法，用60%乙醇作溶剂，浸渍24小时后，以每分钟1~3ml的速度缓缓渗漉，收集初漉液850ml，另器保存，继续渗漉，俟有效成分完全漉出，收集续漉液，在60℃以下浓缩至稠膏状，加入初漉液，混匀，滴加浓氨试液适量使微显碱性，并有氨臭，用60%乙醇调整浓度至每1ml相当于原药材1g，静置，俟澄清，滤过，即得。

【注解】①功能主治：祛痰药，用于咳痰不爽。②用法用量：口服。一次0.5~2ml，一日1.5~6ml。③渗漉法制备流浸膏剂，为避免有效成分破坏，收集85%的初漉液，将续漉液低温浓缩。

（三）流浸膏剂的质量评价

1. 鉴别 应具备各药材中药用成分或指标成分的特殊鉴别反应。

2. 含量测定 药用成分明确的按规定测定含量，应符合规定。药用成分不明确的，测定指标成分或总固体量，应符合规定范围。

3. 乙醇量 除另有规定外，含乙醇的流浸膏照《中国药典》乙醇量测定法测定，应符合规定。

4. 甲醇量 除另有规定外，含甲醇的流浸膏照《中国药典》甲醇量检查法检查，应符合各品种项下的规定。

5. 装量 照《中国药典》最低装量检查法检查，应符合规定。

6. 微生物限度 照《中国药典》非无菌产品微生物限度检查：微生物计数法和非无菌产品微生物限度检查：控制菌检查法及非无菌产品微生物限度标准检查，应符合规定。

二、浸膏剂

（一）概述

浸膏剂系指饮片用适宜的溶剂提取，蒸去部分或全部溶剂，调整至规定浓度而成的制剂。除另有规定外，浸膏剂分为稠膏和干膏两种，每1g相当于饮片2~5g。

浸膏剂只有少数品种可直接供临床应用，而绝大多数品种是作为配制其他制剂的原料。

浸膏剂为半固体或固体制剂，若浸膏剂的含水量在15%~20%，具有黏性呈膏状半固体时称为稠浸膏；若浸膏剂的含水量在5%内，呈干燥块或粉末状固体时则称为干浸膏。

（二）浸膏剂的制备

1. 浸膏剂的生产工艺流程 见图4-5。

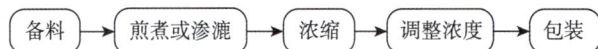

备料 → 煎煮或渗漉 → 浓缩 → 调整浓度 → 包装

图4-5 浸膏剂的生产工艺流程

2. 制备方法 浸膏剂用煎煮法、回流法或渗漉法制备，全部煎煮液或漉液浓缩至稠膏，加稀释剂或继续浓缩至规定的量。调整浓度常用的稀释剂有淀粉、乳糖、蔗糖、药渣粉末、氧化镁、碳酸钙等。若需要干浸膏，可采用减压干燥或喷雾干燥进行制备。

3. 举例

颠茄浸膏

【处方】颠茄草 1000g、85% 乙醇适量。

【制法】取颠茄草粗粉 1000g，用 85% 乙醇作溶剂，浸渍 48 小时后，以每分钟 1~3ml 的速度缓缓渗漉，收集初漉液约 3000ml，另器保存，继续渗漉，俟生物碱完全漉出，续漉液作下次渗漉的溶剂用。将初漉液在 60℃减压回收乙醇，放冷至室温，分离除去叶绿素，滤过，滤液在 60~70℃蒸至稠膏状，加 10 倍量的乙醇，搅拌均匀，静置，俟沉淀完全，吸取上清液，在 60℃减压回收乙醇后，浓缩至稠膏状，取出约 3g，照〔含量测定〕项下的方法，测定含量，加稀释剂适量，使含量符合规定，低温干燥，研细，过四号筛，即得。

【注解】①浸膏不单独使用，多制成颠茄片用于临床。②本品每 1g 含生物碱以硫酸天仙子胺（$C_{34}H_{46}N_2O_6 \cdot H_2SO_4$）计，应为 8.3~11.0mg，含东莨菪内酯（$C_{10}H_8O_4$）不得少于 0.55mg。③本品采用渗漉法制备浸膏剂，选用乙醇作为溶剂，需要低温减压回收乙醇。

（三）浸膏剂的质量评价

1. 鉴别　应具备各药材中药用成分或指标成分的特殊鉴别反应。

2. 含量测定　药用成分明确的，按规定测定含量，应符合规定。药用成分不明确的，测定指标成分或总固体量，应符合规定范围。

3. 装量　照《中国药典》最低装量检查法检查，应符合规定。

4. 微生物限度　照《中国药典》非无菌产品微生物限度检查：微生物计数法和非无菌产品微生物限度检查：控制菌检查法及非无菌产品微生物限度标准检查，应符合规定。

第七节　煎膏剂

一、煎膏剂概述

煎膏剂系指饮片用水煎煮，取煎煮液浓缩，加炼蜜或糖（或转化糖）制成的半流体制剂。煎膏剂以滋补为主，兼具有缓和的治疗作用，药性滋润，故又称膏滋。

煎膏剂在生产与贮藏期间应符合下列有关规定：

1. 饮片按各品种项下规定的方法煎煮，滤过，滤液浓缩至规定的相对密度，即得清膏。

2. 如需加入饮片原粉，除另有规定外，一般应加入细粉。

3. 清膏按规定量加入炼蜜或糖（或转化糖）收膏；若需加饮片细粉，待冷却后加入，搅拌混匀。除另有规定外，加炼蜜或糖（或转化糖）的量一般不超过清膏量的 3 倍。

4. 煎膏剂应无焦臭、异味，无糖的结晶析出。

5. 除另有规定外，煎膏剂应密封，置阴凉处贮存。

二、煎膏剂的制备与举例

1. 煎膏剂的制备工艺流程　见图 4-6。

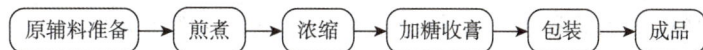

原辅料准备 → 煎煮 → 浓缩 → 加糖收膏 → 包装 → 成品

图 4-6　煎膏剂的制备工艺流程

2. 制备方法　按处方称取炮制合格的药材，依据各品种项下规定的方法进行浸出，一般采用煎煮法，药材煎煮两次，每次 1~2 小时，滤液静置后过滤，浓缩至规定的相对密度；制备煎膏剂所用的糖，除另有规定外，应使用符合药典标准的蔗糖，用前应加以炼制，炼制糖的目的是：使糖的晶粒熔融，去除部分水分，净化杂质，杀死微生物，使糖部分转化，防止煎膏剂产生"返砂"现象。将炼糖冷至 100℃，加入清膏中，用量一般不超过清膏的 3 倍。收膏稠度视品种而定，一般相对密度在 1.4 左右。如果需要加入药材细粉，应在煎膏冷却后加入，搅拌混匀，即得。

▸ 知识链接

"返砂"

有些煎膏剂在贮藏一定的时间后，常有糖的结晶析出，俗称"返砂"。返砂的原因与煎膏剂所含总糖量和转化糖量有关。研究结果认为，总糖量超过单糖浆的浓度，因过饱和度大，结晶核生成的速度和结晶长大速度快，一般控制总糖含量在 85% 以下为宜。糖的转化程度并非越高越好，在以等量的葡萄糖和果糖作为转化糖的糖液，转化率在 40%~50% 时未检出蔗糖和葡萄糖结晶。蔗糖在酸性或高温条件下转化时，果糖的损失较葡萄糖大，为防止在收膏时蔗糖的进一步转化和果糖的损失，应尽量缩短加热时间，降低加热温度，还可适当调高 pH 值。

3. 举例

川贝雪梨膏

【处方】梨清膏 400g、川贝母 50g、麦冬 100g、百合 50g、款冬花 25g。

【制法】以上五味，梨清膏系取鲜梨，洗净，压榨取汁，梨渣加水煎煮 2 小时，滤过，滤液与上述梨汁合并，静置 24 小时，取上清液，浓缩成相对密度为 1.30（90℃）的清膏。川贝母粉碎成粗粉，用 70% 乙醇作溶剂，浸渍 48 小时后进行渗漉，收集渗漉液，回收乙醇，备用；药渣与其余麦冬等三味加水煎煮二次，第一次 4 小时，第二次 3 小时，合并煎液，滤过，滤液静置 12 小时，取上清液，浓缩至适量，加入上述川贝母渗漉液及梨清膏，浓缩至相对密度为 1.30（90℃）的清膏。每 100g 清膏加入用蔗糖 400g 制成的转化糖，混匀，浓缩至规定的相对密度，即得。

【注解】①功能主治：润肺止咳，生津利咽。用于阴虚肺热，咳嗽，喘促，口燥咽干。②用法用量：口服。一次 15g，一日 2 次。③根据药材成分，用渗漉法和煎煮法浸出有效成分。④制备煎膏剂时蔗糖需要炼制成转化糖后使用。

三、煎膏剂的质量评价

1. 外观 煎膏剂应无焦臭、无异味、无糖的结晶析出。

2. 鉴别 应具备各药材中药用成分或指标成分的特殊鉴别反应。

3. 含量测定 药用成分明确的，按规定测定含量，应符合规定。药用成分不明确的，测定指标成分或总固体量，应符合规定范围。

4. 相对密度 除另有规定外，取供试品适量，精密称定，加水约 2 倍，精密称定，混匀，作为供试品溶液。照相对密度测定法测定，按下式计算，应符合各品种项下的有关规定。

$$供试品相对浓度 = \frac{W_1 - W_1 \times f}{W_2 - W_1 \times f} \qquad\qquad 式（4-1）$$

式中，W_1 为比重瓶内供试品溶液的重量，g；W_2 为比重瓶内水的重量，g；f 为加入供试品中的水重量与供试品重量及加入供试品中的水重量之和的比。

凡加饮片细粉的煎膏剂，不检查相对密度。

5. 不溶物 取供试品 5g，加热水 200ml，搅拌使溶化，放置 3 分钟后观察，不得有焦屑等异物。

加饮片细粉的煎膏剂，应在未加入细粉前检查，符合规定后方可加入细粉。加入药粉后不再检查不溶物。

6. 装量　照《中国药典》最低装量检查法检查，应符合规定。

7. 微生物限度　照《中国药典》非无菌产品微生物限度检查：微生物计数法和非无菌产品微生物限度检查：控制菌检查法及非无菌产品微生物限度标准检查，应符合规定。

实训 9　酊剂的制备

一、实训目的

1. 掌握酊剂的制备方法及操作要点。
2. 学会酊剂的质量检查。

二、实训条件

1. 实训场所　实训室。

2. 实训仪器与设备　磨塞广口瓶、烧杯、量筒、量杯、脱脂棉、滤纸、漏斗、天平、电子秤等。

3. 原辅料　苍术、陈皮、厚朴、白芷、茯苓、大腹皮、生半夏、甘草浸膏、广藿香油、紫苏叶油、干姜、乙醇等。

三、实训内容

（一）药品概况

项目名称	藿香正气水			
处方	苍术	160g	陈皮	160g
	厚朴（姜制）	160g	白芷	240g
	茯苓	240g	大腹皮	240g
	生半夏	160g	甘草浸膏	20g
	广藿香油	1.6ml	紫苏叶油	0.8ml
规格	每支装 10ml			
功能主治	解表化湿，理气和中。用于外感风寒、内伤湿滞或夏伤暑湿所致的感冒，症见头痛昏重、胸膈痞闷、脘腹胀痛、呕吐泄泻；胃肠型感冒见上述证候者			
用法用量	口服。一次 5～10ml，一日 2 次，用时摇匀			

（二）制备方法

以上十味，苍术、陈皮、厚朴（姜制）、白芷分别用 60% 乙醇作溶剂，浸渍 24 小时后进行渗漉，前三种各收集初漉液 400ml，后一种收集初漉液 500ml，备用；继续渗漉，收集续漉液，浓缩后并入初漉液中。茯苓加水煮沸后 80℃ 温浸二次，第一次 3 小时，第二次 2 小时，取汁；生半夏用冷水浸泡，每 8 小时换水一次，泡至透心后，另加干姜 13.5g，加水煎煮二次，第一次 3 小时，第二次 2 小时；大腹皮加水煎煮 3 小时，甘草浸膏打碎后水煮化开；合并上述提取液，滤过，滤液浓缩至适量。广藿香油、紫苏叶油用乙醇适量溶解。合并以上溶液，混匀，用乙醇与水适量调整乙醇含量，并使全量成 2050ml，静置，滤过，灌装，即得。

四、质量检查

质量检查项目参照《中国药典》规定，实训结果填写下表。

检查项目	检查结果
性状	
鉴别	
含量测定	
乙醇量	
甲醇量	
装量	
微生物限度	

五、实训报告及思考

小组完成实训后，对实训过程、结果及收获进行讨论并总结，撰写实训报告。

1. 写出酊剂制备的工艺流程图。
2. 为什么要测定甲醇量？

实训 10　流浸膏剂的制备

一、实训目的

1. 掌握流浸膏剂的制备方法及操作要点。
2. 学会流浸膏剂的质量检查。

二、实训条件

1. 实训场所　实训室。

2. 实训仪器与设备　渗漉筒、木槌、接收瓶、铁架台、蒸馏瓶、冷凝管、温度计、水浴锅、烧杯、量筒、量杯、脱脂棉、滤纸、电炉、蒸发器、漏斗、天平、电子秤等。

3. 原辅料　远志、乙醇、氨溶液等。

三、实训内容

（一）药品概况

项目名称	远志流浸膏	
处方	远志（中粉）	100g
	60%乙醇	适量
规格	1ml	
功能主治	祛痰药，用于咳痰不爽	
用法用量	口服。一次 0.5～2ml，一日 1.5～6ml	

（二）制备方法

取远志中粉按渗漉法制备，用60%乙醇作溶剂，浸渍24小时后，以每分钟1～3ml的速度缓缓渗漉，收集初漉液85ml，另器保存。继续渗漉，俟有效成分完全漉出，收集续漉液，在60℃以下减压浓缩至稠膏状，加入初漉液，混合后滴加浓氨溶液适量使呈微碱性，并有氨臭，再加60%乙醇调整使成100ml，静置，俟澄清，滤过，即得。

（三）注意事项

（1）远志内含有酸性皂苷和远志酸，在水溶液中渐渐水解而产生沉淀，因此，加适量氨溶液使成微碱性，以延缓苷的水解，而产生沉淀。

（2）装渗漉筒前，应先用溶剂将药粉湿润。装筒时应注意分次投入，逐层压平，松紧适度，切勿过松、过紧。投料完毕用滤纸或纱布覆盖，加几粒干净碎石以防止药材松动或浮起。加溶剂时宜缓慢并注意使药材间隙不留空气，渗漉速度以1～3ml/min为宜。

（3）药材粉碎程度与浸出效率有密切关系。对组织疏松的药材，选用其粗粉浸出即可；而质地坚硬的药材，则可选用中粉或粗粉。粉末过细可能导致较多量的树胶、鞣质、植物蛋白等黏稠物质的浸出，对主药成分的浸出不利，且使浸出液与药渣分离困难，不易滤清使产品混浊。

（4）收集85%初漉液另器保存，是因初漉液有效成分含量较高，可避免加热浓缩而导致成分损失和乙醇浓度改变。

四、质量检查

质量检查项目参照《中国药典》规定，实训结果填写下表。

检查项目	检查结果
性状	
乙醇量	
甲醇量	
装量	
微生物限度	

五、实训报告及思考

小组完成实训后，对实训过程、结果及收获进行讨论并总结，撰写实训报告。

1. 比较浸渍法与渗漉法的异同点，操作中各应注意哪些问题？
2. 渗漉法制备流浸膏时为何要收集85%初漉液另器保存？

实训11 煎膏剂的制备

一、实训目的

1. 掌握煎膏剂的制备方法及操作要点。
2. 学会煎膏剂的质量检查。

二、实训条件

1. 实训场所 实训室。

2. 实训仪器与设备 不锈钢锅、温度计、水浴锅、烧杯、量筒、量杯、脱脂棉、滤纸、电炉、蒸发器、漏斗、天平、电子秤等。

3. 原辅料 益母草、红糖等。

三、实训内容

（一）药品概况

项目名称	益母草膏	
处方	益母草	200g
	红糖	适量
规格	10g	
功能主治	活血调经。用于经闭、痛经及产后瘀血腹痛	
用法用量	口服。一次 10g，一日 1~2 次	

（二）制备方法

取益母草，加水煎煮二次，每次 2 小时，合并煎液，滤过，滤液浓缩至相对密度为 1.21~1.25（80℃）的清膏。称取红糖（每 100g 清膏加红糖 200g），加糖量 1/2 的水及 0.1% 酒石酸，直火加热，不断搅拌、溶化，至金黄色时，加入上述清膏，混匀，继续浓缩至规定的相对密度，即得。

相对密度检查时，取本品 10g，加水 20ml 稀释后，按照《中国药典》相对密度测定法，应不低于 1.36。

四、质量检查

质量检查项目参照《中国药典》规定，实训结果填写下表。

检查项目	检查结果
性状	
鉴别	
含量测定	
相对密度	
不溶物	
装量	
微生物限度	

五、实训报告及思考

小组完成实训后，对实训过程、结果及收获进行讨论并总结，撰写实训报告。

1. 常用的浸出方法有哪些，各有什么特点。

2. 制备煎膏剂时糖为什么要炼制？

目标检测

答案解析

一、选择题

[A 型题]

1. 下列不能用于酊剂制备的是
   - A. 冷浸法
   - B. 稀释法
   - C. 煎煮法
   - D. 渗漉法
   - E. 溶解法

2. 需作含醇量测定的制剂是
   - A. 煎膏剂
   - B. 流浸膏剂
   - C. 浸膏剂
   - D. 中药合剂
   - E. 糖浆剂

3. 合剂与口服液的区别是
   - A. 合剂不需要灭菌
   - B. 口服液不需要浓缩
   - C. 口服液不加防腐剂
   - D. 合剂不可加蔗糖矫味
   - E. 口服液为单剂量包装

4. 浸提远志流浸膏时在溶剂中加入适量氨水目的是
   - A. 沉淀杂质
   - B. 延缓吸收
   - C. 防止酸性皂苷水解
   - D. 提高渗透
   - E. 加快扩散

5. 口服液的制备工艺流程是
   - A. 提取－精制－灭菌－配液－灌装
   - B. 提取－精制－配液－灭菌－灌装
   - C. 提取－精制－配液－灌装－灭菌
   - D. 提取－浓缩－配液－灭菌－灌装
   - E. 提取－配液－浓缩－灌装－灭菌

[X 型题]

6. 单糖浆的作用有
   - A. 矫味剂
   - B. 助悬剂
   - C. 黏合剂
   - D. 润湿剂
   - E. 防腐剂

7. 除另有规定外，可采用药材比量法规定浓度的浸出制剂是
   - A. 酊剂
   - B. 流浸膏剂
   - C. 糖浆剂
   - D. 煎膏剂
   - E. 浸膏剂

8. 制备煎膏剂时，炼糖的目的是
   - A. 除去水分
   - B. 灭菌
   - C. 防止返砂
   - D. 促进蔗糖转化
   - E. 改变药性

9. 下列剂型中，成品需测定含醇量的是
   - A. 流浸膏剂
   - B. 浸膏剂
   - C. 酊剂
   - D. 煎膏剂
   - E. 酒剂

二、简答题

1. 简述酒剂和酊剂的异同点。

2. 糖浆剂的制备方法有几种？

3. 煎膏剂炼糖的目的是什么？

（梁伟玲）

书网融合……

重点小结

微课

习题

第五章　注射剂与滴眼剂

学习目标

知识目标

掌握注射剂含义、特点、分类；热原的性质、污染途径和除去方法，注射剂常用的溶剂及附加剂，注射剂生产工艺流程；熟悉大容量注射剂、注射用无菌粉末、滴眼剂的含义、特点和制备方法；了解注射剂与滴眼剂的质量评价。

能力目标

能根据生产条件进行注射液、注射用无菌粉末、滴眼剂的制备。能判断并解决注射剂生产过程中出现的问题。

素质目标

提升学生无菌意识、质量意识和标准意识，培养学生精益求精的匠心、恪守标准的责任心和守护健康的仁心。

情境导入

情境： 某药业生产的中药注射液在患者输注过程中引发严重的不良反应，甚至造成几例患者死亡事件。经抽样检验，无菌检查和热原检查均不符合规定，是造成这起药品安全事故的根本原因，相关部门对该药业进行了严肃处理。事件中因该药业更换灭菌设备未经确认，对灭菌工艺未进行再验证，擅自改变工艺参数，从而导致产品出现严重不良反应。

思考： 1. 中药注射剂为无菌制剂，对中药注射剂生产工艺有哪些要求？

2. 什么是热原，热原的污染途径及除去中药注射剂中热原的方法有哪些？

3. 为保证中药注射剂的质量应进行的质量评价和检查项目有哪些？

第一节　注射剂基础知识

一、注射剂概述

（一）注射剂的含义

注射剂系指原料药物或与适宜的辅料制成的供注入体内的无菌制剂。是临床应用最广泛的剂型之一。中药注射剂系指在中医药理论指导下，将中药饮片（含单方或复方）或天然药物提取、纯化后制成的供注入人体内的无菌制剂。注射给药是一种不可替代的临床给药途径，尤其适用于急救患者。

（二）注射剂的特点

1. 药效迅速　注射给药可直接以液体形式进入人体组织、血管或器官内，药物吸收快，作用迅速。尤其是静脉注射，药物直接进入血液循环，特别适用于抢救危重患者。注射剂剂量准确，作用可靠。

2. 适用于不宜口服的药物　注射给药不经消化道及肝脏，也可免受消化系统多因素对药物作用的影响。易被消化酶破坏、对胃肠道有刺激性、口服吸收差、生物利用度低的药物宜制成注射剂。

3. 适用于不宜口服给药的患者　对于术后禁食、昏迷、吞咽困难或有消化系统疾患，不能口服的患者，宜选择注射给药。

4. 可发挥局部定位定向作用　如盐酸普鲁卡因用于局部麻醉，当归注射液可穴位注射发挥特有疗效，消痔灵注射液可用于痔核注射，脂质体静脉注射给药具有靶向作用。

注射剂也存在不足：如注射给药需要专业人员使用相应的注射器和设备给药，且注射时会产生疼痛；由于注射给药风险比较高，所以对产品的质量要求严格；此外，其制造过程复杂，对生产环境及设备要求高。

知识链接

中药注射剂的发展

中药注射剂问世已80余年，20世纪40年代太行山革命根据地药厂成功研制出柴胡注射液，它是我国也是世界上第一个中药注射剂，在战火纷飞的年代为挽救抗日军民的生命做出了不可磨灭的贡献。

20世纪50至60年代，相继研制出茵栀黄注射剂、板蓝根注射液等20余个品种，促进了中药注射剂的进一步发展。20世纪80年代，开始出现大剂量静脉注射剂（如刺五加注射液）、粉针剂（如双黄连粉针）。目前《中国药典》收载了止喘灵注射液、灯盏细辛注射液、注射用双黄连（冻干）、注射用灯盏花素和清开灵注射液5种中药注射剂，并对所有中药注射剂品种增加了重金属和有害元素限度标准，对于解决中药注射剂的安全性问题起到积极的作用。

（三）注射剂的分类

注射剂可分为注射液、注射用无菌粉末与注射用浓溶液。

1. 注射液　系指原料药物或与适宜的辅料制成的供注入体内的无菌液体制剂，包括溶液型、乳状液型和混悬型等注射液。供静脉滴注用的大容量注射液又称为输液。中药注射剂一般不宜制成混悬型注射液。

2. 注射用无菌粉末　亦称为粉针剂，系指原料药物或与适宜辅料制成的供临用前用无菌溶液配制成注射液的无菌粉末或无菌块状物，一般采用无菌分装或冷冻干燥法制得。

3. 注射用浓溶液　系指原料药物与适宜辅料制成的供临用前稀释后注射的无菌浓溶液。

（四）注射剂的给药途径

1. 皮内注射　注射于表皮与真皮之间，一次注射剂量在0.2ml以下。该部位药物吸收少而缓慢，故常用于药物的过敏性试验或者临床疾病的诊断。

2. 皮下注射　注射于真皮与肌肉之间，一次注射量为1～2ml，皮下注射剂主要是无刺激性的水溶液，混悬液可能导致硬结或肿胀，有刺激性药物的混悬液不宜做皮下注射。

3. 肌内注射　注射于肌肉组织，一次注射量在1～5ml，起效比静脉注射缓慢，但持续时间较长，药物的水溶液、油溶液、混悬液、乳状液型注射剂均可做肌内注射，其中混悬液及乳状液具有一定的延效作用，且乳状液有一定的淋巴靶向性。

4. 静脉注射　分为静脉推注和静脉滴注两种方式。静脉推注一次注射量一般在5～50ml，静脉滴注用量大，一次注射量可达数千毫升。静脉注射药物直接进入血液中，产生药效最快，常作急救、补充体液和提供营养之用，多为水溶液和平均粒径$<1\mu m$的乳状液、纳米粒、脂质体等微粒分散体系均可。但油溶液、一般混悬液易引起毛细血管栓塞，均不能静脉注射。且能导致溶血和白蛋白沉淀的药物也不易静脉注射，静脉注射用制剂的质量要求较高，特别对无菌、热原的控制

要求严格。

5. 脊椎腔注射　注入脊椎间蛛网膜下腔内，一次注射量在 10ml 以下。该部位神经组织比较敏感，脊椎液的循环又十分缓慢，因此脊椎腔注射剂必须严格控制质量，其渗透压必须与脊椎液相等，pH 值控制在 5.0～8.0 之间，且不得添加抑菌剂。乳状液和混悬液均不得脊椎腔注射。

6. 其他　还有动脉注射、脑池内注射、心内注射、关节腔注射、滑膜腔注射、鞘内注射及穴位注射等给药途径。

二、热原

(一) 热原的含义与组成

热原是指能引起恒温动物体温异常升高的致热物质。药剂学上的"热原"通常是指细菌性热原，是微生物的代谢产物或尸体，注射后能引起特殊的致热反应。大多数细菌和许多霉菌甚至病毒均能产生热原，致热能力最强的是革兰阴性杆菌所产生的热原。

微生物代谢产物中内毒素是产生热原反应的最主要致热物质。内毒素是由磷脂、脂多糖和蛋白质组成的复合物，其中脂多糖是内毒素的主要成分，具有很强的致热活性。

含有热原的注射剂，特别是输液剂注入人体时，在 30 分钟潜伏期后就会出现发冷、寒战、体温升高、身痛、发汗、恶心呕吐等不良反应，有时体温可升至 40℃ 左右，严重者还会出现昏迷、虚脱，甚至危及生命，临床上称上述现象为"热原反应"。

(二) 热原的基本性质

1. 耐热性　热原的耐热性较强，一般经 60℃ 加热 1 小时不受影响，100℃ 也不会发生热解，但在120℃ 加热 4 小时能破坏 98% 左右，180～200℃ 干热 2 小时、250℃ 加热 30～45 分钟或 650℃ 加热 1 分钟可使热原彻底破坏。虽然现已发现某些热原也具有热不稳定性，但需要注意的是在通常采用的注射剂灭菌条件下，热原不易被破坏。

2. 水溶性　热原含有磷脂、脂多糖和蛋白质，因此热原能溶于水，其浓缩水溶液往往带有乳光。

3. 不挥发性　热原本身不挥发，但因其溶于水，在蒸馏时，可随水蒸气雾滴进入蒸馏水中，故蒸馏水器均应有完好的隔沫装置，以防止热原污染。

4. 滤过性　热原体积较小，约在 1～5nm 之间，一般滤器均可通过，不能截留去除，但活性炭可吸附热原，纸浆滤饼对热原也有一定的吸附作用。

5. 其他性质　热原能被强酸、强碱破坏，也能被强氧化剂如高锰酸钾、过氧化氢等破坏，超声波及某些表面活性剂也能使之失活，热原也可被某些离子交换树脂所吸附。

(三) 注射剂热原的污染途径

1. 溶剂　溶剂是热原污染的主要途径。注射剂的溶剂主要有注射用水和注射用油，尤其是注射用水在制备时操作不当或蒸馏水器结构不合理，都有可能使蒸馏水中带有热原。如果贮存时间较长或存放容器不洁，也有可能由于微生物污染而产生大量热原。因此注射剂的配制应注意溶剂质量，最好使用新鲜制备的溶剂。

2. 原辅料　原辅料本身质量不佳，贮藏时间过长或包装不符合要求甚至破损，均会受到微生物污染。以中药为原料的制剂，原料中带有大量的微生物，提取处理的条件不当也易产生热原。

3. 器具　注射剂制备时所用的用具、管道、装置、灌装注射剂的容器，未按照 GMP 要求认真清洗处理，均易使药液污染而导致热原产生。因此接触药液的一切器具均应按规定的操作规程清洁或灭菌，符合要求后方能使用。

4. 制备过程与生产环境　在制备过程中必须严格按照 GMP 要求制定的岗位操作规程操作，在洁净度符合要求的环境中进行。整个制备过程在保证质量的前提下，应尽量缩短生产周期。

5. 临床使用过程　有时中药注射剂本身不含热原，但在临床使用时出现热原反应，往往是由于临床使用时所用注射器具（输液瓶、乳胶管、针头与针筒等）的污染所致，要求注射器具必须无菌无热原。

（四）除去注射剂中热原的方法

1. 除去药液或溶剂中热原的方法

（1）吸附法　活性炭是常用的吸附剂，用量一般为溶液体积的 0.1% ~ 0.5%。使用时，将一定量的针用活性炭加入溶液中，煮沸，搅拌 15 分钟，沉淀滤过，即能除去液体中大部分热原。此外也可与硅藻土配合应用，吸附除去热原的效果良好。活性炭的吸附作用强，除了吸附热原外，还有脱色、助滤作用。但由于用活性炭处理吸附热原的同时，也会吸附溶液中的药物成分，如生物碱、黄酮等，故应注意控制使用量。

（2）离子交换法　热原分子上因含有磷酸根与羧酸根而带有负电荷，因而可以被碱性阴离子交换树脂吸附。需要注意的是树脂易饱和，需经常再生。

（3）凝胶滤过法　也称分子筛滤过法，是利用热原与药物分子量的差异将两者分开，但当两者分子量相差不大时，不宜使用。溶液通过凝胶柱时，分子量较小的成分渗入到凝胶颗粒内部而被阻滞，分子量较大的成分则沿凝胶颗粒间隙随溶剂流出。注射液中药物分子量明显大于热原分子时，可用此法除热原。

（4）超滤法　本法利用高分子薄膜的选择性与渗透性，在常温条件下，依靠一定的压力和流速，达到除去溶液中热原的目的。用于超滤的高分子薄膜孔径可控制在 50nm 以下，其滤过速度快，除热原效果明显。国内报道采用醋酸纤维素超滤膜处理含有热原的溶液，结果显示除去热原的效果可靠。

（5）反渗透法　本法通过三醋酸纤维素膜或聚酰胺膜除去热原效果好，具有较高的实用价值。

2. 除去容器或用具上热原的方法

（1）高温法　适合于耐高温的容器或用具，如注射用针筒、针头及其他玻璃器皿，在洗涤干燥后经 250℃ 加热 30 分钟以上，可以破坏热原。

（2）酸碱法　因热原可被强酸、强碱、强氧化剂所破坏，因此耐酸碱的玻璃容器等可用重铬酸钾硫酸洗液、硝酸硫酸洗液或稀氢氧化钠溶液处理，将热原破坏。

（五）热原的检查方法

1. 家兔发热试验法　热原检查目前各国药典法定的方法仍为家兔发热试验法，属限度试验。它是将一定量的供试品由静脉注入家兔体内，在规定时间内观察体温的变化情况，如家兔体温升高的度数超过规定限度即认为有热原反应。具体试验方法和结果判断标准见《中国药典》相关内容。本法结果准确，但费时较长、操作繁琐，不利于连续生产。

2. 鲎试验法　本法操作简单、结果迅速可得、灵敏度高。但本法对革兰阴性菌以外的内毒素不敏感，故还不能完全代替家兔发热试验法。常用于某些不能用家兔进行热原检测的品种，如放射性药剂等；也适用于生产注射药品时，检测中间产品是否污染热原。具体试验方法和结果判断标准见《中国药典》相关内容。

三、注射剂的溶剂

溶剂是注射剂中重要的组成部分，注射剂所用的溶剂应安全无害，并与处方中的其他药用成分兼容性良好，不得影响活性成分的疗效和质量。一般分为水性溶剂和非水性溶剂。注射剂可根据药物的溶解性、稳定性、给药途径、临床用途等不同需求选择不同种类的溶剂。

1. 水性溶剂　注射用水系注射剂中最常用的水性溶剂，注射剂配制时一般优先选用注射用水作为溶剂。注射用水为纯化水经蒸馏所得的水，其收集后应在 12 小时内使用。注射用水虽不要求灭菌，但必须无热原。有关内容详见第二章第二节。

2. 非水溶剂

（1）注射用油　对于难溶性药物可采用注射用油为溶剂，有时为了使药物达到长效的目的，也可选择注射用油为溶剂通过肌内注射给药，实现药物缓慢吸收，延长药效。常用的注射用油主要有大豆油、麻油、茶油等植物油，其他植物油如玉米油、橄榄油、蓖麻油等经精制后也可用于注射。

《中国药典》规定注射用大豆油应无异臭，为淡黄色澄明液体，相对密度为 0.916 ~ 0.922，碘值为 126 ~ 140，皂化值为 188 ~ 195，酸值不得大于 0.1。

（2）乙醇　本品与水、甘油、挥发油等可任意混溶，调节溶剂的极性，增大难溶性药物的溶解度，可供静脉或肌内注射。但乙醇浓度超过 10% 时可能会有溶血作用或引起注射部位疼痛感。

（3）丙二醇　本品与水、乙醇、甘油可混溶，能溶解多种水不溶性药物，可供肌内及静脉注射。混合溶剂中的常用浓度为 10% ~ 60%，用作皮下或肌内注射时有局部刺激性。

（4）聚乙二醇　本品与水、乙醇相混溶，化学性质稳定，不水解，常用浓度为 1% ~ 50%。PEG 300、PEG 400 均可用作注射用溶剂，由于 PEG 300 的降解产物可能会导致肾病变，因此以 PEG 400 更为常用。

此外，还有二甲基乙酰胺、油酸乙酯、苯甲酸苄酯、肉豆蔻异丙基酯等可选作注射剂的混合溶剂。

四、注射剂的附加剂

配制注射剂时，可根据药物的性质加入其他物质，以增加注射剂的有效性、安全性与稳定性，这类物质统称为注射剂附加剂。所用附加剂应不影响主药疗效，与主药无配伍禁忌，使用浓度内应安全、无毒、无刺激，不干扰产品的含量测定。

（一）增加主药溶解度的附加剂

为了增加主药在溶剂中的溶解度，可根据主药的理化性质选择成盐及使用增溶剂、助溶剂等。使用增溶剂是最常采用的增加溶解度的方法，常用增溶剂为聚山梨酯 80，因其具有降压作用与轻微的溶血作用，聚山梨酯 80 多用于肌内注射，在静脉注射剂中应慎用。除此外，还可以用胆汁、甘油（用于以鞣质为主要成分的中药注射剂）。

（二）帮助主药混悬或乳化的附加剂

为使混悬型注射液及乳状液型注射液的稳定性得以提高，常加入助悬剂和乳化剂。常用的助悬剂有明胶、聚维酮、羧甲基纤维素钠及甲基纤维素等。常用的乳化剂有普流罗尼克 F - 68、卵磷脂、聚山梨酯 80、油酸山梨坦等。

（三）防止主药氧化的附加剂

1. 抗氧剂　为了防止注射剂中药物的氧化变质，提高注射剂的稳定性，常向注射剂中加入抗氧剂。当抗氧剂和药物同时存在时，空气中的氧首先与抗氧剂发生作用而保持主药的稳定性。注射剂中常用抗氧剂的性质、常用浓度及其应用范围如表 5 - 1 所示。

表 5 - 1　注射剂中常用的抗氧剂

名称	溶解性	常用浓度（%）	应用范围
维生素 C	水溶性	0.1 ~ 0.2	水溶液呈中性，常用于偏酸性或偏碱性药液
亚硫酸氢钠	水溶性	0.1 ~ 0.2	水溶液偏碱性，常用于偏碱性药液
焦亚硫酸钠	水溶性	0.1 ~ 0.2	水溶液偏碱性，常用于偏碱性药液
亚硫酸钠	水溶性	0.1 ~ 0.2	水溶液偏碱性，常用于偏碱性药液
硫代硫酸钠	水溶性	0.1	水溶液呈中性或微碱性，常用于偏碱性药液
硫脲	水溶性	0.05 ~ 0.2	水溶液中呈中性，常用于中性或偏酸性药液

续表

名称	溶解性	常用浓度（%）	应用范围
二丁基苯酚（BHT）	油溶性	0.005~0.02	油性药液
叔丁基对羟基茴香醚（BHA）	油溶性	0.005~0.02	油性药液
维生素E	油溶性	0.05~0.075	油性药液，对热和碱稳定

2. 惰性气体 在注射剂的配制、灌封等生产过程中，为防止主药氧化，应在药液或安瓿空间通惰性气体，置换药液和容器中的空气，可避免主药的氧化。常用的惰性气体有二氧化碳和氮气。

3. 金属离子络合剂 药液中由于微量金属离子的存在，往往会加速其中某些化学成分的氧化分解，因此需要加入金属络合剂，使之与金属离子生成稳定的络合物，避免金属离子对药物成分氧化的催化作用，产生抗氧化的效果。注射剂中常用的金属络合剂有乙二胺四乙酸、乙二胺四乙酸二钠等，常用量为0.03%~0.05%。

（四）抑制微生物增殖的附加剂

为防止注射剂制备或多次使用过程中微生物的污染及繁殖所需要加入的附加剂，即抑菌剂。加有抑菌剂的注射液，仍应采用适宜的方法灭菌。并非所有的注射剂均需加入抑菌剂，一次注射量超过15ml的注射剂、静脉给药与脑池内、硬膜外、椎管内用的注射液均不得加抑菌剂。一般多剂量注射剂或用于肌内、皮下注射时均可加入一定量抑菌剂，应根据药液的性质选择添加0.5%苯酚、0.3%甲酚、0.5%三氯叔丁醇、2%苯甲醇等。

（五）调整pH值的附加剂

血液pH的恒定（7.35~7.45）是细胞生理活动的必要条件，所以原则上应尽可能使注射剂接近中性。由于人体的血液具有一定的缓冲作用，一般注射剂pH 4~9时机体可以承受，超过此范围就会产生局部刺激性，影响组织对药物的吸收，甚至影响机体正常的生理功能。同时通过调整注射剂的pH，可增加药物的溶解度及稳定性。这类附加剂包括酸、碱和缓冲剂，常用的pH调节剂有盐酸、枸橼酸、氢氧化钾（钠）、枸橼酸钠及缓冲剂磷酸二氢钠和磷酸氢二钠等。

（六）减轻疼痛的附加剂

有的注射剂由于药物本身的刺激性或其他原因，经皮下或肌内注射时产生刺激引起疼痛，故应加局部止痛剂，可改善患者用药的依从性，常用止痛剂有盐酸普鲁卡因（0.5%~2%）、利多卡因（0.5%~1%）、三氯叔丁醇（0.3%~0.5%）、苯甲醇（1%~2%）。

（七）调节渗透压的附加剂

正常人血浆有一定渗透压，注射液渗透压应与血浆渗透压相等即所谓等渗溶液，才能保证用药安全。否则低渗将造成溶血，高渗将导致红细胞萎缩，进而造成一系列副作用。因此注射剂应调节为等渗溶液，常用的调节剂有氯化钠、葡萄糖等。调节方法有冰点降低数据法和氯化钠等渗当量法。

1. 冰点降低数据法 基本原理为血浆冰点为-0.52℃，根据物理化学原理，任何溶液其冰点降低到-0.52℃即与血浆等渗。一些药物1%水溶液的冰点降低数据见表5-2，可根据这些数据计算并配制等渗溶液。

表5-2 一些药物水溶液的冰点降低数据与氯化钠等渗当量

名称	1%（g/ml）水溶液冰点降低值（℃）	1g药物氯化钠等渗当量（E）	等渗浓度溶液的溶血情况		
			浓度（%）	溶血（%）	pH
硼酸	0.28	0.47	1.9	100	4.6
盐酸乙基吗啡	0.19	0.15	6.18	38	4.7

续表

名称	1% (g/ml) 水溶液冰点降低值 (℃)	1g 药物氯化钠等渗当量 (E)	等渗浓度溶液的溶血情况		
			浓度 (%)	溶血 (%)	pH
硫酸阿托品	0.08	0.13	8.85	0	5.0
盐酸可卡因	0.09	0.14	6.33	47	4.4
氯霉素	0.06				
依地酸钙钠	0.12	0.21	4.50	0	6.1
盐酸麻黄碱	0.16	0.28	3.2	96	5.9
无水葡萄糖	0.10	0.18	5.05	0	6.0
葡萄糖 (含 H_2O)	0.091	0.16	5.51	0	5.9
氢溴酸后马托品	0.097	0.17	5.67	92	5.0
盐酸吗啡	0.086	0.15			
碳酸氢钠	0.381	0.65	1.39	0	8.3
氯化钠	0.58		0.9	0	6.7
青霉素 G 钾		0.16	5.48	0	6.2
硝酸毛果芸香碱	0.133	0.22			
聚山梨酯 80	0.01	0.02			
盐酸普鲁卡因	0.12	0.18	5.05	91	5.6
盐酸丁卡因	0.109	0.18			

一般情况下，应加入渗透压调节剂的用量可用式（5-1）计算。

$$W = \frac{0.52 - a}{b}$$ 式（5-1）

式中，W 为配制 100ml 等渗溶液需加入的渗透压调节剂的量（g）；a 为药物溶液的冰点降低值（℃）；b 为 1% 渗透压调节剂水溶液的冰点降低值（℃）。

例 5-1 配制等渗氯化钠溶液 100ml，需氯化钠多少克？

查表 5-2，可知 1% 氯化钠的冰点降低值为 0.58℃，血浆的冰点下降度为 0.52℃。

已知 $b = 0.58$，纯化水 $a = 0$，按式（5-1）计算得：

$$W = \frac{0.52 - 0}{0.58} = 0.9$$

即配制 100ml 等渗氯化钠溶液需用氯化钠 0.9g。

例 5-2 配制 2% 盐酸普鲁卡因溶液 200ml，需加多少克氯化钠可调节成等渗溶液？

查表 5-2，可知 1% 盐酸普鲁卡因溶液的冰点下降度 $a = 0.12℃$，1% 氯化钠溶液的冰点下降度 $b = 0.58℃$，依式（5-1）计算得：

$$W = \frac{0.52 - 0.12 \times 2}{0.58} = 0.48$$

即配制 2% 盐酸普鲁卡因溶液 100ml 需加入氯化钠 0.48g，配制 2% 盐酸普鲁卡因溶液 200ml 需加入氯化钠的量为 $2 \times 0.48 = 0.96g$。

对于成分不明或查不到冰点降低数据的注射剂，可通过实验测定该药物溶液的冰点降低值，再依上式计算。

2. 氯化钠等渗当量法 氯化钠等渗当量法是指与 1g 药物呈等渗效应的氯化钠的质量（g），用 E 表示。一些药物的氯化钠等渗当量见表 5-2 或经试验测定。根据药物氯化钠等渗当量（E），再按下式可计算配制该药物等渗溶液所需添加氯化钠的克数。

$$X = 0.9\% \times V - EW$$ 式（5-2）

式中，X 为配成体积为 Vml 的某药物等渗溶液需加入氯化钠的量（g）；0.9% 为氯化钠等渗溶液浓度（g/ml）；*V* 为欲配制某药物等渗溶液的体积（ml）；*E* 为 1g 药物氯化钠等渗当量；*W* 为欲配制某溶液药物的量（g）。

例 5 - 3 配制葡萄糖等渗溶液 100ml，需加无水葡萄糖多少克？

查表 5 - 2，可知 1g 无水葡萄糖的氯化钠等渗当量为 0.18，即表示 1g 无水葡萄糖与 0.18g 氯化钠在同一体积溶液中可产生相同的渗透压效应。根据氯化钠等渗溶液浓度为 0.9%，可得 $0.9\% \times 100/0.18 = 5g$。即配制葡萄糖等渗溶液 100ml 需无水葡萄糖 5g，换言之，5% 葡萄糖溶液为等渗溶液。

例 5 - 4 配制 2% 氢溴酸后马托品等渗溶液 500ml，需加入多少克氯化钠？

由表 5 - 2 可知 1g 氢溴酸后马托品的氯化钠等渗当量 *E* = 0.17，依式（5 - 2）计算：

$$X = 0.9\% \times 500 - 0.17 \times 2\% \times 500 = 2.8g$$

即配制 2% 氢溴酸后马托品等渗溶液 500ml，需加入氯化钠 2.8g。

3. 等渗溶液与等张溶液 等渗溶液系指与血浆渗透压相等的溶液，属于物理化学概念。等张溶液系指与红细胞膜张力相等的溶液，属于生物学概念。等渗和等张并非同一概念，二者既有联系又有区别，多数药物的等渗溶液往往是或近似等张溶液，0.9% 氯化钠溶液既是等渗溶液又是等张溶液，但也有些药物的等渗溶液并不等张，因此为临床安全用药，应对这类药物进行溶血试验，必要时加入葡萄糖、氯化钠等调节成等张溶液。

第二节 最终可灭菌小容量注射剂

一、小容量注射剂的生产工艺流程

小容量注射剂的生产工艺流程如图 5 - 1 所示。

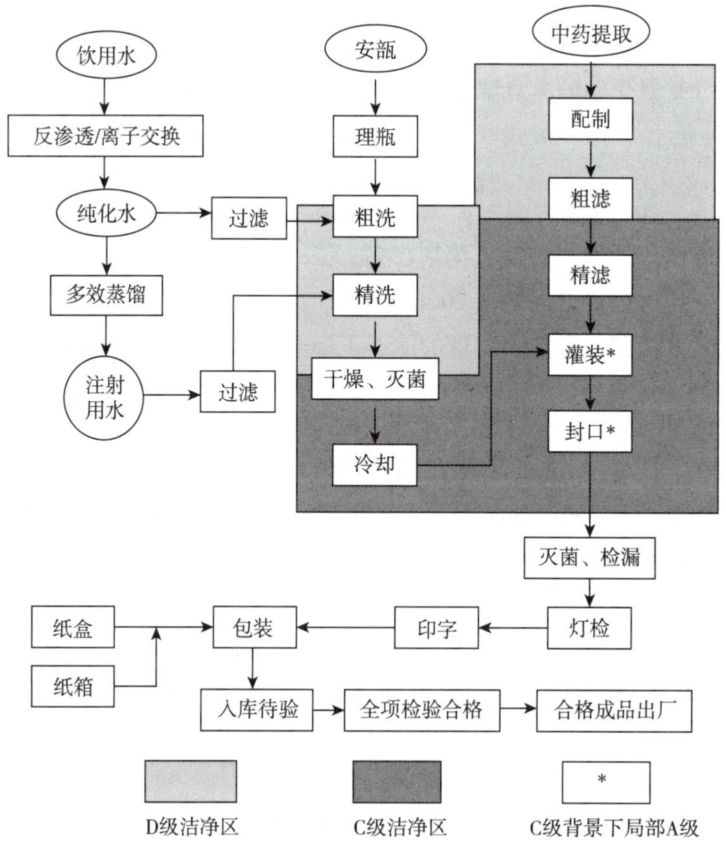

图 5 - 1 小容量注射剂生产工艺流程示意图

二、小容量注射剂的制备与举例

(一) 小容量注射剂原料准备

1. 原料的提取纯化方法

(1) 蒸馏法 含挥发性成分的中药注射剂的制备常采用通水蒸气蒸馏、直接水上蒸馏或与水共蒸馏,收集馏出液。若药材中有效成分为挥发油或其他挥发性成分,则可存在于馏出液内。为提高蒸馏效率和防止有效成分被热破坏,也可采用减压蒸馏法。需注意的是当挥发油饱和水溶液澄明度较差时,可加少量精制滑石粉或硅藻土吸附滤过,还可加适量增溶剂。另外经蒸馏法制得的原液,不含或少含电解质,渗透压偏低,直接配制需要加适量的氯化钠调整渗透压。

(2) 水醇法 是根据中药的有效成分及杂质在水中或不同浓度的乙醇中的溶解度不同的原理来提取及纯化中药,适用于临床疗效确切、有效成分不明确的中药。水醇法又分为水提醇沉法与醇提水沉法,详见第二章第六节"精制技术"。

(3) 双提法 如果处方内药材既需要挥发性成分,又需要不挥发性成分时,可采用"双提法"。即先将药材用蒸馏法提出挥发性成分,再以水提醇沉法或其他方法提取不挥发性成分,最后将两部分合并,供注射液配制用。

(4) 超滤法 为一种分子分离的膜滤过方法,是利用特殊的高分子膜为滤过介质,在常温、加压条件下,将中药提取液中不同分子量的物质加以分离的技术。目前国内应用较多的超滤膜是醋酸纤维膜和聚砜膜,截留分子量在 1 万 ~3 万的滤膜孔径范围,适用于中药注射剂的制备。此外,还有离子交换法、萃取法、透析法、大孔树脂吸附法、酸碱沉淀法等方法。

2. 鞣质的去除方法
鞣质是多元酚的衍生物,广泛存在于中药植物药材中,鞣质既溶于水又溶于乙醇,有较强还原性,在酸、酶、强氧化剂存在或加热情况下,可发生水解、氧化、缩合反应,生成不溶性物质。

中药水提液中所含鞣质采用一般纯化方法不易除尽,往往经灭菌(加热)后会有沉淀,从而影响注射液澄明度,使制剂的稳定性变差;鞣质与机体的组织蛋白质形成不溶性鞣酸蛋白,故而含有一定量鞣质的注射液肌内注射时往往在注射部位形成硬块,导致刺激疼痛。因此,注射液中的鞣质必须进一步除去。

(1) 明胶沉淀法与改良明胶沉淀法 明胶是一种蛋白质,与鞣质在水溶液中能形成不溶性的鞣酸蛋白,因而可除鞣质,该反应在 pH 4.0 ~5.0 时最灵敏。明胶沉淀法是在中药水煎浓缩液中,加入2% ~5%明胶溶液,至不产生沉淀为止,静置、滤过除去沉淀,滤液浓缩后,加乙醇使含醇量达到75%以上,以除去过量明胶。改良明胶沉淀法是将水煎液浓缩,加入 2% ~5% 明胶后稍经放置,不须滤过即再加入乙醇至含醇量达 70% ~80%,静置过夜,滤过即得,该法可降低明胶对中药中黄酮类成分和蒽醌类成分的吸附作用。

(2) 醇溶液调 pH 值法(碱性醇沉法) 将中药的水煎液浓缩加入乙醇,使其含醇量达80%或更高,冷处放置,滤除沉淀后,用40%氢氧化钠调至 pH 值为 8,此时鞣质生成钠盐且不溶于乙醇而析出,经放置,即可滤过除去。醇浓度与 pH 值越高,除鞣质效果越好。但有些酸性成分会同时被除掉,pH 值不宜超过 8。

(3) 聚酰胺除鞣质法 聚酰胺又称锦纶、尼龙、卡普隆,是由酰胺聚合而成的高分子化合物。分子内含有许多酰胺键,可与酚类、酸类、醌类、硝基类化合物形成氢键而吸附这些物质。鞣质为多元酚的衍生物,亦可被吸附,从而达到除去的目的。

(4) 铅盐沉淀法 醋酸铅在水溶液或醇溶液中能沉淀有机酸、酸性皂苷、树脂、鞣质、色素、蛋白质等。碱式醋酸铅还能沉淀出某些含有醇基、酮类、醛基类物质，以及黄酮类、中性皂苷和少数生物碱。本法是利用此性质用铅盐从提取液中沉淀出有效成分或分离除去杂质。由于铅盐对人体有害，溶液中过量的铅必须除尽，除铅的常用方法有硫酸和硫酸钠法、硫化氢法。

（5）其他方法　酸性水溶液沉淀法、超滤法等

（二）小容量注射剂的容器与处理

1. 容器的种类　注射剂常用容器有玻璃安瓿、玻璃瓶、塑料安瓿、塑料瓶（袋），卡式瓶、预装式注射器等。容器的密封性，须用适宜的方法确证。除另有规定外，容器应符合有关注射用玻璃容器和塑料容器的国家标准规定。

（1）安瓿　安瓿分玻璃安瓿和塑料安瓿。常用玻璃安瓿的式样包括曲颈安瓿和粉末安瓿两种，其中曲颈易折安瓿使用方便，可避免折断后玻璃屑和微粒对药液的污染，故国家药品监督管理局已强制推行使用该种安瓿，其规格分为1ml、2ml、5ml、10ml、20ml等几种，曲颈易折安瓿分为色环易折安瓿和点刻痕易折安瓿两种，其外形如图5-2所示。粉末安瓿用于分装注射用固体粉末或结晶性药物，现已基本淘汰。安瓿的颜色有无色透明和琥珀色两种，无色安瓿有利于药液澄明度检查，琥珀色安瓿可滤除紫外线，适合于盛装光敏性药物，但由于含有氧化铁，应注意与所灌装药物之间可能发生的配伍变化。目前制造安瓿的玻璃主要有中性玻璃、含钡玻璃和含锆玻璃。中性玻璃化学稳定性好，适用于近中性或弱酸性注射剂；含钡玻璃耐碱性好，适用于碱性较强的注射剂；含锆玻璃耐酸碱性能好，不易受药液侵蚀，适用于酸碱性强的药液和钠盐类的注射液等。

（2）西林瓶　常见容积为10ml和20ml，应用时均需配有橡胶塞，外面用铝盖压紧，有时铝盖上再外加一个塑料盖。主要用于分装注射用无菌粉末，如双黄连粉针剂多采用此容器包装。容器用胶塞特别是多剂量包装注射液用的胶塞要有足够的弹性和稳定性，其质量应符合有关国家标准规定。除另有规定外，容器应足够透明，以便内容物的检视。

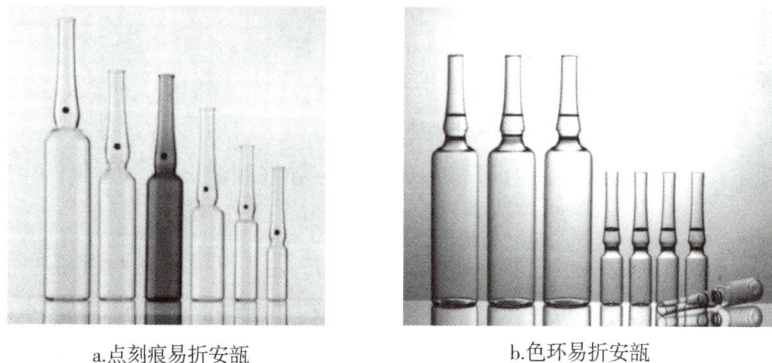

a.点刻痕易折安瓿　　　　b.色环易折安瓿

图5-2　玻璃安瓿

（3）卡式瓶　俗称笔式注射器，用硼硅玻璃套筒，为两端开口的管状筒形，其瓶口用胶塞和铝盖密封，底部用橡胶活塞密封，相当于没有推杆的注射器。可用于盛装注射液，也可装冻干粉末和无菌粉末，用卡式瓶包装的注射剂，注射时需与可重复使用的卡式注射架、卡式半自动注射笔、卡式全自动注射笔等注射器械结合用。采用卡式瓶包装的注射液在实施注射时只需将卡式瓶与针头装入配套的注射器械中即可进行注射，整个注射过程不会产生玻璃屑、药液不需转移，也不会暴露于空气中，药液不与注射器接触。因此，与安瓿包装相比，注射更安全、便捷，减轻了医护人员劳动强度，提高了工作效率。

（4）预装式注射器　为一种新型的注射用包装注射形式，长期以来注射用药物的包装一直采用安瓿或西林瓶，使用时抽入注射器后再进行注射。预装式注射器是把液体药物直接装入注射器中保

存，使用时直接注射。其特点是：①预装式注射器的组件与药物有良好的相容性，同时注射器本身具有很好的密封性，药物可以长期储存。②省去药液从玻璃包装到针筒的转移，比医护人员手工灌注药液更加精确，能避免药品的浪费，对于昂贵的生化制剂和不易制备的疫苗制品更有意义。③能预防注射中的交叉感染或二次污染。④可在注射容器上注明药品名称，临床上不易发生差错。所以近年越来越多的制药企业采用该容器，并应用于临床。

2. 安瓿的质量要求　目前小容量注射液的灌装容器通常是玻璃安瓿。安瓿在制备过程中需经高温灭菌，而且应适合在不同环境下长期储藏，玻璃质量会对注射液的稳定性产生严重影响。

注射剂玻璃容器应达到以下质量要求：①应透明，以利于检查药液的可见异物、杂质以及变质情况；②应具有低的膨胀系数、优良的耐热性，使之不易冷爆破裂；③熔点低，易于熔封；④不得有气泡、麻点及砂粒；⑤应有足够的物理强度，能耐受热压灭菌时产生的较大压力差，并能避免在生产、装运和保存过程中可能造成的破损；⑥应具有高度的化学稳定性，不与注射液发生物质交换。

3. 安瓿的处理　安瓿灌装药液之前，通常要进行一定的处理，其一般的处理工序为：安瓿切割→圆口→洗涤→干燥→灭菌等。

（1）安瓿的切割与圆口　切割是指切去一定长度的颈丝，圆口是指用火焰喷烧安瓿的颈口，使之熔融光滑。目前国内使用的易折安瓿在生产时安瓿瓶口已做处理，故不需要再进行安瓿的切割与圆口。

（2）安瓿的洗涤　安瓿属于二类药包材，应洗涤后使用。通常安瓿使用前采用去离子水灌瓶蒸煮，质量较差的安瓿须用 0.1% ~ 0.5% 盐酸溶液或 0.5% 醋酸水溶液灌满后，以 100℃ 蒸煮 30 分钟进行处理。蒸煮的目的是使瓶内的灰尘、沙砾等杂质经加热浸泡后落入水中，容易洗涤干净，同时也使玻璃表面的硅酸盐水解及微量的游离碱和金属盐溶解，提高安瓿的化学稳定性。

将蒸煮后的安瓿进行洗涤，目前国内大多采用气水喷射式安瓿洗涤机、超声波安瓿洗涤机等设备进行处理，洗净后进入下一工序。

（3）安瓿的干燥与灭菌　安瓿洗涤后，一般置 120 ~ 140℃ 烘箱内干燥。需无菌操作或低温灭菌的安瓿在 180℃ 干热灭菌 1.5 小时。大生产中多采用隧道式远红外烘箱或电热隧道灭菌烘箱，温度为 200℃ 左右，能实现安瓿的烘干、灭菌连续化。安瓿干燥灭菌后，应存放在有净化空气保护的安瓿存放柜中，并及时使用，存放时间不应超过 24 小时。

此外，生产厂家可采用洗灌封联动生产线，实现安瓿洗涤、干燥、灭菌等处理工序的自动化。

（三）小容量注射剂的配液

1. 原料投料量的计算　配制前，应正确计算原辅料的用量，称量时应两人核对。以中药的有效成分或有效部位投料时，可按规定浓度或限度计算投料量，如丹皮酚注射液每 1ml 含丹皮酚 5mg；以总提取物投料时，可按提取物中指标成分含量限度计算投料量，如毛冬青注射液每 1ml 含毛冬青提取物 18 ~ 22mg；有效成分不明确的中药以每毫升相当于原中药（生药）的量表示。在注射剂配制后，若在制备过程中（如灭菌过程）药物有效成分的含量易下降，应酌情增加投料量。投料量可按下式计算：

$$中间体实际用量 = \frac{（实际灌注量 + 实际灌注时损耗量）\times 成品标示量\%}{中间体实际含量} \qquad 式（5-3）$$

2. 配制用具的选择与处理　配液用具必须采用化学稳定性好的材料制成，如玻璃、搪瓷、不锈钢、耐酸耐碱陶瓷及无毒聚氯乙烯、聚乙烯塑料等。一般配制浓的盐溶液不宜选用不锈钢容器，需加热的药液不宜选用塑料容器。常用装有搅拌器的夹层锅配液，以便加热或冷却。配液用具在使用前要用洗涤剂或清洁液处理、洗净并沥干。临用时，再用新鲜注射用水荡洗或灭菌后备用。操作完毕后应及时清洗。

3. 注射液的配制方法

（1）稀配法 系将全部药物加入所需溶剂中，一次配成所需浓度，再行过滤。稀配法程序简单，速度快，凡原料质量好、药液浓度不高或配液量不大时，常用稀配法。

（2）浓配法 系将全部药物加入部分溶剂中配成浓溶液，加热或冷藏后过滤，然后根据含量测定结果稀释至所需浓度。浓配法操作程序相对复杂，但有利于去除一些溶解度较小的杂质，因此当原料质量较差，则常采用浓配法。在浓配过程中，溶解度小的杂质在浓配时可以滤过除去；原料药质量差或药液不易滤清时，可加入配液量 0.02% ~1% 活性炭（供注射用），煮沸片刻，放冷至 50℃ 再脱炭过滤。

中药注射液常采用浓配法，为进一步提高注射液的澄明度和稳定性，配制时还可采取以下措施：①吸附法：常采用活性炭，其在水溶液中能吸附热原、杂质、色素，尚有助滤作用，能提高注射液的澄明度和改善色泽。一般使用方法是在药液中加入 0.1% ~1% 的针剂用活性炭（使用前应在 150℃ 干燥 3 ~4 小时，进行活化），加热煮沸一定时间，适当搅拌，然后置 0 ~4℃ 冷藏适当时间，滤过。需注意活性炭对有效成分吸附的影响。②热处理与冷藏法：先将配制的注射液加热至 95℃ 以上，维持 30 分钟，冷却后再冷藏，使呈胶体分散状态的杂质沉淀。

配制所用注射用水的贮存时间一般不超过 12 小时，注射用油应在用前经 150 ~160℃ 干热灭菌 1 ~2 小时后冷却待用。药液配制应在洁净的环境中进行，一般不要求无菌；配好后应进行半成品质量检查，包括 pH 值、含量等，合格后才能滤过。

（四）小容量注射剂的滤过

注射剂的过滤一般需要先初滤再精滤。操作时应根据不同的滤过要求，结合药液中沉淀物的多少，选择相应的滤过介质和装置。过滤介质一般由惰性材料制成，应不与滤液起反应，也不吸附或很少吸附滤液中的有效成分，并且耐酸、耐碱、耐热，适用于过滤各种溶液等。

1. 常用滤器的种类及使用

（1）垂熔玻璃滤器 垂熔玻璃滤器常用于膜滤器前的预滤。其化学性质稳定，吸附性低，不影响药液的 pH 值，无微粒脱落，易于清洗。注射液过滤常用的是 3 号和 4 号垂熔玻璃滤器，3 号用于常压滤过，4 号用于减压或加压滤过。厂家不同，代号也有差异。使用前，应先用自来水冲去滤器中的灰尘和药液（忌用毛刷久洗，否则易导致滤板表面粗糙，影响滤过质量），再用新鲜的铬酸清洁液或硝酸钠清洁液浸泡，然后用自来水冲去酸液，再以热注射用水洗至中性，水液澄明。

（2）砂滤棒（滤柱） 常用的有硅藻土滤棒、多孔素瓷滤棒，多用于注射液初滤。砂滤棒易脱砂、对药液吸附性强，可改变药液 pH 值，使用前应先用与药液 pH 相同的酸或碱液冲洗，使用后应反复冲洗。另外，滤棒中常含有微量金属离子，对金属离子敏感的药液则不宜使用，否则会引起药液氧化变质。

（3）微孔滤膜滤器 孔径 0.65 ~0.8μm 的滤膜，常用作一般注射液的精滤使用。微孔滤膜孔径小，孔隙率高，截留能力强，滤速快，不影响药的 pH，不滞留药液，有利于提高注射液的澄明度。但缺点是易于堵塞。使用前应进行膜与药物溶液的配伍试验，确认无相互影响才能使用。

此外，钛滤器是新发展的滤器，耐热耐腐蚀，滤速快，不易破碎，用来代替砂滤棒或垂熔玻璃滤器，可用于初滤。板框式压滤机一般用于中药注射剂的预滤。微孔滤膜滤器、垂熔玻璃滤器和砂滤棒详见本教材第二章第三节。

2. 滤过方式

（1）高位静压滤过 适用于缺乏加压或减压设备的情况下采用。依靠药液本身的液位差来进行滤过，推动力的大小由药液的高度决定。适用于药液在楼上配制，通过管道滤过到楼下进行灌封。

（2）减压滤过 可以连续进行滤过操作，药液处于密闭状况，不易污染。但压力不够稳定，如操作不当，易使滤层松动，影响滤过液质量，而且进入滤过系统中的空气也必须经过滤过处理。

（3）加压滤过 采用离心泵送药液通过滤器进行滤过。适合于配液、滤过及灌封等工段在同一平面的情况下使用。具有压力稳定、滤速快、药液澄明度好、产量高等特点，而且全部装置保持正压，操作过程对滤层的影响较小，空气中的微生物和微粒不易侵入造成污染，滤过质量好而且稳定。

（五）小容量注射剂的灌封

为避免药液污染，滤过后的药液经检查合格后应立即将定量药液灌装到安瓿中并加以封闭，包括灌注和封口两个步骤，常在同一洁净室完成，简称灌封。

1. 灌封方法 可分为手工灌封和机械灌封两种。手工灌封因生产效率低现已经被淘汰，生产上多采用全自动灌封机，药液的灌封由五个动作协调进行：①移动齿档送安瓿；②灌注针头下降；③药液灌注入安瓿；④灌注针头上升后安瓿离开同时灌注器吸入药液；⑤灌好药液的安瓿在封口工位进行熔封。上述动作必须按顺序协调进行。

2. 注意事项 ①环境洁净级别至少为 C 级背景下 A 级；②灌注针头及药液不得碰触安瓿瓶口；③灌注量应比标示量稍多，以弥补瓶壁黏附及用药时针头吸留的损失。注射液的装量增加量见《中国药典》的有关规定。④对于易氧化药物溶液的灌注，需向安瓿中通入惰性气体如氮气、二氧化碳等，以取代安瓿中的空气。

通气方法：装量为 1～2ml 的安瓿，一般要求先灌注后通气；对于装量为 5ml 以上的安瓿，则先通气后灌注药液，最后再通气，以尽可能排尽安瓿内的残余空气。

3. 安瓿熔封方法与要求 安瓿熔封方法主要有拉封与顶封两种，其中拉封对药液的影响更小，应用更广泛。封口后安瓿应严密、不漏气，顶端圆整光滑，无尖头、泡头、瘪头和焦头。

4. 灌封时常发生的问题 主要有剂量不准、安瓿内药液表面产生泡沫、灌装针头漏液、焦头、鼓泡、封口不严、瘪头等。问题产生的原因与解决办法见本书实训 12。

知识链接

吹灌封技术

吹灌封技术为较先进的无菌制剂生产技术之一，它将吹塑（Blow）、灌装（Fill）、密封（Seal）（即吹灌封，BFS）三个步骤整合在一起，由一台将热塑性材料吹制成容器并完成灌装和密封的全自动可连续操作设备完成，因吹灌封技术的特殊性，应特别注意设备的设计、设备所处环境的洁净度、操作人员培训与着装以及设备关键区域内的操作要求。吹灌封设备应将在线清洁（CIP）和在线灭菌（SIP）整合在其中。用于生产最终灭菌产品的吹灌封设备至少应安装在 D 级环境中；用于生产非最终灭菌产品的吹灌封设备本身应装 A 级空气风淋装置，人员着装应符合 A/B 级区的要求，设备应安装在洁净度至少为 C 级的环境中。

（六）小容量注射剂的灭菌与检漏

1. 灭菌 除采用无菌操作生产的注射剂外，一般中药注射液在熔封后，应立即进行灭菌，灌封后的注射液应在 4 小时内灭菌。药液从配制至灭菌的时间间隔不得超过 12 小时。灭菌方法与灭菌时间应根据药物的性质来选择，既要保证灭菌效果，又要保证注射液的稳定性，必要时可采取几种灭菌方法联合使用。在避菌条件较好的情况下生产的注射液可采用流通蒸汽灭菌，一般 1~5ml 安瓿常用 100℃ 30 分钟灭菌；10~20ml 安瓿常用 100℃ 45 分钟灭菌。要求按灭菌效果 $F_0 > 8$ 分钟进行验证。对热不稳定的产品，可适当缩短灭菌时间；对热稳定的品种输液，均应采用热压灭菌。以油为溶剂的注射剂，选用干热灭菌。

2. 检漏 灭菌后的安瓿应立即进行漏气检查。一般采用灭菌和检漏结合的两用灭菌器。一般于灭菌后待温度稍降，抽气至真空度 85.3~90.6kPa，再放入有色溶液（0.05% 曙红或亚甲蓝）及空气，由于漏气安瓿中的空气被抽出，当空气放入时，有色溶液即借大气压力压入漏气安瓿内而被检出。也可将灭菌后的安瓿趁热浸入有色溶液中，当冷却时，由于漏气安瓿内部压力降低而吸入有色溶液，使药液染色而被检出。深色注射液的检漏，可将安瓿倒置进行热压灭菌，灭菌时安瓿内气体膨胀，将药液从漏气的细孔挤出，使药液减少或成空安瓿而剔除。

（七）小容量注射剂的印字包装

经检验合格的注射剂，应及时印字和包装，每支注射液应直接印上品名、规格、批号等，印字后的安瓿即可装入纸盒内，盒外应贴标签，整个过程包括安瓿印字、装盒、加说明书、贴标签等工序。目前药厂多采用安瓿印包联动生产线，该生产线通常由开盒机、印字机、装盒关盖机、贴签机与包装等单机联动而成，安瓿塑料包装是近年发展起来的一种新型包装形式，主要有热塑包装和发泡包装。

（八）注射剂举例

止喘灵注射液

【处方】 麻黄 150g、洋金花 30g、苦杏仁 150g、连翘 150g，注射用水加至 1000ml。

【制法】 以上四味，加水煎煮两次，第一次 1 小时，第二次 0.5 小时，合并煎液，滤过，滤液浓缩至约 150ml，用乙醇沉淀处理两次，第一次溶液中含醇量为 70%，第二次为 85%，每次均于 4℃ 冷藏放置 24 小时，滤过，滤液浓缩至约 100ml，加注射用水稀释至 800ml，测定含量，调节 pH 值，滤过，加注射用水至 1000ml，灌封，灭菌，即得。

【注解】 ①其中麻黄为君药，具有发汗解表、宣肺平喘的作用，苦杏仁为臣药，具有降气止咳平喘的功效，而洋金花、连翘为佐使药，分别具有平喘祛风止痛、清热解毒和疏散风热（抗炎）的功效。②本品采用煎煮法提取药材中的活性成分，用水提醇沉法除去药液中的杂质。③在制备过程中，用活性炭吸附杂质和脱色，所有活性炭应选用针剂用规格。

当归注射液

【处方】 北当归 50g、苯甲醇 10ml、氯化钠 8g，注射用水加至 1000ml。

【制法】 取当归粗粉，加蒸馏水约 1000ml，浸渍 30 分钟，按蒸馏法收集蒸馏液 800ml，备用。药渣按煎煮法水煎二次，每次 30 分钟，合并水煎液，浓缩至 50ml，加两倍量乙醇，搅拌，冷藏，沉淀，过滤，滤液回收乙醇，浓缩至 20~25ml，再加乙醇至含醇量达 80%，冷藏滤过，滤液回收乙醇至无醇味，与上述蒸馏液合并，滤过，加苯甲醇、氯化钠，搅拌溶解，加注射用水至 1000ml，用 G4 垂熔玻璃漏斗滤过，灌封于 2ml 的安瓿中，100℃ 灭菌 30 分钟即得。

【注解】 ①本品具有补血生血、养血调经，止痛功效，用于月经不调、痛经、跌打损伤、风湿痹痛。②当归含挥发油主成分为藁本内酯、正丁烯酰内酯等。故本品采用双提法提取，以保留其有效成分。③方中苯甲醇为止痛剂，氯化钠为等渗调节剂。

三、小容量注射剂的质量评价

1. 装量检查　注射剂的标示量不大于 3ml 者，取供试品 5 支（瓶）；3ml 以上至 10ml 者，取供试品 3 支（瓶）；大于等于 10ml 者，取供试品 1 支（瓶）。按《中国药典》规定的方法进行检查，每支（瓶）的装量均不得少于其标示量。

2. 无菌　按照《中国药典》无菌检查法检查，应符合无菌检查的要求。

3. 细菌内毒素或热原　除另有规定外，静脉用注射剂按各品种项下的规定，按照《中国药典》细菌内毒素检查法（一般化学药品注射剂首选）或热原检查法（一般中药注射剂首选）检查，应符合规定。

4. 可见异物　可见异物系指存在于注射剂、眼用液体制剂和无菌原料药中，在规定条件下目视可以观测到的不溶性物质，其粒径或长度通常大于 $50\mu m$。除另有规定外，按照《中国药典》可见异物检查法检查，应符合规定。

注射剂在出厂前，均应采用适宜的方法逐一检查，并剔除不合格产品。可见异物检查既可以保证患者用药安全，又可以发现生产中的问题，为改进生产环境和工艺提供依据。例如，注射液中出现的白点多来源于原料或安瓿；纤维多因环境污染所致；玻璃屑往往是安瓿洗涤或灌封不当所造成的；金属屑则多来自于灌封针头。

可见异物检查法有灯检法和光散射法，一般常用灯检法。灯检法不适用的品种，如有色透明容器包装或液体色泽较深（一般深于各标准比色液 7 号）的品种可选用光散射法，混悬型、乳状液型注射液不能使用光散射法。

5. 中药注射剂有关物质　按各品种项下规定，照注射剂有关物质检查法（《中国药典》）检查，应符合有关规定。

6. 重金属及有害元素残留量　除另有规定外，中药注射剂照铅、镉、砷、汞、铜测定法（《中国药典》）测定，按各品种项下每日最大使用量计算，铅不得超过 $12\mu g$，镉不得超过 $3\mu g$，砷不得超过 $6\mu g$，汞不得超过 $2\mu g$，铜不得超过 $150\mu g$。

7. 其他　如含量、pH、降压物质、色泽、安全性等，应根据品种按照《中国药典》中的有关规定检查，均应符合规定。

第三节　最终可灭菌大容量注射剂

一、大容量注射剂概述

大容量注射剂又称输液剂，简称输液，系指通过静脉滴注输入体内的大剂量注射液。一般输注量不少于 100ml，生物制品一般不少于 50ml。临床上常用于急救补充体液和供营养之用。

大容量注射剂因静脉给药且给药剂量大，其质量要求比小容量注射剂更加严格，如 pH 力求接近体液，避免过酸或过碱而引起酸碱中毒，渗透压应尽可能与血液等渗。输液不得加入任何抑菌剂、增溶剂、止痛剂等附加剂。不宜采用混悬液及油制溶液，一般都制成澄明的水性注射液，粒径 $<1\mu m$ 的乳状液、纳米 8 粒、脂质体等微粒分散体系也可用于静脉输注。

目前临床上常用的输液有下列几种。

1. 电解质类输液　用于补充体内水分、电解质，纠正患者体内水和电解质代谢紊乱，维持体液渗透压和恢复人体的正常生理功能等。如氯化钠注射液（即生理盐水）、复方氯化钠注射液（林格氏液）、含糖复方电解质输液等。

2. 营养类输液 用于不能口服吸收营养的患者，主要提供糖类、脂肪、蛋白质、人体必需的氨基酸、微量元素和维生素等营养成分，包括糖类输液（如葡萄糖、果糖、木糖醇注射液等）、氨基酸输液（如各种复方氨基酸注射液）、脂肪乳输液（如静脉脂肪乳注射液）。

3. 胶体输液 是一类与血浆渗透压相等的胶体溶液，也称渗透压输液、血浆代用液。用于维持血压和增加血容量，以防患者休克。胶体输液有多糖类、明胶类、高分子聚合物等，如右旋糖酐、淀粉衍生物、明胶、聚维酮（PVP）等。

4. 含药输液 为避免输液临床使用时配制产生的污染和配伍变化，可将需要静脉滴注给药的药物直接制成输液，成为含药输液，如氧氟沙星注射液、甘露醇注射液、苦参碱注射液等。

二、大容量注射剂的生产工艺流程

大容量注射剂的包装材料包括玻璃瓶、塑料瓶及塑料袋等不同形式，由于不同容器的生产、清洗、处理等方面各不相同，其相应输液的生产工艺流程见图 5 - 3 ~ 图 5 - 5。

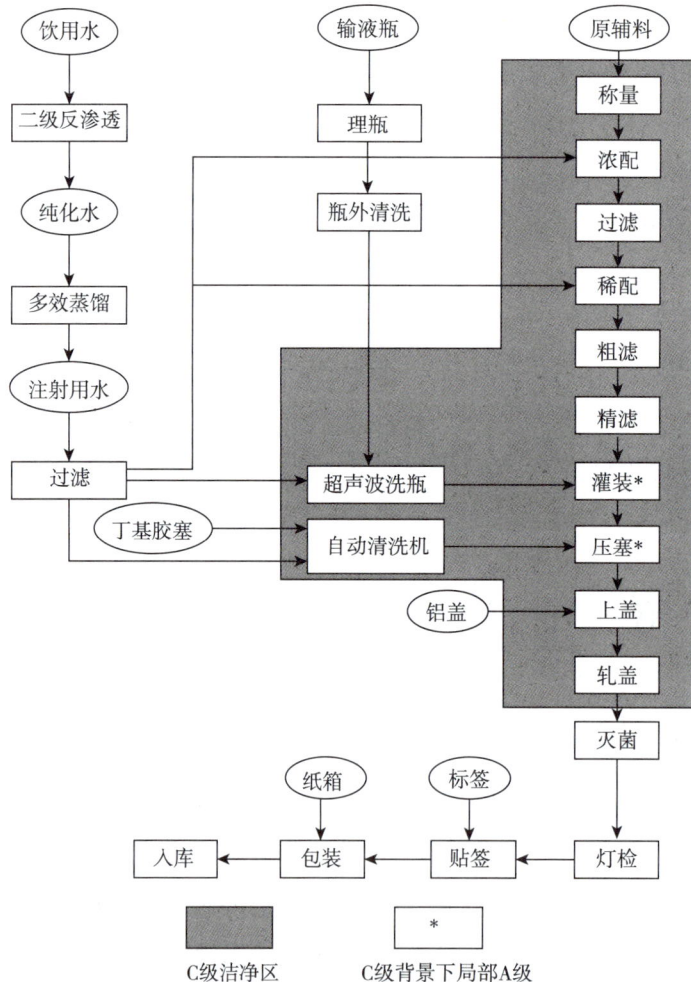

图 5 - 3　玻璃瓶装输液生产工艺流程

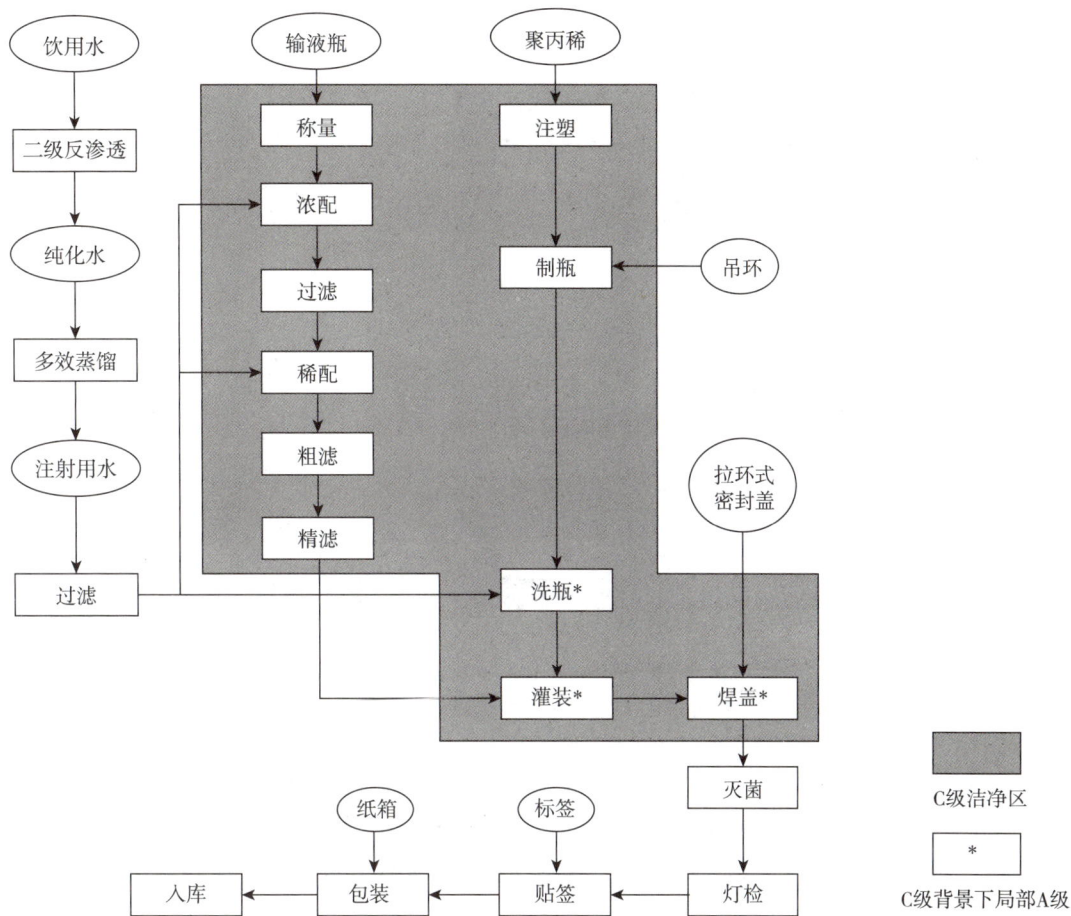

图 5-4 塑料瓶装输液生产工艺流程

三、大容量注射剂的制备

（一）输液的容器和包装材料

输液容器有玻璃瓶、塑料瓶和塑料袋三种，还应有密封件和铝盖等附件。

1. 玻璃瓶 玻璃输液瓶是传统输液容器，具有透明度好、耐压耐高温，瓶体不变形等优点，但仍存在瓶口密封性差、重量大、耐碱性能差、易碎、运输不便、生产时能耗大、成本高等缺点。按玻璃类型分为Ⅰ型和Ⅱ型（在瓶底标记），Ⅰ型瓶的玻璃为硼硅玻璃，具有优良的化学稳定性；Ⅱ型瓶的玻璃为内表面经过中性化处理的钠钙玻璃，仅适用于一次性使用。

一般玻璃输液瓶采用清洁剂处理（如酸洗、碱洗）等方法。碱洗法操作方便，易组织流水线生产，也能消除细菌与热原，但由于碱对玻璃有腐蚀作用，故碱液（50~60℃的2%氢氧化钠溶液或1%~3%碳酸钠溶液）与玻璃接触时间不宜过长（数秒钟内）；在药液灌装前，必须用微孔滤膜滤过的注射用水倒置冲洗。如果生产玻璃输液瓶的车间的洁净度较高，瓶子出炉后，立即密封，这样的输液瓶只要用滤过注射用水冲洗即可。

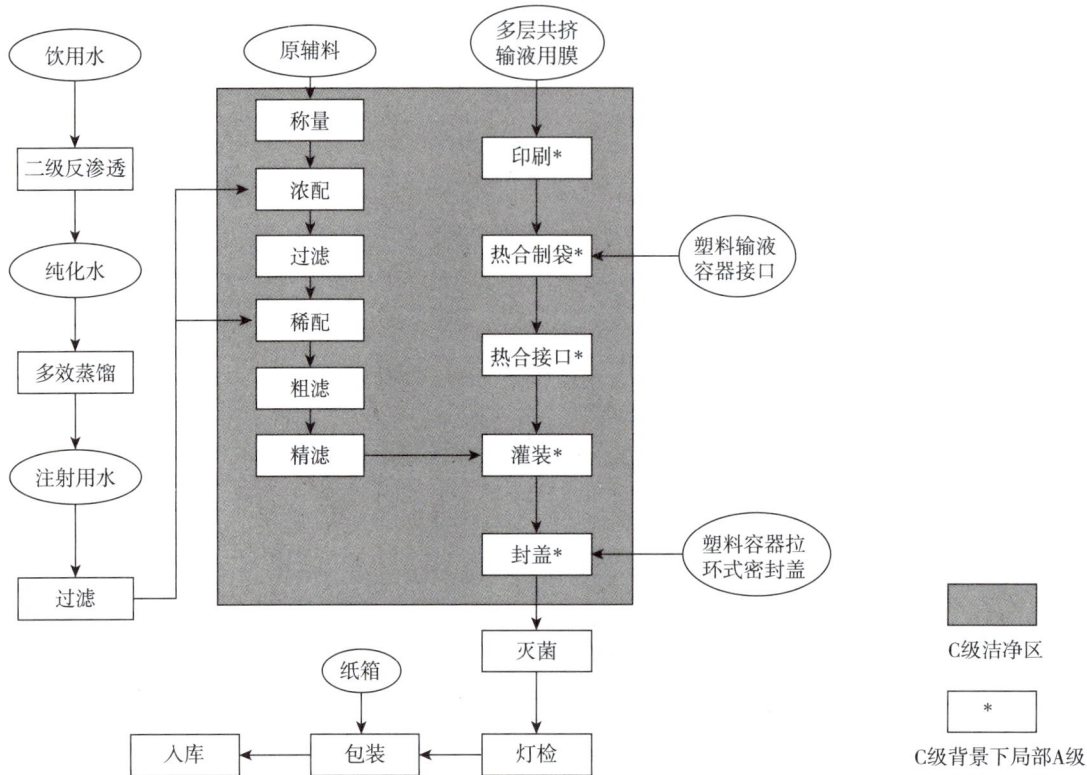

图 5 - 5　塑料袋（非 PVC）装输液生产工艺流程

2. 塑料瓶　材料一般为聚乙烯（PE）、聚丙烯（PP），随着国内塑料瓶生产设备及配套的灭菌、灌装设备的国产化，现已广泛使用。此种输液瓶耐腐蚀，具有重量轻、不易破损，机械强度高、化学稳定性好等优点，有利于长途运输；自动化程度高，一次成型，生产过程中制瓶与灌装可在同一生产区域，甚至在同一台机器进行，瓶子只需用无菌空气吹洗，无需洗涤直接进行灌装；一次性使用，避免了旧瓶污染和交叉污染的情况。但透明度不如玻璃瓶，不利于输液澄明度检查；热稳定性较玻璃瓶差；此外，与玻璃瓶一样，均属于半开放式的输液方式，使用过程中需建立空气通路，外界空气进入瓶体形成内压才能使药液顺利滴出，空气中的微生物及微粒仍可通过空气针进入输液，增加输液过程中的二次污染。

3. 塑料袋　有 PVC 软袋和非 PVC 软袋两种类型。因 PVC 软袋中含有的增塑剂邻苯二甲酸 - 2 - 乙基己酯（DEHP）和未聚合的氯乙烯单体（VCM）会在长期放置过程中逐渐迁移进入药液中，对人体产生毒害，目前已禁止生产使用 PVC 输液塑料软袋。非 PVC 软袋采用聚烯烃多层共挤膜，制袋过程中不使用黏合剂和增塑剂，膜材易于热封、弹性好、抗冲击；温度耐受范围广，既耐高温（可在121℃下灭菌），又抗低温（-40℃）；透明度高，利于澄明度检查；化学惰性、药物相容性好，适宜包装各种输液。临床输液时软袋可完全自收缩，避免了输液时的二次污染，是目前较为理想的输液形式。非 PVC 软袋输液生产工艺简单、自动化程度高，是目前国际主要发展趋势。

4. 密封件　输液常用的密封件为卤化丁基胶塞（即丁基胶塞）和聚异戊二烯垫片。卤化丁基胶塞主要为氯化和溴化丁基胶塞，其质量应符合我国《直接接触药品的包装材料和容器管理办法》，具备优良的理化性质，密封性和再密封性好，易针刺、不掉屑，具有耐溶性、不增加药液杂质，耐高温灭菌、耐臭氧等。丁基胶塞一般用注射用水漂洗多次，≤121℃热空气吹干。为避免某些活性比较强的药物与胶塞发生吸附、浸出、渗透等现象，可采用涂膜丁基胶塞，涂覆膜材主要有聚乙烯、聚丙烯、聚四氟乙烯等。产品有聚乙烯涂膜和聚四氟乙烯涂膜丁基胶塞，以隔离药物和胶塞直接接触，改善胶塞和药物之间的相容性。但覆膜丁基胶塞价格贵，质量有待提高。

聚异戊二烯垫片弹性比丁基胶塞好，耐穿刺效果好，多用于输液剂塑料包装中。

5. 铝盖和铝塑组合盖　常见的形式有两件组合型、三件组合型、拉环型等。

（二）原辅料的质量要求

输液剂必须选用高质量、专供注射用、经过严格检验合格、包装严密的原料，否则不仅成品澄明度不合格，而且注射后易产生毒副作用，甚至危及生命。少数无注射规格的辅料，可采用符合现行《中国药典》规定质量要求的化学试剂，必要时要作相应的安全试验，合格方可应用。活性炭应采用经检查合格的一级针剂用活性炭（767 型）。

（三）配液与滤过

输液剂的配制多采用搪瓷玻璃罐或夹层不锈钢罐。使用前，配制用具和容器要认真洗涤，防止热原污染。输液剂的配制方法一般有以下两种。

1. 稀配法　精密称取原料药物，直接加注射用水配成所需浓度，必要时加入 0.1% ~ 0.3% 针剂用活性炭，放置 30 分钟，滤过至澄明，灌装，灭菌。原料质量好、成品澄明度合格率较高的可用此法。

2. 浓配法　先配成浓溶液（如葡萄糖注射液可先配成 50% ~ 70% 浓溶液，氯化钠注射液可先配成 20% ~ 30% 浓溶液），经煮沸、加活性炭吸附、冷藏、滤过后，再用滤清的注射用水稀释至所需浓度。原料质量符合规定标准，但成品澄明度较差者可用此法。

输液的滤过是除去药液中的杂质，保证输液质量的重要操作步骤之一，必须选择适当的滤材、滤器和滤过方法。

输液的滤过方法、滤过装置与一般注射剂相同，多采用加压滤过法，效果较好。滤过时可分预滤与精滤两步进行。用陶质砂滤棒、垂熔玻璃滤器、板框式压滤机或微孔钛滤棒等作为滤过材料进行预滤，操作时，可在滤棒上先吸附一层活性炭，并在滤过开始后，反复进行回滤直到滤液符合质量要求为止，滤过过程中，不要随便中断操作，以免冲动滤层，影响滤过质量。精滤多采用微孔滤膜作为滤过材料，常用滤膜的孔径为 0.65μm 或 0.8μm，也可采用双层微孔滤膜，上层为 3μm 微孔膜，下层为 0.8μm 微孔膜。经精滤处理后的药液，即可进行灌装。目前，输液生产时也有将预滤与精滤同步进行的，采用加压三级滤过装置，即砂滤棒→垂熔玻璃滤球→微孔滤膜。三级滤过装置通过密闭管道连接，既提高了滤过效率，也保证了滤液的质量。

（四）灌封与灭菌

灌封室的洁净度应为 A 级或局部 A 级。玻璃瓶输液的灌封由药液灌注、压塞、轧铝盖组成。滤过和灌装均应在持续保温（50℃）条件下进行，防止细菌粉尘的污染。灌封要按照操作规程连续完成，即药液灌装至符合装量要求后，立即对准瓶口塞入丁基胶塞，轧紧铝盖。灌封要求装量准确，铝盖封紧。目前药厂多采用回转式自动灌封机、自动放塞机、自动落盖轧口机等完成联动化、机械化生产，提高工作效率和产品质量。灌封完成后应进行检查，对于轧口不严的输液应剔出，以免灭菌时冒塞或储存时变质。

大容量注射剂从配液到灭菌一般不超过 4 小时。输液剂灌封后应立即灭菌，通常采用热压灭菌法 115℃、68.6kPa（0.7kg/cm²）热压灭菌 30 分钟以保证灭菌效果，根据输液装量的多少，酌情延长灭菌时间。塑料袋装输液剂一般采用 109℃ 45 分钟或 111℃ 30 分钟灭菌。

（五）包装

经质检合格的输液，应及时逐瓶贴上标签。标签上须注明品名、规格、含量、用法用量、使用注意事项、批号、生产单位等。贴好标签即可包装。

（六）生产中存在问题及解决办法

1. 细菌污染　输液剂在染菌后有时出现霉团、云雾状、浑浊、产气等现象，也可能外观并无变化。如果使用这些输液，可能引起脓毒症、败血症、内毒素中毒，甚至死亡。输液剂染菌的主要原因是由于生产过程中严重污染、灭菌不彻底、瓶塞松动不严、漏气等造成。应在生产过程中特别注意防止污染，封装严密，严格控制灭菌条件。

2. 热原反应　热原污染途径及除去方法可详见热原项下。大部分热原反应是由于输液器和输液管道带入所致，因此，除在生产过程中严格控制操作环境和易污染因素外，还应对使用过程中的污染引起足够的重视。

3. 可见异物（澄明度）与微粒问题　注射液特别是输液中异物与微粒污染所造成的危害，已引起人们的普遍关注。较大的可造成局部循环障碍，引起血管栓塞；微粒过多，造成局部堵塞和供血不足，组织缺氧而产生水中和静脉炎等。微粒包括炭黑、碳酸钙、氧化锌、纤维素、纸屑、黏土、玻璃屑、细菌、真菌等。微粒产生的原因是多方面的：①空气洁净度不够；②工艺操作中的问题；③胶塞与输液容器质量不好，在贮存期间污染药液；④原辅料质量影响。宜针对产生原因采取相应措施。

四、大容量注射剂的质量评价

1. 可见异物与不溶性微粒检查　可见异物按《中国药典》可见异物检查法规定检查，应符合规定。输液与小容量注射剂均可采用自动灯检仪进行逐瓶检测，以提高质量均一性，减少人为影响。

由于肉眼只能检出 $50\mu m$ 以上的粒子，在可见异物检查合格后，对静脉用注射液、注射用无菌粉末、注射用浓溶液等，还需通过不溶性微粒检查，控制不溶性微粒大小及数量。常用的检查方法有显微计数法和光阻法。当光阻法测定不符合规定或供试品不适于用光阻法测定时，应以显微计数法进行测定，并以显微计数法的测定结果作为判断依据。具体按《中国药典》不溶性微粒检查法检查。

2. 热原、内毒素与无菌检查　每批输液均需按《中国药典》有关规定的方法进行热原或内毒素与无菌检查，应符合规定。

3. 含量、pH值及渗透压检查　根据品种，按《中国药典》中的有关规定检查。

第四节　注射用无菌粉末

一、注射用无菌粉末概述

注射用无菌粉末俗称粉针，是指原料药物或与适宜的辅料制成的供临用前用无菌溶液配制成注射液的无菌粉末或无菌块状物。凡是在水溶液中不稳定的药物，如某些抗生素（青霉素类、头孢菌素类）、一些酶制剂（胰蛋白、辅酶A）及血浆等均须制成注射用无菌粉末。一般采用无菌分装或冷冻干燥法制备。根据制备工艺的不同，注射用无菌粉末分为两大类：注射用无菌分装制品和注射用冷冻干燥制品。

注射用无菌粉末的质量与溶液型注射剂基本一致，其质量检查应符合《中国药典》关于注射用药物的各项规定及注射用无菌粉末的各项规定。

二、注射用无菌分装制品的制备

注射用无菌分装制品系将原料药精制成无菌粉末，在无菌条件下将无菌药物粉末分装于无菌安瓿或西林瓶中，密封而制备。

1. 原材料准备 直接无菌分装的原料需是适于分装的药物粉末。无菌原料可用灭菌溶剂结晶法、喷雾干燥法或冷冻干燥法制得，必要时进行粉碎、过筛。

2. 容器处理 安瓿、西林瓶、胶塞处理及相应的质量要求均同注射剂和输液剂。各种分装容器洗净后，需经干热灭菌或红外线灭菌后备用。已灭菌好的空瓶存放在柜中应有净化空气保护，存放时间不超过 24 小时。

3. 分装 分装必须在高洁净度（B 级背景下局部 A 级）的无菌室中按照无菌操作法进行。分装过程中应注意抽样检查装量差异。目前使用的分装机械有螺旋自动分装机、插管式分装机、真空吸粉机。分装后安瓿熔封，小瓶加塞并用铝盖密封。

4. 灭菌 对不耐热品种应严格无菌操作，控制无菌分装过程中的污染，产品不再灭菌。对耐热品种可选用适宜灭菌方法进行补充灭菌，以确保用药安全。

5. 印字包装 检验合格的产品进入印字工序，目前生产均已实现自动化、机械化。

三、注射用冷冻干燥制品的制备

注射用冷冻干燥制品系将药物配制成无菌水溶液或均匀的混悬液，分装于容器中，经冷冻干燥法除去水分，密封后得到的无菌注射粉末。凡对热敏感或在水中不稳定的药物均适用于制成冷冻干燥制品，如蛋白质、酶等生物制品。

注射用冷冻干燥制品在冻干之前的操作与溶液型注射剂基本相同，需经过配液、过滤、分装，只是分装时注意溶液不能太厚，一般不宜超过 10～15mm，以利于水分的蒸发。分装好药液的西林瓶（开口）送入冷冻干燥机的干燥箱中，进行预冻、升华、干燥，最后封口即可。本品属于非终端灭菌产品，应注意灌装、冷冻干燥、压盖等暴露工序的洁净度等级应为 B 级背景下的局部 A 级。

（一）预冻

为恒压降温过程，随温度的下降药液冻结成固体，通常预冻温度应低于产品的低共熔点 10～20℃，预冻时间一般为 2～3 小时，有些品种需要更长时间。如预冻不完全有液相存在，则可能在减压抽真空过程中产生沸腾喷瓶现象，使产品损失、表面凹凸不平，影响产品的外观和溶解速率。

（二）升华干燥

恒温减压至一定的真空度，然后在抽气条件下恒压升温，使固态水升华逸去。根据药物的性质不同，升华干燥可采用一次升华法或反复预冻升华法。

1. 一次升华法 制品预冻后，将冷凝器的温度下降至 -45℃ 以下，启动真空泵，当干燥箱内的真空度达 13.33Pa（0.1mmHg）以下时，启动搁置板下的加热系统，缓缓加温，使产品的温度逐渐升

高至约 –20℃，使药液中的水分不断升华除尽。该法适用于共熔点为 –20 ~ –10℃，而且溶液黏度不大的情况。

2. 反复预冻升华法 该法的减压和加热升华过程与一次升华法相同，只是预冻过程需在共熔点及共熔点以下 20℃ 之间反复升降预冻，而不是一次降温完成，如此反复，使产品结构改变外壳由致密变为疏松，有利于水分升华，可缩短冻干周期。本方法适用于共熔点较低、结构复杂、黏稠等难于冻干的制品。

（三）再干燥

为尽可能除去残余的水，升华干燥后，继续升高温度至 0℃ 或室温，并保持一段时间，进行再干燥。再干燥可保证冻干制品的含水量 <1%，并有防止回潮的作用。

第五节 滴眼剂

一、滴眼剂概述

滴眼剂系指由原料药物与适宜辅料制成的供滴入眼内的无菌液体制剂，可分为溶液、混悬液或乳状液。滴眼剂用于眼黏膜，每次用量 1 ~ 2 滴，起到眼部杀菌、消炎、收敛、缩瞳、麻醉等作用。

滴眼剂在生产与储存中应符合下列有关规定。

1. 滴眼剂中可加入调节渗透压、pH 值、黏度以及增加原料药物溶解度和制剂稳定的辅料，所用辅料不应降低药效或产生局部刺激。

2. 除另有规定外，滴眼剂应与泪液等渗。混悬型滴眼剂的沉降物不应结块或聚集，经振摇应易再分散，并检查沉降体积比。除另有规定外，每个容器的装量应不超过 10ml。

3. 滴眼剂是一种多剂量剂型，为了避免多次使用后染菌，应加适当抑菌剂，尽量选用安全风险小的抑菌剂，产品标签应标明抑菌剂种类和标示量。但对于眼部损伤或眼部术后患者使用的滴眼剂，不得添加抑菌剂或抗氧剂或不适当的附加剂，且采用一次性使用包装。

4. 包装容器应无菌、不易破裂，其透明度应不影响可见异物检查。

5. 除另有规定外，滴眼剂应遮光密封贮存，启用后最多可使用 4 周。

二、滴眼剂的附加剂

1. pH 值调节剂 为了避免过强的刺激性，使药物稳定，滴眼剂常选用适当的缓冲液作溶剂，使其 pH 值控制在 5.0 ~ 9.0 之间。

（1）磷酸盐缓冲液 由 0.8% 的无水磷酸二氢钠溶液、0.947% 的无水磷酸氢二钠溶液两种贮备液配制而成，调节不同比例混合，可得到 pH 值为 5.91 ~ 8.04 的缓冲液，其中等量混合时的 pH 值为 6.8，最为常用。

（2）硼酸盐缓冲液 由 0.24% 的硼酸溶液、1.91% 的硼砂溶液贮备液配制而成。调节不同比例混合，可得到 pH 值为 6.77 ~ 9.11 的缓冲液。

2. 渗透压调节剂 常用附加剂有氯化钠、硼酸、葡萄糖、硼砂等。渗透压调节的计算方法与注射剂相同。

3. 抑菌剂 滴眼剂一般为多剂量包装，必须添加适当的抑菌剂。常用的抑菌剂有苯扎氯铵

（0.01%～0.02%）、三氯叔丁醇（0.35%～0.5%）、硝酸苯汞（0.002%～0.004%）、苯乙醇（0.5%）等，复合抑菌剂效果更佳。

4. 黏度调节剂 适当增加滴眼剂的黏度，既可延长药物与作用部位的接触时间，又能降低药物对眼的刺激性，达到发挥药效作用。常用的黏度调节剂有甲基纤维素、聚乙烯醇、聚维酮、聚乙二醇等。

5. 其他附加剂 根据制剂的不同要求，可酌情添加的附加剂还有增溶剂、助溶剂、抗氧剂等。

三、滴眼剂的制备

滴眼剂的制备工艺流程包括容器的处理、配液与滤过、灌装、质量检查、印字包装等步骤。

1. 容器处理 眼用溶液剂的容器分玻璃瓶和塑料瓶两种。洗涤方法与注射剂容器处理方法相同，玻璃瓶可用干热灭菌，塑料瓶可用气体灭菌。

2. 配液与滤过 药物、附加剂用适量溶剂溶解，必要时加活性炭（0.05%～0.3%）处理，滤过至澄明，加溶剂至足量。对热稳定的药物应装入适宜容器中进行灭菌。

3. 灌装 将加热灭菌后或滤过除菌后的滴眼液无菌分装于无菌容器中，普通滴眼剂每支分装5～10ml。

4. 质量检查 包括澄明度检查、主药含量、抽样检查铜绿假单胞菌及金黄色葡萄球菌等。

5. 印字包装 对于药物不耐热的滴眼剂，要求全部制备过程均采用无菌操作，防止灭菌操作对药物的破坏。滴眼剂用于眼外伤或眼部手术时，宜制成单剂量包装制剂，灌装后采用适当的灭菌方法进行灭菌处理。

四、滴眼剂的质量评价

1. 可见异物 除另有规定外，滴眼剂照《中国药典》可见异物检查法中滴眼剂项下的方法检查，应符合规定。

2. 粒度 按《中国药典》规定，混悬型眼用液体制剂粒度应符合规定。

检查方法：取供试品强力振摇，立即取适量（相当于主药10μg）置于载玻片上，照《中国药典》粒度和粒度分布测定法检查，大于50μm的粒子不得超过2个，且不得检查出大于90μm的粒子。

3. 沉降体积比 混悬型滴眼剂沉降体积比应不低于0.90。

4. 装量 除另有规定外，照《中国药典》最低装量检查法检查，应符合规定。

5. 渗透压摩尔浓度 除另有规定外，水溶液型滴眼剂按各品种项下的规定，照《中国药典》渗透压摩尔浓度测定法测定，应符合规定。

6. 无菌 除另有规定外，照《中国药典》无菌检查法检查，应符合规定。

实训 12　丹参注射液的制备

一、实训目的

1. 掌握中药注射剂的生产工艺流程和制备方法。

2. 能正确使用多功能提取罐、醇沉罐等设备进行中药注射剂原料的提取与纯化；能正确使用配液罐、安瓿拉丝灌封机、安瓿印字机等设备进行中药注射剂的生产；能解决注射剂灌封过程中的常见问题。

3. 能正确撰写实训报告，会计算规定醇浓度的乙醇添加量和配液时的原料投料量。

4. 能进行注射剂的一般质量检查。

二、实训条件

1. 实训场所　GMP 模拟车间或制剂实训室。

2. 实训仪器与设备　天平、抽滤瓶、冰箱、提取器械、醇沉罐、配液罐、安瓿拉丝灌封机、安瓿印字机、灭菌锅、干燥箱、澄明度检测仪、电炉等。

3. 原辅料　丹参、亚硫酸氢钠、20% NaOH 溶液、活性炭（针剂用）、纯化水、注射用水、乙醇、精密 pH 试纸等。

三、实训内容

（一）药品概况

项目名称	丹参注射液	
处方	丹参	2kg
	亚硫酸氢钠	3g
	注射用水	加至 1000ml
规格	每支 2ml	
功能主治	活血化瘀，通脉养心。用于冠心病胸闷，心绞痛	
用法用量	肌内注射。一次 2 ~ 4ml，一日 1 ~ 2 次 静脉注射。一次 4ml，一日 2 次	

（二）制备方法

1. 提取　执行《提取设备标准操作规程》，取丹参饮片 2kg，加水浸泡 30 分钟，煎煮两次，第一次加 8 倍量水煎煮 40 分钟，第二次加 5 倍量水煎煮 30 分钟，用双层纱布分别滤过，合并滤液，浓缩至约 1000ml（每毫升相当于原药材 2g）。

2. 醇沉处理　执行《醇沉罐标准操作规程》与《乙醇回收设备标准操作规程》向浓缩液中加乙醇使含醇量达 75%，静置冷藏 40 小时以上，双层滤纸抽滤，滤液回收乙醇，并浓缩至约 200ml，再加乙醇使含醇量达 85%，静置冷藏 40 小时以上，同法滤过，滤液回收乙醇，浓缩至约 150ml。

3. 水处理　执行《浓缩设备标准操作规程》，取上述浓缩液加 10 倍量纯化水搅匀，静置冷藏 24 小时，双层滤纸抽滤，滤液浓缩至约 1000ml，放冷，再用同法滤过 1 次，用 20% NaOH 调 pH 至 6.8 ~ 7.0。

4. 活性炭处理　执行《过滤设备标准操作规程》，取上述滤液加入 0.2% 活性炭，煮沸 20 分钟，稍冷后抽滤。

5. 配液　执行《配液罐设备标准操作规程》，取上述滤液，加入亚硫酸氢钠 3g，溶解后，加注射用水至 1000ml，经粗滤，再用 4 号垂熔漏斗抽滤。

6. 灌封 在无菌室内，执行《安瓿拉丝灌封机标准操作规程》，用安瓿拉丝灌封机进行灌封，每支2ml，或用手工灌注器灌装，以双火焰拦腰封口。

7. 灭菌检漏 执行《高压灭菌锅标准操作规程》，利用高压灭菌锅灭菌。或采用煮沸灭菌，100℃ 30分钟，并剔除漏气安瓿。

8. 印字包装 擦净安瓿，执行《安瓿印字机标准操作规程》印上品名、规格批号等，也可采用手工进行。将印好字的安瓿进行外包。

（三）灌封过程中常见问题及解决办法

常见问题	原因	解决办法
1. 剂量不准	灌药器与外套不严密；弹簧弹力不均匀；灌药器在套筒内不固定	更换配套且严密的灌药器；更换新弹簧；在灌药器与套筒接触处加垫圈或包上胶布，使灌药器在套筒内固定；经常检查调整装量螺母是否松动，并及时清除螺母底部杂物
2. 焦头	针头位置不正；针头在退出安瓿时，针头余滴黏附到颈壁上；针头进入安瓿内位置太深或太浅，导致灌药时药液溅到或反喷到颈壁上；针头灌药时行程不正确	调整针头固定螺栓，使针头在灌药时处于安瓿口正中央位置；在进药管路上并连一缓冲球，一端用四通与药管连接，另一端封闭，球内存2/3体积药液，或在进药管路上夹一可调夹，对进药量进行控制，从而可避免针头余滴现象；针头最尖端改成三孔或两孔出药并在灌药时伸至安瓿曲颈下1~2mm即可；调整灌药凸轮，在针头伸到安瓿曲颈处开始灌注，在针头提起前停止灌注，避免针头在运动过程中药液对颈壁的黏附
3. 鼓泡	煤气太大、拉丝火焰太强；安瓿拉丝后回火时间过长；拉丝夹底部稍低于火焰水平中心线，虽能熔封但易形成小泡头	调小煤气，减弱拉丝火焰强度；缩短拉丝后安瓿的回火时间；调节拉丝夹与火焰水平中心线到正常距离
4. 瘪头	安瓿在拉丝过程中先形成泡头后冷却收缩所致；瓶口有水迹或药液，拉丝后因瓶口液体挥发，压力减少，外界压力大而瓶口倒吸形成瘪头	按解决鼓泡的方法进行处理；加强加热火焰；使安瓿颈部全面受热；使微小水汽尽早挥发
5. 封口不严	机械原因；过度鼓泡；过度瘪头	按鼓泡和瘪头方法进行处理

四、质量检查

质量检查项目参照《中国药典》规定，实训结果填写下表。

检查项目	检查结果
性状外观	
装量	
可见异物	
成品量	

五、实训报告及思考

小组完成实训后，对实训过程、结果及收获进行讨论并总结，撰写实训报告。

1. 请写出本实训所选用各种辅料的作用。

2. 在注射剂配液过程中活性炭的作用有哪些？

目标检测

一、选择题

[A 型题]

1. 关于注射剂的特点，描述不正确的是
   A. 药效迅速、作用可靠
   B. 适用不宜口服的药物
   C. 适用于不能口服给药的患者
   D. 可发挥局部定位定向作用
   E. 使用方便

2. 为防止注射剂中药物氧化，除加入抗氧剂、金属络合剂外，可在灌封时向安瓿内通入
   A. O_2 B. N_2 C. CO
   D. H_2 E. CH_4

3. 热原的主要成分是
   A. 胆固醇   B. 生物激素   C. 磷脂
   D. 脂多糖   E. 蛋白质

4. 中药有效成分为挥发性成分时，应采用的提取方法是
   A. 水蒸气蒸馏法   B. 透析法   C. 酸碱法
   D. 水醇法   E. 醇水法

5. 下列属于等渗的葡萄糖溶液是
   A. 2.5%   B. 5%   C. 10%
   D. 15%   E. 20%

6. 处理玻璃安瓿的工序是
   A. 切割→圆口→洗涤→干燥→灭菌
   B. 洗涤→切割→圆口→干燥→灭菌
   C. 切割→洗涤→圆口→干燥→灭菌
   D. 切割→圆口→洗涤→灭菌→干燥
   E. 切割→圆口→灭菌→洗涤→干燥

7. 可用作注射剂等渗调节剂的是
   A. 氯化钠   B. 乙二胺四乙酸二钠   C. 盐酸
   D. 羟苯乙酯   E. 维生素 E

8. 小容量注射剂从配制至灭菌的时间间隔不得超过的最高时限是
   A. 5 小时   B. 8 小时   C. 12 小时
   D. 18 小时   E. 24 小时

9. 有关大输液的叙述不正确的是
   A. 一般输注量不少于 100ml
   B. 大输液可添加抑菌剂、增溶剂等附加剂
   C. 可纠正患者体内水和电解质代谢紊乱
   D. 可为患者提供糖类、脂肪、蛋白质、人体必需的氨基酸等营养成分
   E. 输液从配制到灭菌应控制在 4 小时以内完成

10. 滴眼剂启用后最多可使用

    A. 4 周   B. 3 个月   C. 6 个月

    D. 12 个月   E. 2 年

[X 型题]

11. 小容量注射液的配制方法有

    A. 浓配法   B. 稀配法   C. 等量递加法

    D. 结晶法   E. 凝聚法

12. 注射剂常用的附加剂有

    A. 增加主药溶解度的附加剂

    B. 调节渗透压的附加剂

    C. 防止主药氧化的附加剂

    D. 抑制微生物增殖的附加剂

    E. 调节 pH 值的附加剂

13. 注射剂中配液时活性炭处理具有的作用为

    A. 助滤   B. 脱色   C. 吸附杂质

    D. 改善注射液的澄明度   E. 除热原

14. 下列可除去鞣质的方法是

    A. 水蒸气蒸馏法

    B. 明胶沉淀法与改良明胶沉淀法

    C. 醇溶液调 pH 值

    D. 聚酰胺吸附法

    E. 渗漉法

15. 滴眼剂的附加剂有

    A. pH 调节剂   B. 渗透压调节剂   C. 黏度调节剂

    D. 着色剂   E. 抑菌剂

16. 注射剂防止主药氧化可采用的措施有

    A. 加入抗氧剂   B. 加入抑菌剂   C. 通入 CO_2 或 N_2

    D. 加入金属螯合剂   E. 加入渗透压调节剂

二、综合问答题

    2014 年 11 月，某药厂生产的生脉注射液因热原要求不合格，导致了某地区出现了 10 例药品不良反应/不良事件聚集性报告，患者用药后的反应表现为寒战发热、头晕、胸闷等，经所在地食品药品检验所检验，该批药品热原项目不合格。

    试分析热原的污染途径和除去方法。

（王 帆）

书网融合……

                  重点小结   微课   习题

第六章 散剂、颗粒剂与胶囊剂

>> 学习目标 //

知识目标

通过本章学习，掌握中药固体制剂中散剂、颗粒剂、胶囊剂的含义、特点及散剂的制备工艺流程；熟悉颗粒剂和胶囊剂的制备工艺流程及质量评价；了解散剂、颗粒剂、胶囊剂的最新发展情况。

能力目标

能根据处方中药物的性质，选择适宜的制备方法进行中药散剂、中药颗粒剂、中药硬胶囊剂的生产操作，并对制剂进行初步的质量评价操作。

素质目标

通过本章学习，树立严谨规范、依法制药的职业精神，养成良好的安全意识和卫生意识，培养精益求精的工作态度，牢记药品质量第一的制药原则。

>> 情境导入 //

情境：刘某，男，48岁。一酷热夏日，因贪凉，当晚发热（39.5℃），且头痛、气喘；经住院医师诊断为感冒继发肺炎，遂用抗生素、退烧药治疗。五日后发热与气喘症状消退，体温恢复正常，但仍头痛剧烈，影响正常生活。刘某来到中医院经王大夫诊断为风寒之邪引发的头痛，并开出了方便服用的中成药川芎茶调散。川芎茶调在临床上有散剂、颗粒剂、片剂、丸剂等多种剂型，其所含成分基本相同，但制备工艺和作用特点各不相同。

思考：1. 散剂、颗粒剂、胶囊剂、片剂、丸剂各自有何特点？

2. 上述固体剂型在制备工艺上有哪些共同之处？

3. 请思考以上几种制剂的正确服药方法。

第一节 粉体学概述

PPT

一、粉体学的含义

粉体是指无数个固体细微粒子组成的集合体。通常把粒径小于等于100μm的粒子称为"粉"，粒径大于100μm的粒子称为"粒"。通常所说的粉体是由许多粒径大小不一的粒子所组成。

二、粉体的基本性质

（一）粉体的比表面积

粉体的比表面积是指单位质量或容积的粉体所具有的表面积。粉体的比表面积大小与某些性质有着密切关系。粉体表面粗糙且有很多空隙，因此具有较大的比表面积。如活性炭表面粗糙、比表面积很大，其吸附性较强；中药有的药粉"燥性"大，亦是与其表面粗糙、比表面积大有关。

（二）粉体的密度

粉体的密度是指单位体积粉体的质量，根据其所指的体积含义的不同可分为真密度、粒密度、堆密度。

1. 真密度（ρ_t） 是粉体质量（W）与粉体真实体积（真体积 V_t）之比，即 $\rho_t = W/V_t$。其真实体积（V_t）不包括存在于粉粒内部和粉粒间空隙的体积。真密度是粉体的真实密度。

2. 粒密度（ρ_g） 是粉体质量与粒容积（V_g）之比所求得的密度，即 $\rho_g = W/V_g$。此时粒容积（V_g）包括粉体真实体积及粉粒内部空隙体积。

3. 堆密度（ρ_b） 又称松密度，是粉体质量与粉体所占容积（V_b）之比，即 $\rho_b = W/V_b$。粉体容积（V_b）包括粉体真实体积、粉粒内空隙体积和粉粒间空隙的总容积。

对于同一种粉体来说，真密度（ρ_t）＞粒密度（ρ_g）＞堆密度（ρ_b）。其中，堆密度在制剂实践中最重要。根据堆密度的大小，同一种药物粉末可分"轻质"与"重质"，"轻质"是指其中堆密度较小的药物粉末，反之"重质"为其中松密度大的药物粉末。"轻质"与"重质"主要与该药物粉末的总空隙有关。

（三）粉体的孔隙率

粉体的孔隙率是指粉体中孔隙所占的比率。孔隙总体积包括粉粒内孔隙体积及粉粒间孔隙体积。孔隙率大，表示粉体的孔隙多，粉体疏松，堆密度小，为轻质粉体。

（四）粉体的吸湿性

1. 含义 系指粉体置于相对湿度较大的空气中，吸附水分，出现流动性降低或结块、变色等现象。

2. 临界相对湿度 在相对湿度较低的环境下，粉体几乎不吸湿，而当相对湿度增大到一定值时，吸湿量急剧增加，一般把此时的相对湿度称为临界相对湿度（CRH）。CRH 是衡量药物吸湿性的重要指标，CRH 越小则越易吸湿；反之，则不易吸湿。为防止药物吸湿，应将生产及贮藏环境的相对湿度控制在药物的 CRH 值以下。

（五）粉体的润湿性

润湿性系指粉体的固体界面由固－气界面变为固－液界面的现象。常用接触角（θ）表示，液滴在固－液接触边缘的切线与固体平面间的夹角称为接触角。接触角最小为 $0°$，最大为 $180°$。接触角越小，则粉体的润湿性越好。θ 为 $0°$，液体完全润湿固体表面，液体在固体表面铺展；$0° < \theta < 90°$，液体可润湿固体，且 θ 越小，润湿性越好；$90° < \theta < 180°$，液体不能润湿固体；θ 为 $180°$，完全不润湿，液体在固体表面凝聚成球型。

润湿性在制剂中具有重要意义，如中药浸提、湿法制粒、制剂包衣、混悬液制备等过程均要求原辅料具有良好的润湿性；片剂、胶囊剂、颗粒剂的崩解与药物溶出也都与润湿性有关。

（六）粉体的流动性

粉体的流动性与粒子的形状、大小、表面状态、密度、孔隙率、表面摩擦力等有直接关系。粉体的流动性对散剂、颗粒剂、片剂、胶囊剂的制备有着重要影响，是保证产品质量的关键因素。粉体流动性的表示方式有休止角、流速和压缩度等。

1. 休止角 是粉体堆积层的自由斜面与水平面形成的最大角，是在重力场中，粒子在粉体堆积层的自由斜面上滑动时所受重力和粒子之间摩擦力达到平衡而处于静止状态下测得的。常用的测定方法有注入法、排除法、容器倾斜法等（图 6 - 1）。休止角越小，粉体流动性越好。一般认为休止角 ≤ $30°$ 时，流动性好；休止角 ≤ $40°$ 时，可以满足固体制剂生产过程中流动性的要求。

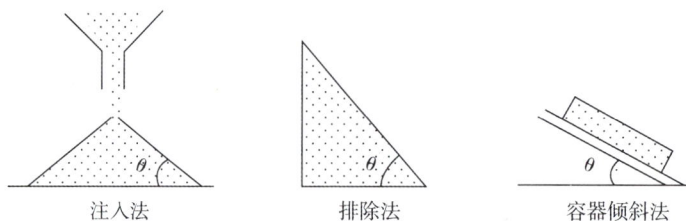

| 注入法 | 排除法 | 容器倾斜法 |

图 6-1 休止角的测定方法

2. 流速 是指单位时间内粉体由一定孔径的孔或管中流出的量。流速越快,粉体流动性越好。

3. 压缩度 是粉体流动性的重要指标,压缩度越大,粉体流动性越差。压缩度在 20% 以下时流动性较好,压缩度达 40% ~ 50% 时,粉体很难从容器中自动流出。

三、粉体流动性的影响因素与改善方法

1. 粉粒大小 一般来说,粒径大于 200μm,休止角较小,流动性良好;粒径在 100 ~ 200μm 之间,随着粒径的减小,粉体间的内聚力和摩擦力开始逐渐增大,休止角也逐渐增大,流动性随之减小;粒径小于 100μm,粉体间的内聚力和摩擦力大于重力,粉体易聚集,休止角大幅度增加,流动性变差。因此,在制剂生产中可以用增加粒径的方法减小粉体间的凝聚力,通常是将粉末制成颗粒,增加其流动性,以满足制剂生产的需要。

2. 粉粒形状与表面粗糙性 粉粒若呈球形或接近球形,表面光滑,在流动时多发生滚动,粉粒间的摩擦力较小,流动性好;粉粒形状越不规则,表面越粗糙,休止角就越大,流动性也越差。因此在制剂生产中加入润滑剂,填平粉粒粗糙的表面而形成光滑面,降低粉粒间的摩擦力,或采用适当方法制得球形颗粒,均可增加流动性。

3. 粉体含湿量 粉体含湿量较高,表面会吸附一层水膜,使粉体间的黏着力增强,休止角增加,流动性减小。因此,对于易吸湿的粉末,应于低湿度条件下贮存,以控制粉体含湿量,保证其流动性,同时防止粉体过干引起的粉尘飞扬、分层等。

第二节 散 剂

一、散剂概述

(一) 散剂的含义

散剂系指原料药物与适宜的辅料经粉碎、均匀混合制成的干燥粉末状制剂。它是中药传统剂型之一,除作为药物制剂直接应用于临床外,也是制备其他剂型如片剂、丸剂、胶囊剂等的原料。

知识链接

散剂的发展历史

散剂作为中药传统剂型之一,最早记载见于《五十二病方》,此后在《黄帝内经》《伤寒论》《金匮要略》《名医别录》等均有多种散剂的记载。古代就有"散者散也,去急病用之"的评价,《本草纲目》有"汤散荡涤之急方,下咽易散而行速也"的论述,说出了散剂易分散、奏效快的特点。宋代《太平惠民和剂局方》中散剂约占一半,书中散剂多为煮散、服散、外用散,且对散剂制法、服法、用量有详细叙述,对现代制剂技术有一定的指导意义。

（二）散剂的特点

1. 粉碎程度大，比表面积大，易分散、奏效快。
2. 外用于溃疡、外伤流血等疾病可起到保护黏膜、吸收分泌物和促进凝血作用。
3. 剂量可随证加减，易于控制，对于吞服片剂、胶囊等困难的小儿尤其适用。
4. 制法简便，运输、携带和贮藏方便。

散剂由于药物粉碎后比表面积增大，其臭味、刺激性及化学活性也相应增加，且某些挥发性成分更易散失，所以一些腐蚀性强、刺激性大、易吸湿变质的药物一般不宜制成散剂。此外，散剂的口感不好，剂量较大者易致服用困难。

（三）散剂的分类

1. 按医疗用途和给药途径分类

（1）口服散剂　一般溶于或分散于水、稀释液或者其他液体中服用，也可直接用水送服。此类散剂是通过消化道给药，如口服用的十二味翼首散、八味沉香散。

（2）局部用散剂　此类散剂是通过皮肤或黏膜给药，具体又可分为：①撒布散：撒布于皮肤和黏膜创伤表面的散剂，如黄连素粉、冰硼散。②调敷散：使用时以酒或醋调成稠糊敷于患处或敷于脚心等穴位的散剂，如如意金黄散。③眼用散：直接用于眼部的散剂，如八宝眼药散。④吹入散：吹入鼻喉等腔道的散剂，如慢鼻净。⑤袋装散：包封于布袋中的散剂，如挂于胸前的小儿香囊，绑敷于肚脐表面的元气袋。

2. 按剂量分类

（1）单剂量散剂　系将散剂按一次服用量单独包装，患者可按医嘱分包服用。

（2）多剂量散剂　系以多次应用的总剂量形式包装，由患者按医嘱分剂量使用。

3. 按组成分类

（1）单方散剂　系由一种药物组成，如生三七散。

（2）复方散剂　系由两种或两种以上药物组成，如冰硼散、七厘散。

4. 按药物性质分类　按药物性质不同，可分为普通散剂和特殊散剂。特殊散剂又分为含毒性药物散剂、含低共熔混合物散剂、含液体药物散剂。

（四）散剂的质量要求

《中国药典》规定，散剂在生产与贮藏期间应符合下列规定。

1. 供制散剂的原料药物均应粉碎，除另有规定外，口服用散剂为细粉，儿科用和局部用散剂应为最细粉。

2. 散剂应干燥、疏松、混合均匀、色泽一致。制备含有毒性药、贵重药或药物剂量小的散剂时，应采用配研法混匀并过筛。

3. 用于烧伤［除程度较轻的烧伤（Ⅰ°或浅Ⅱ°外）］、严重创伤或临床必须无菌的局部用散剂应符合无菌要求。

二、散剂的制备与举例

（一）一般散剂的制备

中药散剂的一般制备工艺流程见图 6-2。

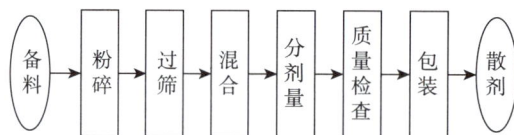

图 6-2 一般散剂制备工艺流程

1. 备料 备料岗位操作人员应根据生产指令对所用原辅料进行计算、称量和核对，其中原辅料的计算、称量需要双人复核，以保证物料正确、准确无误。操作人员按岗位指令逐项逐件核对物料的品名、批号、规格、所需数量。及时填写配料记录，由操作人员、核对人员双方签字确认。拆开的物料容器在称取完物料后，应及时封口，并加贴启封标签，注明剩余料数量、取用日期等。

2. 粉碎与过筛 制备散剂用的原辅料，均需按药物本身特性及临床用药的要求，采用适宜的方法粉碎、筛析成细粉备用（粉碎与筛析见第二章第四节内容）。粉末的粉碎度影响药物的溶解速率，进而对药品的生物利用度和疗效有重要影响。一般来说，易溶于水的药物不必粉碎得太细；对于难溶性药物而言，为了加速其溶解和吸收，应粉碎得细些。

3. 混合 是制备散剂的关键工序，要求得到混合均匀、色泽一致的粉末。混合均匀与否，对制剂的质量有直接影响。混合的目的、原理、方法、设备操作等在第二章第四节已经介绍。本节主要介绍散剂的两种常用混合方法与操作要点。

（1）等量递加法 当混合组分比例相差悬殊时，则难以混合均匀，常采用等量递加法（又称配研法）混合，即量小药物为一份，加入与之等体积量大组分混匀，再加入与混合物等量的量大组分，如此倍量增加混合至全部混匀，再过筛混合即成。

（2）打底套色法 当混合组分有明显的色泽差异时，由于药粉的吸附作用会导致混合后粉末色泽发生变化的现象称为"咬色"。因此，当混合组分有明显的色泽差异时，应采用打底套色法。所谓"打底"系指将量少的、质轻的、色深的药粉先放入混合器（在混合之前应先用其他量多的药粉饱和容器）中作为基础，然后将量多的、质重的、色浅的药粉逐渐分次加入混合器中，轻研，使之混匀，即为"套色"。

此外混合时还应注意，当散剂的各组分密度相差较大时，为了避免密度小者浮于上面，密度大者沉于底部而混合不均匀，一般先加密度小者，再加密度大者。若各组分的色泽深浅相差悬殊，同时比例也悬殊时，可以先放色深的，加等量色浅的混匀后再倍量增加混合至全部混合均匀，即称为"倍增套色法"，此法在实际生产中最为常用。

4. 分剂量 是把混合均匀的散剂按照所需剂量分成相等重量份数的过程或操作，又称内包装。常用方法有重量法、容量法和目测法。

（1）重量法 系用衡器（主要是天平）逐份称重的方法。此法分剂量准确，但操作繁琐，效率低，不适用于大生产。主要用于含毒剧药物、贵重药物散剂的分剂量。

（2）容量法 系用固定容量的容器进行分剂量的方法。此法效率较高，可以实现连续操作。但准确性不如重量法，并且散剂的物理性质（如松密度、流动性等），以及分剂量速度均能影响其准确性。目前大量生产所用的散剂分量器、散剂自动分包机、分量机等都采用容量法的原理分剂量。

（3）目测法（又称估分法） 系将一定总量的散剂，根据目测分成所需剂量的若干等份的方法。此法操作简便，但误差较大，仅适用于一般散剂小量配制，不适用于含有贵重细粉和剧毒药物的散剂，也不适用于大量生产。

（二）特殊散剂的制备

1. 含毒性药物的散剂（倍散） 毒性药物一般应用剂量较小，不易准确称取，剂量不准易致中毒，且服用时也易损耗。因此，小剂量毒性药物常添加一定量的稀释剂制成稀释散，又称为倍散。倍散的稀释比例根据药物的剂量而定，如果剂量在 0.01~0.1g 者，可配成 10 倍散（即 1 份药物加 9 份稀释剂混匀）；剂量在 0.001~0.01g 者，则应配成 100 倍散；剂量在 0.001g 以下者，则应配成 1000 倍散。

倍散的稀释剂应无显著药理作用，且不与主药发生反应。常用的稀释剂有乳糖、淀粉、糊精及无机物如磷酸钙、碳酸钙等。

制备倍散时，常添加胭脂红、苋菜红、靛蓝等着色剂，将散剂染成一定颜色，以便于观察散剂混合是否均匀，同时也可借助颜色深浅来识别倍散的稀释倍数。

2. 含低共熔混合物的散剂　两种或两种以上药物按一定比例混合时，在室温下，出现的润湿或液化现象，称为低共熔现象。通常在研磨混合时液化现象出现较快，但是在有些情况下，液化现象需要一定时间才出现。

可产生低共熔现象的药物，如薄荷脑与樟脑、薄荷脑与麝香草酚、冰片、樟脑与水杨酸苯酯等。对于可形成低共熔混合物散剂的制备方法，应依据共熔后对药物作用的影响、处方中其他固体药物的数量采取不同的措施：①共熔后，药理作用较单独应用增强者，应先共熔后混合；②若共熔后药理作用无明显变化，且处方中固体药物粉末较多时，可先共熔后再与其他组分吸收混合；③若共熔后，药理作用减弱，应分别用其他成分稀释，以避免出现低共熔；④若处方中含有挥发油或其他足以溶解共熔组分的液体时，可先共熔，后溶解，再喷雾于其他固体组分中混匀。

3. 含液体药物的散剂　当复方散剂中含有挥发油、非挥发性液体药物、流浸膏、药材煎液等液体组分时，应根据药物的性质、用量及处方中其他固体组分的量而采用不同的处理方法。若液体组分量较少，可用处方中其他固体组分吸收后研匀；若液体组分量较大，固体组分不能完全吸收，可加入适宜辅料（如乳糖、淀粉、糊精、蔗糖、沉降磷酸钙等）吸收；如液体组分量过大，且有效成分为非挥发性成分时，可加热除去大部分水分后再加入处方中其他固体粉末吸收，或加入固体粉末或稀释剂后，低温干燥，混合均匀；若处方中含有黏稠浸膏或挥发油时，可用少量的乙醇溶解或稀释后与药粉混匀。

（三）举例

九分散

【处方】马钱子粉（制）250g、麻黄 250g、乳香（制）250g、没药（制）250g。

【制法】将麻黄、乳香（制）、没药（制）三味药粉碎成细粉，混匀；再用等量递加法与马钱子粉混匀，过筛，分剂量每包 2.5g，即得。

【注解】①本品具有活血散瘀、消肿止痛的功效，用于跌打损伤，瘀血肿痛；②生马钱子为毒性药品，不能生用，按《中国药典》一部要求砂烫法炮制和制备马钱子粉（砂烫后的马钱子用淀粉稀释制成马钱子粉）后，再与方中其他药粉配研；③乳香、没药均属树脂类药物，生品对胃刺激性较强，醋制后可缓和刺激性，并矫臭矫味，便于粉碎，而且能增强止血止痛、收敛生肌等功效；④马钱子粉应以等量递加法与其他中药粉末混合均匀。

三、散剂的质量评价

（一）外观均匀度

取供试品适量，置光滑纸上，平铺约 5cm², 将其表面压平，在明亮处观察，应色泽均匀，无花纹与色斑。

（二）粒度

取供试品 10g，精密称定，按《中国药典》粒度和粒度分布测定法测定，中药通过六号筛的粉末重量，不得少于 95%。化学药通过七号筛的粉末重量，不得少于 95%。

（三）水分或干燥失重

按《中国药典》，中药散剂照水分测定法测定，除另有规定外，不得过 9.0%。化学药和生物制品散剂照干燥失重法测定，减失重量不得过 2.0%。

（四）装量差异

单剂量包装的散剂，照下述方法检查，应符合规定。

检查方法：取供试品 10 袋（瓶），分别精密称定每袋（瓶）内容物的重量，求出内容物的装量与平均装量。每袋（瓶）内容物装量与平均装量相比较［凡有标示装量的散剂，每袋（瓶）内容物装量应与标示装量相比较］，按表 6-1 中的规定，超出装量差异限度的散剂不得多于 2 袋（瓶），并不得有 1 袋（瓶）超出装量差异限度的 1 倍。

表 6-1 散剂装量差异限度

平均装量或标示装量	装量差异限度 （中药、化学药）	装量差异限度 （生物制品）
0.1g 及 0.1g 以下	±15%	±15%
0.1g 以上至 0.5g	±10%	±10%
0.5g 以上至 1.5g	±8%	±7.5%
1.5g 以上至 6.0g	±7%	±5%
6.0g 以上	±5%	±3%

凡规定检查含量均匀度的化学药和生物制品散剂，一般不再进行装量差异的检查。

（五）装量

除另有规定外，多剂量包装的散剂，照《中国药典》最低装量检查法检查，应符合规定。

（六）无菌

除另有规定外，用于烧伤［除程度较轻的烧伤（Ⅰ°或浅Ⅱ°外）］、严重创伤或临床必需无菌的局部用散剂，照《中国药典》无菌检查法检查，应符合规定。

（七）微生物限度

按《中国药典》，除另有规定外，照非无菌产品微生物限度检查：微生物计数法和非无菌产品微生物限度检查：控制菌检查法及非无菌产品微生物限度标准检查，应符合规定。凡规定进行杂菌检查的生物制品散剂，可不进行微生物限度检查。

四、散剂的包装与贮存

（一）散剂的包装

散剂可单剂量包（分）装，多剂量包装者应附分剂量的用具；含毒性药的口服散剂应单剂量包装。

散剂的分散度大，易吸湿、风化及挥发，若包装不当会导致潮解、结块、变色、分解、霉变等变化，严重影响散剂的质量。为了保证散剂的稳定性，必须根据药物的性质，选用适宜的包装材料。

常用的包装材料有包装纸（包括有光纸、玻璃纸、蜡纸等）、玻璃瓶（管）、塑料薄膜袋、复合膜袋等。包装纸中的有光纸适用于性质较稳定的普通药物，不适用于吸湿性强的散剂；玻璃纸适用于含挥发性成分及油脂类的散剂，不适用于易吸湿、易风化或易被二氧化碳等气体分解的散剂；蜡纸适用于包装易吸湿、风化及二氧化碳作用下易变质的散剂，不适用于包装含冰片、樟脑、薄荷脑、麝香草酚等挥发性成分的散剂。塑料袋的透气、透湿问题未完全克服，应用上受到限制。玻璃瓶（管）密闭性好，本身性质稳定，适用于包装贵重药、挥发性药、含毒性药、易吸湿药物散剂。复合膜袋防气、防湿性能较好，硬度较大，密封性、避光性好，目前应用广泛，适用于包装大多数散剂各种散剂。

（二）散剂的贮存

除另有规定外，散剂应密闭贮存，含挥发性或易吸湿原料药物的散剂，应密封贮存。除防潮、防挥发外，温度、微生物及光照等对散剂的质量均有一定影响，应予以重视。

第三节　颗粒剂

PPT

一、颗粒剂概述

（一）颗粒剂的含义

颗粒剂系指原料药物与适量的辅料混合制成具有一定粒度的干燥颗粒状制剂。它是在中药汤剂和糖浆剂等剂型的基础上发展起来的剂型。

（二）颗粒剂的特点

1. 优点

（1）既保持了汤剂吸收快、作用迅速的特点，又克服了汤剂临用时煎煮不便、服用量大、易霉败变质等缺点。

（2）比片剂、胶囊剂分散度大，有利于药物的吸收和发挥疗效。

（3）与汤剂相比，剂量较小，性质稳定，携带、贮藏、运输均较方便。

（4）服用方便，可根据需要加入着色剂、芳香剂、矫味剂等，患者易于接受，尤其适用于小儿。

（5）必要时可对颗粒进行包衣，使颗粒具有缓释性、控释性或肠溶性。

2. 缺点　颗粒剂易吸湿、潮解，对包装方法和材料要求高，成本较高，无法随证加减。

（三）颗粒剂的分类

根据溶解性能和溶解状态，颗粒剂可分为可溶颗粒、混悬颗粒、泡腾颗粒和肠溶颗粒；根据释放特性不同，还有缓释颗粒。

1. 可溶颗粒（通称颗粒）　分为水溶性颗粒剂和酒溶性颗粒剂两类。水溶性颗粒剂加水冲溶药液澄清（如小柴胡颗粒），目前中药颗粒剂多为此类。酒溶性颗粒剂用前加一定量白酒溶解后服用，如木瓜颗粒。

2. 混悬颗粒　系指难溶性原料药物与适宜辅料混合制成的颗粒剂。临用前加水或其他适宜的液体振摇即可分散成混悬液。中药混悬颗粒剂含饮片细粉，冲服时呈均匀混悬状，如小儿感冒颗粒。

3. 泡腾颗粒　系指含有碳酸氢钠和有机酸，遇水可放出大量气体而呈泡腾状的颗粒剂，如阿胶泡腾颗粒。泡腾颗粒剂中的原料药物应是易溶性的，加水产生气泡后应能溶解。有机酸一般用枸橼酸、酒石酸等。泡腾颗粒一般不能直接吞服。

4. 肠溶颗粒 系指采用肠溶材料包裹颗粒或其他适宜方法制成的颗粒剂。肠溶颗粒耐胃酸而在肠液中释放活性成分或控制药物在肠道内定位释放，可防止药物在胃内分解失效，避免对胃的刺激。肠溶颗粒不得咀嚼。

5. 缓释颗粒 系指在规定的释放介质中缓慢地非恒速释放药物的颗粒剂。缓释颗粒不得咀嚼。

（四）颗粒剂的质量要求

颗粒剂应干燥，颗粒均匀，色泽一致，无吸潮、软化、结块、潮解等现象。符合《中国药典》中颗粒剂的各项要求及各品种项下的检查规定。

二、颗粒剂常用辅料

制颗粒常用辅料有填充剂、润湿剂与黏合剂、甜味剂、芳香剂、泡腾剂等。

1. 填充剂 具有增加制剂重量和体积，有利于制剂成型的作用，常用种类有淀粉、糖粉、糊精、乳糖、微晶纤维素、甘露醇、山梨醇、无机盐等。

其中，糖粉和糊精是最常用的填充剂。糖粉是可溶性颗粒剂的优良赋形剂，并有矫味及黏合作用。糖粉系结晶状蔗糖于60℃干燥数小时，粉碎，过80～100目筛的细粉，易吸湿结块，应注意密封保存。临用前于60℃烘干1～2小时以提高吸水率。糊精系淀粉的水解产物，水溶性颗粒制备时，宜选用可溶性糊精，使用前应低温干燥，过筛。

2. 润湿剂与黏合剂 具有增加物料黏性的作用，润湿剂常用水和乙醇，黏合剂常用的有淀粉浆、羧甲基纤维素钠溶液、羟丙基纤维素溶液、聚维酮溶液等。

3. 泡腾崩解剂 系泡腾颗粒剂必须使用的赋形剂，由有机酸和碳酸氢钠或碳酸钠等组成。

三、制粒技术

（一）制粒的概念与应用

制粒是把粉末、熔融液、水溶液等状态的物料经加工制成具有一定形状与大小的颗粒的操作。制颗粒是多种固体制剂的中间环节，在胶囊剂、片剂生产中，颗粒作为中间体，是保证胶囊剂、片剂等剂型顺利成型的关键。在颗粒剂生产中，制粒是颗粒剂制备的关键工艺技术，制得颗粒包装后可直接得到成品，其直接影响到颗粒剂的质量。

（二）制粒的目的

制粒的目的：①改善物料的流动性。粉末制成颗粒后，粒径增大，减少粒子间的黏附性、凝聚性，增大颗粒的流动性；②防止各成分的离析。处方中各组分的粒度、密度存在差异时容易出现离析现象，混合后制粒可有效地防止离析；③防止粉末飞扬及黏附在器壁上，防止环境污染及原料的损失，达到GMP要求；④调整堆密度，改善溶解性能；⑤改善片剂生产中压力的均匀传递；⑥便于服用，携带方便。

（三）制粒的方法与设备

1. 干法制粒 系把药物粉末（干燥浸膏粉末）加入适宜的辅料（如干黏合剂）混匀，直接加压压缩成较大片剂或片状物后，重新粉碎成所需大小颗粒的方法。该法不加入任何液体，依靠机械压缩力的作用，使粒子间产生结合力。

（1）干法制粒的特点 ①工艺不受溶剂和温度的影响，易于成型，所制颗粒均匀、崩解性与溶出性良好、质量稳定，特别适用于热敏性物料、遇水易分解及易压缩成型药物的制粒；②方法简单、效率高，操作过程可实现自动化。但干法制粒设备结构复杂，转动部件多，维修护理工作量大，造价较高。

（2）干法制粒的类型 根据压制大片剂或片状物时采用的设备不同，干法制粒可分为重压法及滚压法两种。①重压法：亦称为压片法制粒，系利用重型压片机将物料压制成直径 20～50mm 的胚片，然后粉碎成一定大小颗粒的方法。该法的优点在于可使物料免受湿润及温度的影响，所得颗粒密度高；但具有产量小、生产效率低、工艺可控性差等缺点。②滚压法：系利用转速相同的两个滚动轮之间的缝隙，将物料粉末滚压成板状物，然后破碎成一定大小颗粒的方法。滚压法制粒与重压法制粒相比，具有生产能力大、工艺可操作性强、润滑剂使用量较小等优点，使其成为一种较为常用的干法制粒方法。

2. 湿法制粒　系在混合均匀的物料中加入润湿剂或液态黏合剂进行制粒的方法，是目前应用最广泛的制粒方法。

根据制粒采用的设备不同，湿法制粒可分为以下几种。

（1）挤压制粒　系先将药物饮片、清（稠）膏与辅料经粉碎、过筛、混合均匀后，加入黏合剂或润湿剂制软材，然后将软材挤压通过一定大小的筛孔制成湿颗粒，再经干燥、整粒而制得所需的颗粒。湿颗粒应有沉重感，颗粒大小均匀整齐，细粉少，无长条、块状物，置于掌上簸动数次，不应有粉碎情况。小量制备可用手工制粒筛，大量生产多采用摇摆式制粒机、旋转挤压制粒机和螺旋挤压制粒机，见图 6-3。制粒用的筛网要根据片重及片径来选择。

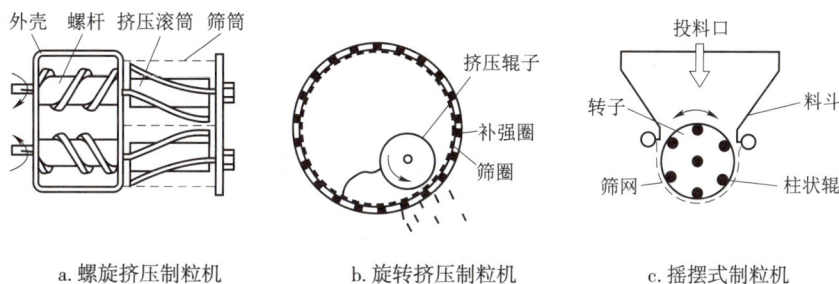

a. 螺旋挤压制粒机　　　　b. 旋转挤压制粒机　　　　c. 摇摆式制粒机

图 6-3　挤压制粒机示意图

影响软材质量的因素有：清膏性质、药粉性质、辅料种类及用量、润湿剂或黏合剂用量、混合时间和温度等。若软材过软，则制成的颗粒成长条，应加干粉（药粉或辅料）调节；若软材过干，黏性不足，则软材通过筛网后呈粉状，应加水或黏合剂调整。软材质量一般多凭经验掌握，要求"握之成团、触之即散"为度。

（2）高速搅拌制粒　系将经粉碎与过筛后的药物、辅料以及黏合剂（或润湿剂）置于密闭的制粒容器内，利用高速旋转的搅拌桨与制粒刀的切割作用，使物料混合、制软材、切割制粒与滚圆一次完成的制粒方法。生产常用的高速搅拌制粒机见图 6-4。

高速搅拌制粒的特点：①与传统的挤压制粒相比较，具有省工序、操作简单、快速等优点；②通过改变搅拌桨的结构、调节黏合剂用量及操作时间，可制得致密、强度高的适合于胶囊剂的颗粒，也可制成松软的适合压片的颗粒；③制备过程密闭、污染小；④物料混合均匀，制成的颗粒圆整均匀，流动性好。本法制备的颗粒比较适合于胶囊剂、片剂制粒要求。

（3）转动制粒　系将经粉碎、过筛后的药物与辅料混合均匀，置于转动制粒机内，将黏合剂或润湿剂呈雾状喷入，在转动、摇动、搅拌作用下，使粉末黏结成小颗粒的方法。此法适用于中药半浸膏粉、浸膏粉或黏性较强的药物细粉制颗粒。转动制粒的特点是：所制得的颗粒均匀、圆整，但操作时间长、效率较低。

（4）流化喷雾制粒　又称"沸腾干燥制粒""一步制粒法"，系将经粉碎过筛后的物料置于流化床内，利用自下而上的热气流作用，使容器内物料粉末保持流化状态的同时，喷入润湿剂或液体黏合剂，使粉末凝结成颗粒，继续干燥至颗粒中含水量适宜即得。此法可实现混合、制粒、干燥、包衣在同一设备内完成，生产效率高，制成的颗粒均匀、圆整，流动性和可压性好。适用于对湿、热敏感的药物制粒，见图6-5。

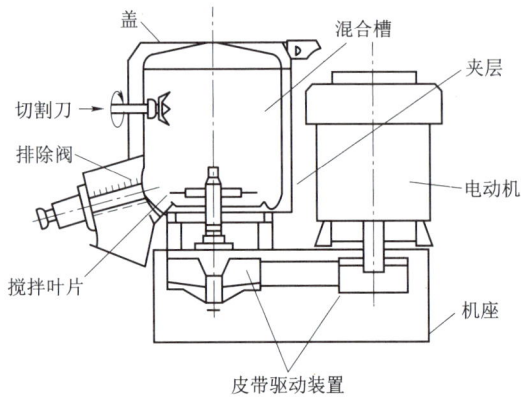

图6-4 高速搅拌制粒机示意图

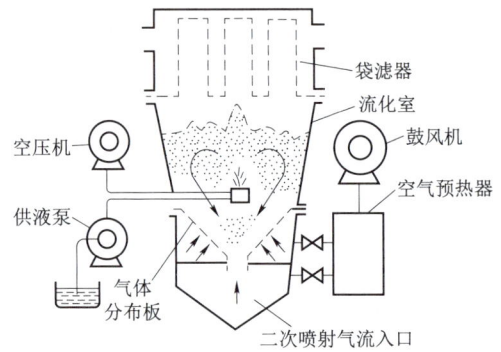

图6-5 沸腾干燥制粒机示意图

（5）喷雾干燥制粒 系将中药浸提浓缩液用雾化器喷雾于干燥室内，在热气流的作用下，水分迅速蒸发以制成干燥颗粒的方法。该法可在数秒中完成药液的浓缩与干燥、制粒过程，制得的颗粒呈球状，并能连续操作，见图6-6，如以干燥为目的时称为喷雾干燥，以制粒为目的时称为喷雾制粒。

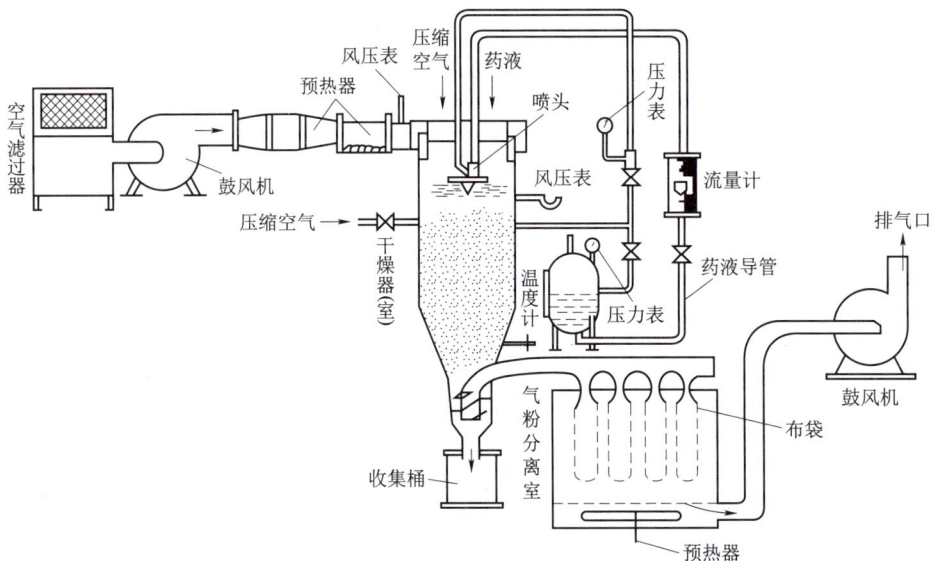

图6-6 喷雾干燥制粒机示意图

不同制粒方法的特点与适用情况如表6-2所示。

表6-2 不同制粒方法的特点与适用情况

分类	制粒方法	特点与适用情况
干法制粒	重压法	可使物料免受湿润及温度的影响；但产量小、生产效率低、工艺可控性差
	滚压法	生产能力大、工艺可操作性强
湿法制粒	挤压制粒	小量制备可用手工制粒筛，大量生产多采用摇摆式制粒机、旋转挤压制粒机等
	高速搅拌制粒	具有操作简单、快速、污染小等优点；制得颗粒圆整均匀、流动性好
	转动制粒	适用于中药半浸膏粉、浸膏粉或黏性较强的药物
	流化喷雾制粒	混合、制粒、干燥、包衣在同一设备内完成，适用于对湿、热敏感的药物制粒
	喷雾干燥制粒	适用于液体物料，制成的颗粒质地松脆，溶解性能好

复合型制粒法

复合型制粒法是将搅拌制粒、转动制粒、流化床制粒等多种制粒技术相结合，使混合、捏合、制粒、干燥、包衣等多元单个操作融合于一体的制粒方法，采用的设备为复合型制粒机，以流化床为母体进行多种组合。复合型制粒机综合了各种设备的功能特点，取长补短，因其功能多，工艺简单，占地面积小，省时省力，为制药企业生产自动化的实施提供了强大的发展空间。本法制得颗粒质量会受到黏合剂的性质、喷雾状况、流化空气的速度与温度、搅拌桨的形状与转速、流化板的通气方式以及装料量的影响。

四、颗粒剂的制备与举例

中药颗粒剂的一般制备工艺流程如图 6 - 7 所示。

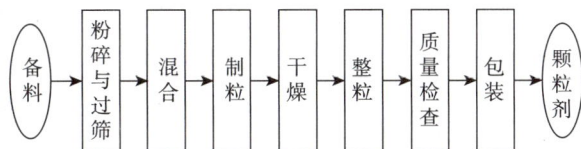

备料 → 粉碎与过筛 → 混合 → 制粒 → 干燥 → 整粒 → 质量检查 → 包装 → 颗粒剂

图 6 - 7　颗粒剂制备工艺流程

（一）备料

中药颗粒剂的原料应根据饮片及其有效成分的性质、制备的颗粒剂的种类要求进行预处理。经规定的方法进行提取、纯化、浓缩成规定的清膏，采用适宜的方法干燥并制成细粉，加适量辅料或饮片细粉，混匀并制成颗粒；也可将清膏加适量辅料或饮片细粉，混匀并制成颗粒。

1. 水溶性颗粒剂的原料处理　一般多采用煎煮法提取，含挥发性成分的药材常用"双提法"。煎煮法是目前生产颗粒剂最常用的提取方法，适用于有效成分溶于水且对湿热较稳定的药材。纯化时常用水提醇沉法、吸附澄清法、超速离心法或超滤法除去大分子杂质。其中吸附澄清、超速离心、超滤技术的应用，使成分保留较为完全，有利于保证药效，提高制剂质量。同时，为防止有效成分受热破坏和适应制粒工艺的要求，纯化后的药液常用减压或薄膜浓缩工艺浓缩成清膏，清膏的相对密度一般控制在 1.10 ~ 1.35（50 ~ 60℃）；或者采用减压干燥、喷雾干燥或远红外干燥技术制成干浸膏备用。

2. 酒溶性颗粒剂的原料处理　酒溶性颗粒剂加入白酒后即溶解成为澄清的药酒，可代替药酒服用。为了使颗粒剂溶于白酒后保持澄明，应选择与饮用白酒含醇量相同的乙醇为提取溶剂。多采用渗漉法、浸渍法或回流法对药材进行提取，提取液回收乙醇后，浓缩至稠膏状再加入适宜的辅料制粒。所加辅料应溶于白酒，常添加蔗糖或其他可溶性矫味剂。

3. 混悬型颗粒剂的原料处理　一般将处方中含挥发性或热敏性成分的饮片、贵重饮片粉碎成细粉，和处方中其余药材经提取、浓缩而制成的稠膏进行混合制成混悬型颗粒剂。其特点是用热水冲后不能全部溶解而呈混悬性液体。凡属挥发性或遇热不稳定的药物，在制备过程中应注意控制适宜的温度条件，凡遇光不稳定的原料药物应遮光操作。

4. 泡腾性颗粒剂的原料处理　泡腾性颗粒剂是利用有机酸与弱碱和水作用产生二氧化碳气体，使药液产生气泡而呈泡腾状态的一种颗粒剂。产生的二氧化碳溶于水后呈酸味，能刺激味蕾，有矫味的作用。常用的有机酸有枸橼酸、酒石酸等，弱碱有碳酸钠、碳酸氢钠等。

处方中的饮片按水溶性颗粒剂原料处理方法进行提取、纯化与浓缩，将制成的清膏或干浸膏粉分成两份，一份加入有机酸（枸橼酸、酒石酸等）制成酸性颗粒，另一份加入弱碱（碳酸钠、碳酸氢钠等）制成碱性颗粒，分别干燥，混匀，包装，即得。

（二）制粒

制粒得到的颗粒对颗粒剂的作用非常重要，颗粒因形状、大小、强度不同，崩解性、溶水性和释放性也会不同。制粒方法有多种，应根据药物的性质和颗粒的特性选择适宜的制粒方法（详见本节"制粒技术"部分）。

（三）颗粒的干燥

采用湿法制粒得到的湿颗粒，如放置过久会造成湿颗粒结块或变形，故应尽快选择适宜的方法和设备进行干燥，可参见第二章相关内容。

干燥时应注意以下几点：①干燥温度由药物性质决定，一般 60 ~ 80℃为宜。对热稳定的药物干燥温度可适当提高到 80 ~ 100℃；含挥发油、结晶水和遇热不稳定的药物应控制在 60℃以下；②颗粒的干燥程度应适宜，一般含水量控制在 8%以内；③湿颗粒制成后应及时干燥。干燥时温度应逐渐上升，以防湿颗粒表面水分过快蒸发而使表面干壳，内部水分蒸发不出，形成内湿外干现象；④干燥时颗粒不宜堆积太厚，应定时翻动，使颗粒受热均匀。

（四）整粒

湿颗粒干燥后，可能出现结块、粘连等现象，一般用摇摆式颗粒机通过一号筛（12 ~ 14 目）整粒，将大颗粒磨碎，再通过五号筛除去细小颗粒或细粉。筛下的细小颗粒和细粉可重新制粒，或并入下次同一批号药粉中，混匀制粒。颗粒剂处方中若含有挥发性成分，一般可溶于适量乙醇中，用雾化器均匀喷洒在干燥的颗粒上，混合均匀，然后密闭放置一定时间，待挥发性成分渗透均匀后，方可进行包装。为提高挥发性成分的稳定性，也可将其用 β - 环糊精制成包合物加入整粒后的颗粒中混合均匀。

（五）包装

包装系指将各项质量检查符合要求的颗粒按生产指令进行分剂量和包装，大生产常用自动颗粒包装机。颗粒剂中因含有浸膏和蔗糖，极易吸潮结块或溶化，故应及时密封包装，贮存于干燥阴凉处。包装材料常用复合铝塑袋，这类材料不易透湿透气，贮存期内可有效防止出现吸潮、软化等现象；也可用塑料袋、塑料筒及金属盒包装。

（六）举例

感冒清热颗粒

【**处方**】荆芥穗 200g、薄荷 60g、防风 100g、柴胡 100g、紫苏叶 60g、葛根 100g、桔梗 60g、苦杏仁 80g、白芷 60g、苦地丁 200g、芦根 160g。

【**制法**】以上十一味，取荆芥穗、薄荷、紫苏叶提取挥发油，蒸馏后的水液另器收集；药渣与其余防风等 8 味，加水煎煮两次，每次 1.5 小时，合并煎液，滤过，滤液与上述水溶液合并。合并液浓缩成相对密度 1.32 ~ 1.35（50℃）的清膏，取清膏，加蔗糖、糊精及乙醇适量，制成颗粒，干燥，加入上述挥发油，混匀制成 1600g，即得。

【**注解**】①本品具有疏风散寒、解表清热的功效，用于风寒感冒，头痛发热，恶寒身痛，鼻流清涕，咳嗽咽干；②由于荆芥穗、薄荷、紫苏叶三味药材中含有挥发油，其他药物均含有水溶性有效成分，所以采用双提法，既可防止挥发油损失，又使水溶性成分得以保留；采用喷雾干燥方法，既可提高干燥效率，又能减少成分破坏和辅料用量，并减少药物服用剂量；③制备过程中注意防止挥发油的损失和分布不均。

五、颗粒剂的质量评价

1. 粒度 除另有规定外，照《中国药典》粒度和粒度分布测定法测定，不能通过一号筛与能通过五号筛的总和不得超过15%。

2. 水分或干燥失重 中药颗粒剂照《中国药典》水分测定法测定，除另有规定外，水分不得超过8.0%；化学药品和生物制品颗粒剂照干燥失重测定法测定，于105℃干燥（含糖颗粒应在80℃减压干燥）至恒重，减失重量不得过2.0%。

3. 溶化性 除另有规定外，颗粒剂照下述方法检查，溶化性应符合规定。含中药原粉的颗粒剂不进行溶化性检查。

（1）可溶颗粒检查法 取供试品10g（中药单剂量包装取1袋），加热水200ml，搅拌5分钟，立即观察，可溶颗粒应全部溶化或轻微浑浊。

（2）泡腾颗粒检查法 取供试品3袋，将内容物分别转移至盛有200ml水的烧杯中，水温为15～25℃，应迅速产生气体而呈泡腾状，5分钟内颗粒均应完全分散或溶解在水中。

颗粒剂按上述方法检查，均不得有异物，中药颗粒剂还不得有焦屑。

除另有规定外，混悬颗粒应进行溶出度检查。混悬颗粒以及已规定检查溶出度或释放度的颗粒剂可不进行溶化性检查。

4. 装量差异 单剂量包装的颗粒剂按下述方法检查，其装量差异限度应符合表6-3规定。

检查法：取供试品10袋（瓶），除去包装，分别精密称定每袋（瓶）内容物的重量，求出每袋（瓶）内容物的装量与平均装量。每袋（瓶）装量与平均装量相比较〔凡无含量测定或有标示装量的颗粒剂，每袋（瓶）装量应与标示装量比较〕，超出装量差异限度的颗粒剂不得多于2袋（瓶），并不得有1袋（瓶）超出装量差异限度的1倍。

表6-3 颗粒剂装量差异限度

平均装量或标示装量	装量差异限度
1.0g及1.0g以下	±10%
1.0g以上至1.5g	±8%
1.5g以上至6.0g	±7%
6.0g以上	±5%

凡规定检查含量均匀度的颗粒剂，一般不再进行装量差异检查。

5. 装量 多剂量包装的颗粒剂，照《中国药典》最低装量检查法检查，应符合规定。

6. 微生物限度 以动物、植物、矿物质来源的非单体成分制成的颗粒剂，照《中国药典》非无菌产品微生物限度检查：微生物计数法和非无菌产品微生物限度检查：控制菌检查法及非无菌产品微生物限度标准检查，应符合规定。

第四节　胶囊剂

一、胶囊剂概述

（一）胶囊剂的含义

胶囊剂系指原料药物或与适宜辅料充填于空心胶囊或密封于软质囊材中制成的固体制剂。胶囊剂中的药物可以是药物细粉也可以是颗粒，还可以是液体，有时根据实际需要还可加入一定量的赋形剂。目前胶囊剂已经成为口服固体制剂的主要剂型之一，主要供内服，也有供直肠、阴道给药的胶囊。

（二）胶囊剂的特点

1. 优点

（1）外表光洁、美观，可掩盖药物的苦味和不良嗅味，减少药物的刺激性，便于服用。

（2）与片剂、丸剂比较，在胃肠道中崩解快、释药迅速、生物利用度高。

（3）提高药物的稳定性　胶囊壳能保护药物不受光线、空气和湿度的影响，增加对光敏感或对湿、热不稳定药物的稳定性。

（4）可弥补其他固体剂型的不足　某些含油量高的药物或液态药物难以制成丸剂、片剂等，但可制成软胶囊剂，如月见草油胶丸、大蒜油软胶囊等。

（5）制成不同释药速度和释药方式的胶囊，可定时定位或延缓释放药物。如肠溶胶囊、控释胶囊、缓释胶囊等。

（6）携带、运输、贮存方便。

2. 缺点

（1）婴幼儿和昏厥患者不能吞服。

（2）某些药物不宜制成胶囊剂　①药物的水溶液或稀乙醇溶液：因水和稀乙醇可使胶囊壁溶化，不宜充填于空胶囊中。②易溶解和刺激性强的药物：因在胃中溶解后局部浓度过高会刺激胃黏膜。③易风化的药物：因风化后释放的结晶水可使胶囊壁软化，影响胶囊剂的质量。④吸湿性强的药物：可使胶囊壁干燥变脆。

（三）胶囊剂的分类

1. 硬胶囊（通称为胶囊）　系指采用适宜的制剂技术，将原料药物或加适宜辅料制成的均匀粉末、颗粒、小片、小丸、半固体或液体等，充填于空心胶囊中的胶囊剂。以短圆柱形较为多见。胶囊壳较硬且具一定的弹性，由两节紧密套合而成。药物可以是粉末，也可以是颗粒，或是其他形式。随着科学技术的发展，现在半固体或液体药物经处理后也可装入硬胶囊。硬胶囊是目前应用最为广泛的一种胶囊剂，如双黄连胶囊。

2. 软胶囊　俗称胶丸，系指将一定量的液体原料药物直接密封，或将固体原料药物溶解或分散在适宜的辅料中制备成溶液、混悬液、乳状液或半固体，密封于软质囊材中的胶囊剂，如藿香正气软胶囊。软胶囊可用滴制法或压制法制备，胶囊壳软而富有弹性，在装入药物时一次成型，封闭严密。药物可以是油类、油溶液或油的混悬液，也可以是固体、半固体。

3. 缓释胶囊　系指在规定的释放介质中缓慢地非恒速释放药物的胶囊剂。

4. 控释胶囊　系指在规定的释放介质中缓慢地恒速释放药物的胶囊剂。

5. 肠溶胶囊　系指用肠溶材料包衣的颗粒或小丸充填于胶囊而制成的硬胶囊，或用适宜的肠溶材料制备而得的硬胶囊或软胶囊。肠溶胶囊剂不溶于胃液，但能在肠液中崩解而释放活性成分，如五味苦参肠溶胶囊。

（四）胶囊剂的质量要求

胶囊剂应整洁，不得有黏结、变形、渗漏或囊壳破裂等现象，并应无异臭；胶囊剂囊壳不应变质；符合《中国药典》中胶囊剂的各项要求及各品种项下的检查规定。

二、硬胶囊剂的制备

硬胶囊剂的一般制备工艺流程如图 6 - 8 所示。

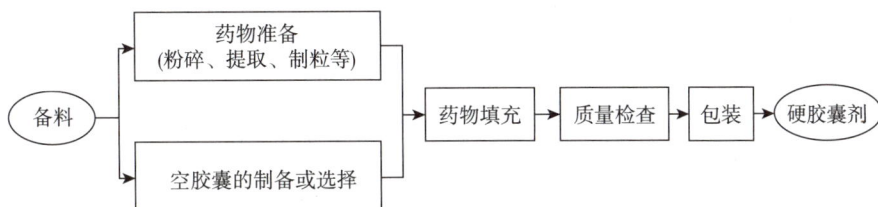

图 6 - 8　硬胶囊剂制备工艺流程

（一）空胶囊壳的制备与选择

1. 空胶囊壳的组成　胶囊壳的主要成囊材料是明胶，此外还包括增塑剂、着色剂、增稠剂、遮光剂及防腐剂等。

（1）明胶　胶囊壳的主要原料是明胶，明胶是动物的皮、骨、腱与韧带中胶原蛋白经不完全酸水解、碱水解或酶降解后纯化得到的一种复杂的蛋白质。除用明胶外，还可用羟丙甲纤维素（HPMC）、淀粉经酶水解提取的多糖类物质等。

（2）增塑剂　能改善明胶的吸湿性和脱水性，增强其囊材的坚韧性和可塑性，常用的增塑剂为甘油、山梨醇；还可用羧丙基纤维素、羧甲基纤维素钠等。

（3）着色剂　赋予胶囊壳颜色，增加美观，便于识别。常用食用规格的水溶性染料，如柠檬黄、胭脂红等。

（4）增稠剂　增加胶液的胶冻力，如琼脂。

（5）遮光剂　防止光对药物的催化氧化作用，增加光敏性药物的稳定性。常用的遮光剂为二氧化钛。

（6）其他　增加胶囊壳光泽的十二烷基硫酸钠；起防腐作用的羟苯酯类；调整口感的食用香精等。

2. 空胶囊壳的制备　胶囊壳较硬且具一定的弹性，由两节紧密套合而成，以短圆柱形较为多见。空胶囊系由囊体和囊帽组成，制备多采用栓模法，将不锈钢制成的栓模浸入明胶溶液中，取出干燥形成囊壳，再经脱模而成。其制备过程为：溶胶→蘸胶→干燥→拔壳→切割→整理等工序。明胶空心胶囊成品应在温度 10 ~ 25℃，相对湿度 35% ~ 65% 条件下保存。

空胶囊除采用各种颜色区别外，囊壳上还可以印字，以方便患者识别。在国际市场上，胶囊印字已极为普遍。

在硬胶囊剂的实际生产过程中，空胶囊大多可由专业的药用胶囊厂采用自动化生产，药品生产企业根据生产需要选择所需空胶囊进行购买使用即可。

3. 胶囊壳的规格与质量要求　胶囊壳的规格由大到小分 000、00、0、1、2、3、4、5 号共 8 种，但常用的型号为 0~3 号，各型号对应容积见表 6-4。

表 6-4　硬胶囊型号与容积

型号	000	00	0	1	2	3	4	5
容积（ml）	1.42	0.95	0.67	0.48	0.37	0.27	0.20	0.13

空胶囊应光洁、色泽均匀、切口平整、无变形、无异臭。空胶囊的松紧度、脆碎度、崩解时限、黏度、干燥失重、炽灼残渣、亚硫酸盐、铬、重金属、微生物限度等应符合《中国药典》相关规定，其中含铬不得超过百万分之二，含重金属不得超过百万分之二十。

4. 空胶囊壳的选择　药物填充多用容积控制，填充物料的粒度、密度、装量等不同，其所占的容积不同。空胶囊的选择在理论上应先测定待填充物料的堆密度，再根据剂量计算其所占容积，以选用最小的空胶囊。实际生产过程中可凭经验并通过试装来选择适宜规格大小的空胶囊。

（二）药物的准备

硬胶囊剂中一般填充药物可以是粉末、颗粒、小丸、小片，或是包合物、固体分散体、微囊、微球等。随着科学技术的发展，现在半固体或液体药物经处理后也可装入硬胶囊。粉状药物的处理基本上与散剂相同，而颗粒状药物的处理与颗粒剂相同。通常化学药品经粉碎、混合、过筛等操作，制成均匀干燥的散剂后即可用于填充。而中药一般应根据处方中的药物性质、用药剂量及治疗需要适当处理。具体处理原则如下。

（1）剂量小的中药饮片可直接粉碎成细粉，混匀后填充。

（2）麻醉药、毒剧药细粉应稀释后填充。

（3）剂量较大的饮片可部分或全部提取制成稠膏，再与其余饮片细粉或适宜辅料混匀，干燥后粉碎，混匀后填充，或制成颗粒或制成微丸后再填充。

（4）挥发油应先用吸收剂或处方中其他药物细粉吸收，或制成包合物或微囊后再填充。

（5）易引湿或混合后发生共熔的药物可酌加适量稀释剂，混匀后填充。

（6）已明确有效成分的药物，可用适当方法提取其有效成分，干燥，粉碎，过筛，混合均匀后填充。

（三）药物的填充

药物的填充有手工填充和机械填充两种方法。小量制备时，一般采用手工填充，可用胶囊充填板充填药物，见图 6-9。手工填充效率低，装量差异大。大量生产时，多采用半自动或全自动胶囊填充机填充，见图 6-10。胶囊自动填充机的型号很多，依据填充方式不同可归纳为五种类型，见图 6-11。

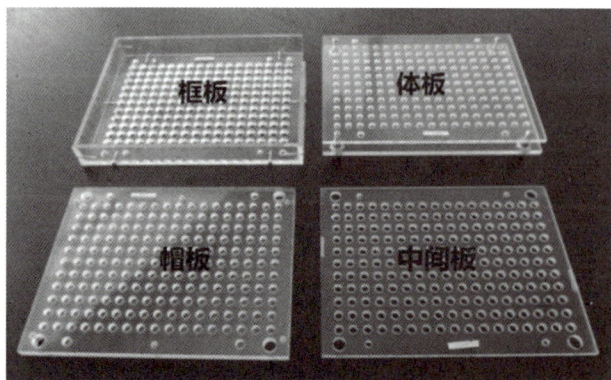

图 6-9　手工胶囊填充板示意图

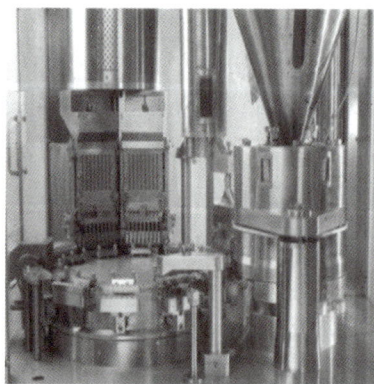

图 6-10　全自动胶囊填充机示意图

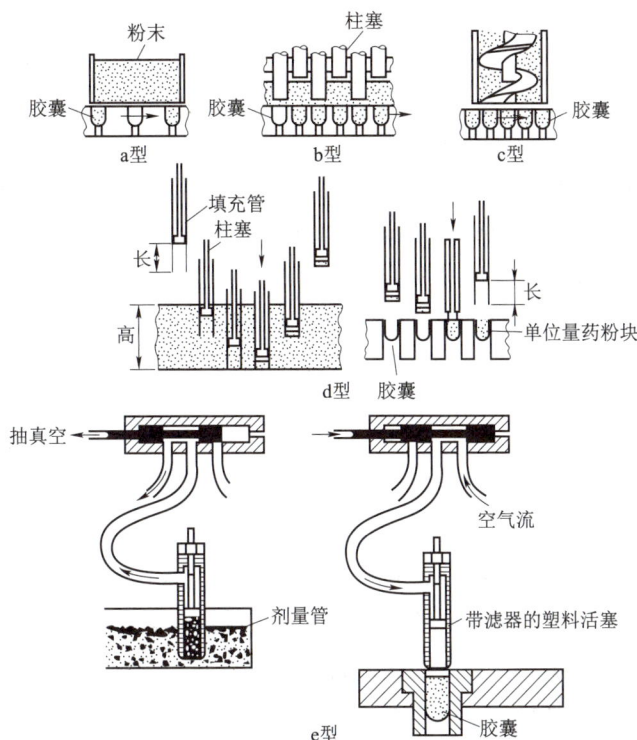

图 6-11　胶囊自动填充机的类型

a 型：用螺旋钻压进物料；b 型：用柱塞上下往复运动压进物料。对物料要求不高，只要物料不易分层，则可以选择 a、b 型填充机；c 型：自由流入物料，适用于流动性好、不易分层的物料，常需制粒后才能达到要求；d 型：在填充管内，先将药物压成单剂量，再填充于空胶囊中，适用于流动性差，但混合均匀的物料，如吸湿性药物、针状结晶；e 型：物料被动吸入单位剂量的管中，再填充于空胶囊中，适用于各种类型的药物，对于可单独填充的药物，无需加入润滑剂。

胶囊自动填充机的填充方式虽不同，但工作原理相似，一般工作流程是：空胶囊供给→排列→校准→分离→填充→残品剔除→套合→排出（图 6-12）。

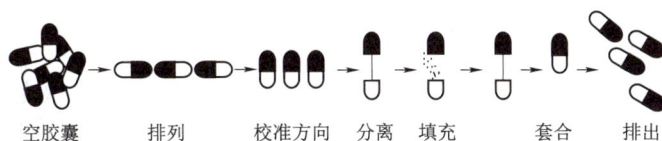

图 6-12　全自动胶囊填充机填充操作流程示意图

知识链接

微胶囊制剂的发展

微胶囊制剂是指将药物包裹在微小的胶囊中，形成固体或液体微胶囊。其主要特点包括控释性能好、药物稳定性高、降低药物毒性和副作用、减少药物用量等。微胶囊制剂可通过控制微胶囊的结构和成分，调整药物的释放速度和方式，提高药物在体内的生物利用度。此外，在抗癌治疗中，微胶囊制剂能够实现靶向传输，减少对正常细胞的伤害。

目前，研究人员不断探索新的材料和改善制备工艺，以提高胶囊的稳定性药物包裹率。例如，可利用喷雾干燥、沉降聚合等新方法制备微胶囊。

（四）硬胶囊举例

羚羊角胶囊

【处方】羚羊角 150g。

【制法】取羚羊角 150g，锉研成最细粉，混匀，装入空胶囊壳，制成 1000 粒或 500 粒，即得。

【注解】①本品具有平肝息风、清肝明目、散血解毒的功效，用于肝风内动，肝火上扰，血热毒盛所致的高热惊痫，神昏痉厥，子痫抽搐，癫痫发狂，头痛眩晕，目赤，翳障，温毒发斑；②处方中羚羊角为贵重药材，故需粉碎成最细粉后直接装胶囊；且羚羊角质地坚硬，采用普通方法难以粉碎，需临用时用钢锉将其锉为粉。

三、软胶囊剂的制备

（一）软胶囊剂的囊材

软胶囊的囊壁具有较强的可塑性和较大的弹性。其囊材主要由明胶、增塑剂、水以及防腐剂、遮光剂、着色剂等辅料组成。其中，明胶、增塑剂、水三者的比例是影响软胶囊成型的关键，三者的比例通常为 1.0 :（0.4 ~ 0.6）: 1.0。软胶囊剂在制备干燥过程中会有水分损失，因此明胶与增塑剂的比例十分重要，增塑剂用量过高则囊壁过软，用量过低则囊壁过硬。

常用的增塑剂有甘油、山梨醇、阿拉伯胶等；常用的防腐剂为尼泊金甲酯（80%）和尼泊金丙酯（20%）的混合物；常用的遮光剂为二氧化钛；常用的着色剂为水溶性食用色素；常用的芳香剂为 0.1% 的乙基香草醛或 2% 的香精。

（二）软胶囊剂对内容物的要求

软胶囊中可填充各种油类、对囊壁无溶解作用的液体药物、药物溶液、W/O 型乳浊液、混悬液，也可填充固体药物粉末。填充固体药物时，药粉应过五号筛（80 目）；填充液体药物时，pH 值应控制在 4.5 ~ 7.5 之间。填充混悬液时，常用的分散介质是植物油或 PEG 400 等，并可加入助悬剂。油状介质常选用 10% ~ 30% 的油蜡混合物作助悬剂，非油状介质则选用 1% ~ 15% 的 PEG 4000 或 PEG 6000 作助悬剂。根据需要有时还加入抗氧剂、表面活性剂等来提高软胶囊的稳定性与生物利用度。

（三）软胶囊的形状

软胶囊常见的形状有球形、圆柱形、橄榄形、管形、鱼形等。在保证填充药物达到治疗量的前提下，软胶囊的容积要求尽可能小。

（四）软胶囊的制备方法

软胶囊的制备方法有压制法和滴制法两种，胶囊壳软富有弹性，在装入药物时一次成型，封闭严密。

1. 压制法　根据囊材处方，将一定比例的甘油、明胶、水等溶解后，制成厚薄均匀的胶带；药物制成油溶液或油混悬液；将药液置于两胶带之间，用钢板模或旋转模压制成囊。小量制备时，用钢板模手工压制。大量生产时，采用自动旋转轧囊机，如图 6-13 所示。

制作过程包括以下流程：将制备好的药液和明胶液分别放入贮液槽和涂胶机箱内，开动机器，胶液沿两根管道分别通过预热的涂胶机箱涂于轮鼓上，经轮鼓的冷却，胶液形成厚薄均匀的两条胶带。两条胶带通过胶带导杆和送料轴分别进入楔形注入器与冲模滚筒之间。同时，定量填充泵推动药液，定量地落入两胶片之间，随着冲模滚筒的相对旋转，将药液包裹成软胶囊。此法计量准确，产量大，物料损耗小，成品率可达 98%。该法所制备的软胶囊是有缝的，故又称有缝胶丸。

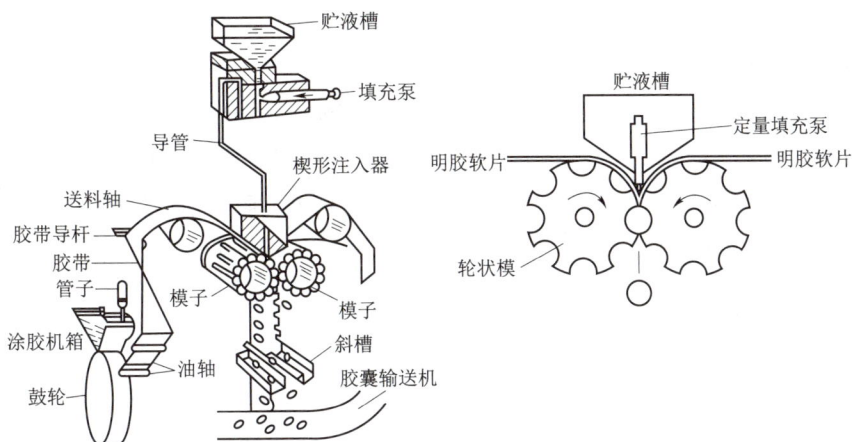

图 6 – 13 自动旋转轧囊机制备软胶囊示意图

2. 滴制法 又称滴丸法,是指通过滴丸机的双层喷头将一定量的明胶液包裹一定量的药液,滴入另一种互不相溶的冷却液中,明胶液遇冷由于表面张力作用收缩成球状并逐渐凝固成胶丸的方法。该法所制备的软胶囊是圆球型且无缝,故又称无缝胶丸。滴制法制备软胶囊的设备如图 6 – 14 所示。

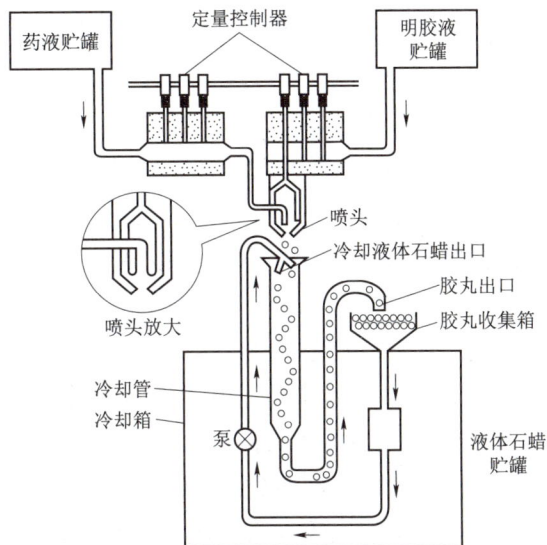

图 6 – 14 滴制法制备软胶囊示意图

影响滴制软胶囊质量的因素有:①胶液的黏度;②胶液贮槽、喷头及冷却液的温度;③药液、胶液及冷却液三者的相对密度等。一般药液与胶液的温度应保持60℃,喷头温度应在 75 ~ 80℃,冷却液温度应在 13 ~ 17℃。在实际生产中,根据不同的品种,必须经过试验才能确定最佳工艺条件与参数。

(五) 软胶囊的举例

藿香正气软胶囊

【处方】苍术 195g、陈皮 195g、厚朴(姜制)195g、白芷 293g、茯苓 293g、大腹皮 293g、甘草浸膏 24.4g、生半夏 195g、广藿香油 1.95ml、紫苏叶油 0.98ml。

【制法】以上十味,苍术、陈皮、厚朴(姜制)、白芷用乙醇提取 2 次,合并乙醇提取液,浓缩成清膏;茯苓、大腹皮加水煎煮 2 次,煎液滤过,滤液合并;生半夏用冷水浸泡,每 8 小时换水 1 次,泡至透心后,另加干姜 16.5g,加水煎煮 2 次,滤过;与上述滤液合并,浓缩后醇沉,取上清液浓缩成清膏；甘草浸膏打碎后水煮化开，醇沉，取上清液浓缩制成清膏。将上述各清膏合并，加入广藿香油、紫苏叶油与适量辅料，混匀，制成软胶囊 1000 粒，即得。

【注解】①本品具有解表化湿、理气和中的功效，用于外感风寒、内伤湿滞或夏伤暑湿所致的感冒；②处方中苍术、陈皮、厚朴、白芷的主要成分为脂溶性成分，需用醇提；③生半夏毒性强，用冷水浸泡至透心后煎煮，为降低毒性，加入干姜同煎；水提液须醇沉，为减少醇的用量，醇沉之前需浓缩；④广藿香油、紫苏叶油对热不稳定、量少，故清膏制好后加入。

四、肠溶胶囊剂的制备

肠溶胶囊的制备主要有两种方法：一种是在普通胶囊壳表面包上肠溶性衣料，如用 PVP 作底衣层，然后用蜂蜡等作外层包衣，也可用肠溶性的邻苯二甲酸醋酸纤维素（CAP）、丙烯酸树脂Ⅱ号等溶液包衣，其肠溶性较为稳定。另一种是把溶解好的肠溶材料直接加到明胶液中，然后加工制成肠溶空胶囊，再填充药物。过去曾采用甲醛浸渍法处理空胶囊，使囊壳明胶甲醛化后在胃液中不溶，而在肠液中溶解。甲醛浸渍法处理的肠溶胶囊，肠溶性很不稳定，现已少用。市场上已有不同部位溶解的肠溶空胶囊销售，药品生产企业可根据需要进行选购，在生产中应用较多。

五、胶囊剂的质量评价、包装与贮存

（一）胶囊剂的质量评价

1. 外观 胶囊剂应整洁，不得有黏结、变形、渗漏或囊壳破裂等现象，并应无异臭。

2. 水分 中药硬胶囊剂应进行水分检查。

取供试品内容物，照《中国药典》水分测定法测定。除另有规定外，不得过 9.0%。硬胶囊内容物为液体或半固体者不检查水分。

3. 装量差异 照下述方法检查，应符合规定（表 6 - 5）。

检查法：除另有规定外，取供试品 20 粒（中药取 10 粒），分别精密称定重量，倾出内容物（不得损失囊壳），硬胶囊囊壳用小刷或其他适宜的用具拭净；软胶囊或内容物为半固体或液体的硬胶囊囊壳用乙醚等易挥发性溶剂洗净，置通风处使溶剂挥尽，再分别精密称定囊壳重量，求出每粒内容物的装量与平均装量。每粒装量与平均装量相比较（有标示装量的胶囊剂，每粒装量应与标示装量比较），超出装量差异限度的不得多于 2 粒，并不得有 1 粒超出限度 1 倍。

表 6 - 5 胶囊剂装量差异限度

平均装量或标示装量	装量差异限度
0.30g 以下	±10%
0.30g 及 0.30g 以上	±7.5%（中药±10%）

凡规定检查含量均匀度的胶囊剂，一般不再进行装量差异的检查。

4. 崩解时限 除另有规定外，取供试品 6 粒，照《中国药典》崩解时限检查法检查，硬胶囊应在 30 分钟内全部崩解；软胶囊应在 1 小时内全部崩解。

凡规定检查溶出度或释放度的胶囊剂，一般不再进行崩解时限的检查。

5. 微生物限度 以动物、植物、矿物质来源的非单体成分制成的胶囊剂，生物制品胶囊剂，照《中国药典》非无菌产品微生物限度检查：微生物计数法和非无菌产品微生物限度检查：控制菌检查法及非无菌产品微生物限度标准检查，应符合规定。

6. 其他 溶出度、释放度、含量均匀度等应符合要求。必要时，内容物包衣的胶囊剂应检查残留溶剂。

缓释胶囊、控释胶囊和肠溶胶囊应符合缓释制剂、控释制剂、迟释制剂的相关要求，并应进行释放度检查。

（二）胶囊剂的包装与贮存

胶囊剂对高温、高湿不稳定，一般应选用密闭性能良好的玻璃容器、透湿系数小的塑料容器和铝塑泡罩式包装，易吸湿变质的胶囊剂还可在瓶内加放一小袋吸湿剂以保持瓶内干燥。

除另有规定外，胶囊剂应密封贮存，其存放环境温度不高于30℃，湿度应适宜，防止受潮、发霉、变质。

实训 13 中药散剂的制备

一、实训目的

1. 掌握散剂制备的工艺流程和制备方法。
2. 能根据物料的性质选择适宜的混合方法并进行混合操作。
3. 学会散剂的质量检查，初步具备质量控制和清场意识。

二、实训条件

1. 实训场地 实验室或实训车间。

2. 实训仪器与设备 天平、乳钵、六号筛、七号筛等。

3. 原辅料 麝香草酚、薄荷脑、薄荷油、樟脑、水杨酸、升华硫、硼酸、氧化锌、淀粉、滑石粉、冰片、硼砂、朱砂、玄明粉等。

三、实训内容

痱子粉

（一）药品概况

项目名称	痱子粉			
处方	麝香草酚	0.6g	薄荷脑	0.6g
	薄荷油	0.6ml	樟脑	0.6g
	水杨酸	1.1g	升华硫	4.0g
	硼酸	8.5g	氧化锌	6.0g
	淀粉	10g	滑石粉	68g
				共制100g
功能主治	具有吸湿、止痒及收敛作用，用于痱子、汗疹等			
用法用量	洗净患处，撒布用，外用适量			

（二）制备方法

1. 将水杨酸、硼酸、升华硫、氧化锌、淀粉、滑石粉研细并混合均匀，过七号筛（120目）。
2. 取薄荷脑、樟脑、麝香草酚研磨至全部液化，并与薄荷油混匀。

3. 将共熔混合物与混合细粉按配研法研磨混合均匀，过七号筛，即得。

（三）注意事项

1. 水杨酸与硼酸均为结晶性物料，颗粒较大，应先研细后，再与升华硫、氧化锌、淀粉研磨混合，最后与滑石粉按配研法研磨混合均匀。

2. 薄荷脑、樟脑、麝香草酚研磨混合时，可形成低共熔混合物，应完全液化再与粉料按配研法混合均匀。

冰硼散

（一）药品概况

项目名称	冰硼散	
处方	冰片	0.5g
	硼砂（煅）	5g
	朱砂	0.6g
	玄明粉	5g
功能主治	清热解毒，消肿止痛。用于热毒蕴结所致的咽喉疼痛，牙龈肿痛，口舌生疮	
用法用量	吹敷患处，每次少量，一日数次	

（二）制备方法

1. 分别称取以上四味药，用水飞法将朱砂粉碎成极细粉，研磨硼砂成细粉，将冰片研细。

2. 用玄明粉饱和乳钵后，用朱砂在乳钵中打底，按等量递加法称取与朱砂等量的玄明粉置乳钵中，与朱砂套色混匀；再将混合粉与硼砂进行配研直至混合完全。

3. 将冰片与混合粉按等量递加法混合均匀。

4. 将上述混合后的粉末过六号筛，包装，即得。

（三）注意事项

1. 朱砂为矿物类药，呈朱红色。应以水飞法制成极细粉。

2. 研磨冰片时要轻研，如产生结块，可加入少量无水乙醇以减小黏性，待晾干后再与其他药粉混匀。

3. 应注意将打底套色法与等量递加法结合进行。打底套色时，应注意每次加入的量与前次混合粉末量相等。

4. 分剂量时，应正确选择分剂量的方法。

四、质量检查

质量检查项目参照《中国药典》规定，实训结果填写下表。

检查项目	检查结果
外观均匀度	
粒度	
装量差异（或装量）	
结论	

五、实训报告及思考

小组完成实训后，对实训过程、结果及收获进行讨论并总结，撰写实训报告。

1. 等量递加法和打底套色法应该在什么情况使用？如何正确操作？

2. 何为低共熔混合物？混合时应如何操作？

实训 14 中药颗粒剂的制备

一、实训目的

1. 掌握湿法制颗粒的工艺流程。

2. 熟悉中药提取、精制的一般过程；熟悉颗粒剂的质量检查。

3. 初步学会解决颗粒剂常见的质量问题；具备良好的安全生产、质量控制和清场意识。

二、实训条件

1. 实训场地 实验室或实训车间。

2. 实训仪器与设备 天平、10 目筛、14 目筛、80 目筛、煎药装置、槽形混合机、摇摆式颗粒机、烘箱、振动分筛机、封口机。

3. 原辅料 板蓝根、蔗糖粉、糊精、75% 乙醇。

三、实训内容

（一）药品概况

项目内容	板蓝根颗粒	
处方	板蓝根	1.4kg
	蔗糖粉	1.0kg
	糊精	2.0kg
	75% 乙醇	适量
规格	每袋装 5g 或 10g	
功能主治	清热解毒，凉血利咽。用于肺胃热盛所致的咽喉肿痛、口咽干燥、腮部肿胀；急性扁桃体炎、腮腺炎见上述证候者	
用法用量	开水冲服。一次 5~10g，一日 3~4 次	

（二）制备方法

1. 板蓝根清膏制备，取板蓝根加水浸泡 1 小时，煎煮两次，第一次 2 小时，第二次 1 小时，煎液滤过，合并滤液，浓缩至相对密度约为 1.20（50℃）的清膏，加乙醇使含醇量达 60%，静置使沉淀，取上清液，回收乙醇并浓缩至相对密度为 1.24~1.28（80℃），即板蓝根清膏。

2. 将清膏置槽形混合机内，加入适量蔗糖粉和糊精，混合均匀，再加入适量 75% 乙醇制成软材，过 14 目尼龙筛网制粒。

3. 于 70℃ 左右烘箱中干燥，干粒用 10 目筛和 80 目筛振动分筛机整粒，颗粒检验合格后，包装即得。

（三）注意事项

1. 浓缩药液时应不断搅拌，药液过稠或快要浓缩成稠膏时应缓慢加热，并不断搅拌，以免糊底。

2. 制软材时，按《槽形混合机标准操作规程》进行操作。可通过加入适量乙醇调节软材的干湿度，要求软材在混合机中能"翻滚成浪"，并"握之成团，触之即散"。

3. 制湿颗粒时按《摇摆式颗粒机标准操作规程》操作。

4. 制粒中随时检查湿颗粒质量，要求颗粒大小均匀、松散适宜，无长条、结块现象。

5. 采用烘箱干燥时，待基本干燥后翻动，以提高干燥效率。

6. 包装质量应符合要求。每袋10g，小袋装量准确，压封时要求牢固，袋面不污染药品，封口后不允许涨包。

7. 生产操作中应注意清洁卫生和人身安全，操作完毕应对实训场所进行清场。

8. 实训过程中必须及时如实填写生产记录。

四、质量检查

质量检查项目参照《中国药典》规定，实训结果填写下表。

检查项目	检查结果
外观性状	
粒度	
溶化性	
装量差异	
成品量	
结论	

五、实训报告及思考

小组完成实训后，对实训过程、结果及收获进行讨论并总结，撰写实训报告。

1. 请写出本实训处方中各物料的作用。

2. 简述湿法制粒制备中药颗粒剂的一般工艺流程。

实训 15　中药胶囊剂的制备

一、实训目的

1. 掌握硬胶囊剂的一般制备工艺，能正确使用胶囊充填机、泡罩包装机进行胶囊剂的制备、包装。

2. 会正确使用手工胶囊分装板进行少量胶囊剂制备。

3. 能按要求规范进行胶囊剂的质量检查。

二、实训条件

1. 实训场所　实验室或实训车间。

2. 实训仪器与设备 多功能粉碎机、药典筛、电子天平、台秤、手工胶囊填充板、自动胶囊填充机、胶囊抛光机、平板式自动泡罩包装机等。

3. 原辅料 黄连、穿心莲、乙醇、辅料。

三、实训内容

黄连胶囊

（一）药品概况

项目内容	黄连胶囊	
处方	黄连	600g
规格	每粒装 0.25g	
功能主治	清热燥湿，泻火解毒。用于湿热蕴毒所致的痢疾、黄疸，症见发热、黄疸、吐泻、纳呆、尿黄如茶、目赤吞酸、牙龈肿痛或大便脓血	
用法用量	口服。一次 2~6 粒，一日 3 次	

（二）制备方法

取黄连粉碎成细粉，混匀，装入胶囊（药物的填充可选用手工胶囊填充板制备方法和自动胶囊填充机制备方法之一即可），制成 1000 粒，即得。

穿心莲胶囊

（一）药品概况

项目内容	穿心莲胶囊	
处方	穿心莲	1000g
	85% 乙醇	适量
规格	（1）每粒装 0.19g；（2）每粒装 0.3g	
功能主治	清热解毒，凉血消肿。用于邪毒内盛，感冒发热，咽喉肿痛，口舌生疮，顿咳劳嗽，泄泻痢疾，热淋涩痛，痈肿疮疡，毒蛇咬伤	
用法用量	口服。一次 2~3 粒，一日 3~4 次	

（二）制备方法

1. 取穿心莲，用 85% 乙醇热浸提取 2 次，每次 2 小时，合并提取液，滤过，滤液回收乙醇，浓缩成稠膏状，干燥。

2. 加辅料适量，制成颗粒，干燥，装入胶囊（药物的填充可选用手工胶囊填充板制备方法和自动胶囊填充机制备方法之一即可），制成 1000 粒，即得。

（三）注意事项

1. 手工胶囊填充板的使用 将胶囊体插入胶囊板中，称取适量实训中制备的药物置于胶囊板上，用棕刷轻轻刷入囊体中，使囊体中装满药物颗粒，再将多余的颗粒刷落，使药物颗粒与胶囊板面齐平，轻轻敲动胶囊板，使颗粒在囊体中稍稍压实，再重复上面操作，至全部胶囊壳中都装满药物后，套上胶囊帽。将套好的胶囊用沾有少量液体石蜡的干净纱布打光，即得。

手工装填胶囊时，应注意清洁卫生，操作前必须将胶囊分装器干燥、灭菌，操作人员洗手并戴上手套或指套。

2. 自动胶囊填充机的使用

（1）自动胶囊填充机调试　按照《自动胶囊填充机标准操作规程》进行操作，先选择"手动"模式进行调试，检查设备各部件是否运转正常。将空心胶囊和称好的实训中制备的药物分别加入各自料斗，将下料选择开关置于手动位置，按下控制按钮，使药粉下到药盆，至药面接触传感器，指示灯亮，停止送料，将开关选择至自动位置。启动机器，1~2 分钟后，打开下囊开关，使回转盘旋转一周。用电子天平称定每粒胶囊内容物重量，根据称定结果进行装量调节，直至每组粉冲杆填充量均符合工艺要求。

（2）胶囊填充　初期阶段，随时检查胶囊剂的外观及装量；待填充胶囊装量稳定后，每隔约 5 分钟取样 10 粒，测定每粒胶囊内容物重量，与工艺要求装量比较，计算装量差异，要求 10 粒中不得有 2 粒超过内控标准；确认 30 分钟内装量差异稳定后，再每隔约 30 分钟取样抽查一次，并做好记录；填充近结束时，应按初期检查频次进行装量检查。

（3）抛光　将填充好的硬胶囊放入胶囊抛光机内进行抛光，除去外表残余粉末，使胶囊表面整洁、光亮，将抛光完毕的胶囊剂装入洁净容器中，贴上标签，备用。

（4）包装　按照《平板式自动泡罩包装机标准操作规程》进行操作，对抛光好的胶囊进行内包装。

四、质量检查

质量检查项目参照《中国药典》中药颗粒剂的规定，实训结果填写下表。

检查项目	检查结果
外观	
装量差异	
崩解时限	
结论	

五、实训报告及思考

小组完成实训后，对实训过程、结果及收获进行讨论并总结，撰写实训报告。

1. 哪些药物不适合做成硬胶囊？
2. 填充硬胶囊时应注意哪些问题？

•••• **目标检测**

答案解析

一、选择题

[A 型题]

1. 当混合组分比例相差悬殊时，宜采用
   A. 搅拌混合法　　　　　B. 过筛混合法　　　　　C. 研磨混合法
   D. 打底套色法　　　　　E. 等量递加法

2. 以下属于干法制粒的是
   A. 挤压制粒　　　　　　B. 高速搅拌制粒　　　　C. 重压法制粒
   D. 流化喷雾制粒　　　　E. 喷雾干燥制粒

3. 制备空心胶囊的主要原料是
   A. 明胶　　　　　　B. 山梨醇　　　　　　C. 虫胶
   D. 甘油　　　　　　E. 阿拉伯胶

4. 含油量高的药物适宜制成的固体剂型是
   A. 散剂　　　　　　B. 颗粒剂　　　　　　C. 硬胶囊剂
   D. 软胶囊剂　　　　E. 片剂

5. 泡腾颗粒剂遇水产生大量气泡，是由于颗粒剂中酸与碱发生反应，所放出的气体是
   A. 氧气　　　　　　B. 氯气　　　　　　　C. 二氧化碳
   D. 氮气　　　　　　E. 空气

[X型题]

6. 下列药物不适宜制成胶囊剂的是
   A. 具有不良嗅味的药物　B. 吸湿性强的药物　　C. 药物的稀乙醇溶液
   D. 风化性药物　　　　　E. 药物的水溶液

7. 软胶囊的制备方法包括
   A. 热熔法　　　　　B. 乳化法　　　　　　C. 滴制法
   D. 压制法　　　　　E. 泛制法

8. 流化制粒法在同一设备中可完成的工序包括
   A. 粉碎　　　　　　B. 混合　　　　　　　C. 制粒
   D. 干燥　　　　　　E. 包衣

二、简答题

1. 中药颗粒剂制备的生产工艺流程是什么？简述常见制粒方法的分类。
2. 什么是打底套色法？什么情况下应使用打底套色法？

（李彩艳）

书网融合……

重点小结　　微课　　习题

第七章 片 剂

PPT

学习目标

知识目标

通过本章学习，应能掌握片剂的概念、特点、分类，片剂生产常用辅料、工艺流程；熟悉片剂的质量控制指标；了解不同种类片剂的合理使用。

能力目标

能使用旋转压片机进行片剂生产；能使用多功能包衣机进行素片的包衣操作；能判断并解决片剂生产及包衣过程中出现的问题。

素质目标

通过本章学习，树立质量第一、规范制药的职业精神，增强爱国情感及中医药文化自信心和自豪感，培养团队合作精神。

情境导入

情境：小明放假回老家看望奶奶，奶奶做了一桌好菜招待小明。饭桌上，小明看到奶奶很少动筷子，就问奶奶是否身体不适。奶奶说自己最近食欲不振，没什么胃口，少食即有饱胀感。小明带奶奶去医院，医生给开了健胃消食片，并嘱咐其将药片直接置于口腔中，咀嚼后咽下。

思考：1. 健胃消食片属于哪种类型的中药片剂？

2. 中药片剂的种类有哪些？

3. 如何制备中药片剂？

第一节　片剂概述

一、片剂的含义

片剂系指原料药物与适宜的辅料制成的圆形或异形的片状固体制剂。主要供内服，亦有外用。片剂始创于 19 世纪 40 年代，到 19 世纪末随着压片机械的出现和不断改进，片剂的生产和应用得到了迅速的发展。近十几年来，片剂生产技术与机械设备方面也有较大的发展，如沸腾制粒、全粉末直接压片、半薄膜包衣、新辅料、新工艺以及生产联动化等。目前片剂已成为品种多、产量大、用途广、使用和贮运方便，质量稳定的剂型之一。

二、片剂的特点

1. 优点　①剂量准确，片剂内药物含量差异较小；②质量稳定，片剂为干燥固体，且某些易氧化变质或潮解的药物可借包衣加以保护，光线、空气、水分等对其影响较小；③机械化生产，产量大，成本低；④服用、携带、运输、贮藏等较方便；⑤通常片剂的溶出度及生物利用度较丸剂好。

2. 缺点 ①某些中药片剂易引湿受潮，含挥发性成分的片剂久贮时成分含量下降；②片剂中药物的溶出度较散剂、胶囊剂差；③儿童和昏迷患者不易吞服。

三、片剂的分类

按给药途径结合制法和作用不同，片剂分类如下。

（一）口服片剂

口服片剂是应用最广泛的一类在胃肠道内崩解吸收而发挥疗效的剂型。

1. 普通压制片（素片） 系指药物与辅料混合，经压制而成的片剂。一般不包衣的片剂多属此类，应用广泛，如暑症片、葛根芩连片等。

2. 包衣片 系指在素片外包有衣膜的片剂。按照包衣物料不同，可分为糖衣片、薄膜衣片、肠溶衣片等，如清火栀麦片、元胡止痛片等。

3. 咀嚼片 系指于口腔中咀嚼后吞服的片剂。用于胃部疾患，适用于儿童服用，如乐得胃片、干酵母片等。

4. 分散片 系指在水中能迅速崩解并均匀分散的片剂。分散片中的原料药物应是难溶性的。分散片可加水分散后口服，也可将分散片含于口中吮服或吞服，如元胡止痛分散片、独一味分散片等。

5. 泡腾片 系指含有碳酸氢钠和有机酸，遇水可产生气体而呈泡腾状的片剂。特别适用于儿童、老年人和不能吞服固体制剂的患者，如活血通脉泡腾片（内服）等。

6. 多层片 系指由两层或多层组成的片剂。既有上下结构，也可为内外层结构。各层含不同种类和不同量的药物和辅料。制成多层片的目的是：①避免复方制剂中不同药物之间的配伍变化；②制成长效片剂，一层为速效颗粒，另一层为缓释颗粒。③改善片剂的外观：如雷公藤双层片等。

（二）口腔用片剂

1. 含片 系指含在口腔内缓慢溶化产生局部或全身作用的片剂。口含片比一般内服片大而硬，味可口，多用于口腔及咽喉疾患，如复方草珊瑚含片、桂林西瓜霜含片等。

2. 舌下片 系指置于舌下能迅速溶化，药物经舌下黏膜吸收发挥全身作用的片剂。药物通过黏膜吸收后不仅呈现速效作用，而且可避免胃肠液 pH 值及酶对药物的不利影响和肝脏的首过效应，如硝酸甘油片。

3. 口腔贴片 系指粘贴于口腔，经黏膜吸收后起局部或全身作用的片剂。药物经口腔黏膜吸收快，可迅速达到治疗浓度，避开肝脏的首过效应，如冰硼贴片等。

（三）其他途径应用片

1. 阴道片与阴道泡腾片 系指置于阴道内使用的片剂。主要在局部起杀菌、消炎等作用，如鱼腥草素泡腾片等。

2. 可溶片 系指临用前能溶解于水的非包衣片或薄膜包衣片剂。可供口服、外用、含漱等用，如白内停片、复方硼砂漱口片。

> **知识链接**
>
> #### 特殊片剂简介
>
> 缓释片是指在规定释放介质中缓慢地非恒速释放药物的片剂，如正清风痛宁缓释片。除说明书标注可掰开服用外，缓释片一般应整片吞服。
>
> 控释片是指在规定释放介质中缓慢地恒速释放药物的片剂，如硝苯地平控释片。除说明书标注可掰开服用外，控释片一般应整片吞服。
>
> 口崩片是指在口腔内不需要用水即能迅速崩解或溶解的片剂，如利培酮口崩片等。一般适合于小剂量原料药物，常用于吞咽困难或不配合服药的患者。

四、中药片剂的分类

中药片剂按其原料特性分类如下。

1. 提纯片　系指以处方饮片经提取得到的单体或有效部位的细粉为原料，加适宜辅料制成的片剂，如北豆根片。

2. 全粉末片　系指将处方中全部饮片粉碎成细粉作为原料，加适宜辅料制成的片剂，如参茸片。

3. 全浸膏片　系指将处方中全部饮片用适宜的溶剂和方法提取制得浸膏，以全量浸膏加适宜辅料制成的片剂，如穿心莲片。

4. 半浸膏片　系指部分饮片细粉与稠浸膏混合制成的片剂，如银翘解毒片。

第二节　片剂的辅料

片剂所用的辅料系指除主药以外的一切附加物料的总称，亦称赋形剂。优良片剂辅料应具有较高的物理和化学稳定性，不与主药及辅料相互反应，不影响主药的溶出、吸收和含量测定，对人体无害，且价廉易得。片剂辅料一般包括稀释剂和吸收剂、润湿剂和黏合剂、崩解剂、润滑剂等。为确保压片时物料有良好的流动性、润滑性、可压性，成品有良好的崩解性等，应根据原料药物和辅料的特点，选择适当辅料。

一、稀释剂与吸收剂

稀释剂与吸收剂统称为填充剂。为生产片剂和使用片剂的方便，片剂的直径一般不小于6mm，片重不低于100mg。当小剂量药物制备片剂或中药片剂中含浸膏量多或浸膏黏性太大时，均需添加稀释剂。若原料药中含有较多挥发油、脂肪油或其他液体药物时，则需先添加适当的吸收剂吸收。

1. 淀粉　为白色细腻的粉末，性质稳定，含水量一般为12%～15%。淀粉的种类较多，其中以玉米淀粉最为常用。

淀粉为最常用的稀释剂，亦可作吸收剂及崩解剂。淀粉的可压性不好，用作稀释剂时，使用量不宜太多，必要时与适量糊精、糖粉混合（常用比例淀粉：糖粉：糊精 =7：2：1）使用。中药片剂可选用处方中含淀粉较多的中药细粉（如天花粉、山药等）作为稀释剂和吸收剂。

2. 糊精　为淀粉水解的中间产物，常与淀粉合用作为片剂的填充剂，兼有黏合作用。应用时应严格控制用量，当用量超过50%时，可用40%～50%的乙醇为润湿剂制粒，否则会因颗粒过硬使片面出现麻点等现象。应注意糊精对某些药物的含量测定有干扰。

3. 糖粉 为片剂优良的稀释剂，并兼有矫味和黏合作用，多用于含片和咀嚼片；中药处方中含质地疏松或纤维性较强的药物时，应用糖粉作稀释剂，可减少片剂松散现象，并使片剂表面光洁，增加片剂的硬度。糖粉有引湿性，用量过多会使制粒、压片困难，久贮使片剂硬度增加，片剂崩解或药物溶出困难。处方中有酸性及碱性较强的药物时能导致蔗糖转化而增加其引湿性，故不宜选用。

4. 乳糖 为白色结晶性粉末，略有甜味，性质稳定，可与大多数药物配伍而不起化学反应，乳糖无吸湿性，具有良好的流动性、可压性，制成的片剂光洁美观、不影响药物的溶出，对主药的含量测定影响较小，是一种优良的片剂稀释剂。

5. 预胶化淀粉 又称"可压性淀粉"，具有良好的流动性、可压性、自身润滑性和干黏合性，并有较好的崩解作用。作为多功能辅料，常用于粉末直接压片。

6. 微晶纤维素 本品是由纤维素部分水解而制得的结晶性粉末，具有较强的结合力与良好的可压性，亦有"干黏合剂"之称，可用做粉末直接压片。

7. 甘露醇 为白色结晶性粉末，无引湿性，是咀嚼片、口含片的稀释剂和矫味剂，常与糖粉配合使用，制得的片剂光洁美观，于口腔中有清凉和甜味感。

8. 其他 一些无机盐，如硫酸钙、磷酸氢钙及磷酸钙，性质稳定并可与多数药物配伍，制成的片剂外观光洁，硬度、崩解性均好，对油类、中药浸出物有较强的吸收能力，常作为稀释剂和挥发油的吸收剂。还有氧化镁、碳酸镁、碳酸钙、氢氧化铝凝胶粉及活性炭等，都可作为片剂的吸收剂，尤其适用于含挥发油和脂肪油较多的中药片剂。

二、润湿剂与黏合剂

润湿剂是本身无黏性，但可润湿药粉并诱发其黏性的液体。若药物自身具有黏性，如中药浸膏粉及含有黏性成分的药材细粉等，只需加入润湿剂即可制粒。黏合剂是本身具有黏性，能使药物黏结成颗粒便于制粒和压片的辅料。当药物自身无黏性或黏性不足时，需加入黏合剂才可制粒、压片。黏合剂可以是液体或是固体细粉，一般来说，液体的黏合作用较大，容易混匀，而固体黏合剂往往也兼有稀释剂和崩解剂的作用。应根据药物性质、制备工艺合理选用。

1. 水 多用纯化水为润湿剂。凡药物本身具有一定黏性，如中药半浸膏粉或其他黏性物质，以水喷雾润湿即能黏结制粒。应注意使水分散均匀，以免产生结块现象。不耐热、易溶于水或遇水易分解的药物不宜采用水为润湿剂。

2. 乙醇 乙醇为最常用的润湿剂。凡药物具有黏性，如某些中药浸膏粉等遇水易结成块，不易制成颗粒；或药物遇水受热不稳定；或药物在水中溶解度大，使制粒操作困难；或颗粒干燥后太硬，压片产生花斑，崩解迟缓等，均应采用适宜浓度的乙醇为润湿剂。乙醇的浓度根据原辅料的性质确定，常用浓度30%～70%，当药物水溶性大、黏性或气温高时浓度应高些；反之，则浓度稍低。乙醇浓度越高，物料被润湿后黏性越小。

3. 淀粉浆（糊） 淀粉浆（糊）为最常用的黏合剂。系由淀粉加水在70℃左右糊化而成的稠厚胶体液，放冷后呈胶冻样。一般浓度为8%～15%，以10%为最常用。淀粉浆能均匀地润湿片剂粉料，制出的片剂崩解性能好，对药物溶出的不良影响小。本品适用于对湿热较稳定的药物，而药物本身又不太松散的品种。淀粉浆的制法有煮浆法和冲浆法两种，煮浆法是将淀粉加全量冷水搅匀，置夹层容器内加热并不断搅拌使之糊化而成；冲浆法是淀粉加少量冷水混悬后，冲入一定量沸水，并不断搅拌使糊化而成；煮浆黏性较强。

4. 糖浆、饴糖、炼蜜、液状葡萄糖 这四种液体黏性都很强，适合于中药纤维性强、质地疏松或弹性较大的药物。

5. 阿拉伯胶浆、明胶浆　两者有强黏合性，适用于易松散且不易制粒，或要求硬度大的片剂，如含片。常用浓度：阿拉伯胶浆为10% ~ 20%，明胶浆为10% ~ 15%。使用时若浓度太大或用量过多会影响片剂的崩解。

6. 纤维素衍生物　甲基纤维素（MC）、羧甲基纤维素钠（CMC – Na）、低取代羟丙基纤维素（L – HPC）、羟丙基甲基纤维素（HPMC）等均可用为黏合剂。可用其溶液，也可用其干燥粉末，加水润湿后制粒。纤维素衍生物溶液常用浓度为5%左右，配方中加入量一般为1% ~ 4%。乙基纤维素（EC）溶于乙醇而不溶于水，可用作对水敏感的药物的黏合剂，但对片剂的崩解和药物的释放有阻滞作用，可用作缓控制剂的辅料。

7. 其他　①聚维酮（PVP）溶于醇或水，可用其10%左右水溶液作为某些片剂的黏合剂，或用3% ~ 15%的醇溶液，作为对水敏感药物的黏合剂。②微晶纤维素：具有较好的流动性、黏合性和可压性。可用于粉末直接压片，作为稀释 – 黏合 – 崩解多功能赋形剂使用。③中药稠膏：既是药物原料，能起治疗作用，又有黏性，充当黏合剂。

三、崩解剂

崩解剂是指促使片剂在胃肠液中迅速崩解成细小颗粒的辅料。片剂中除口含片、咀嚼片、舌下片、缓释片、控释片外，一般均需加入崩解剂。中药半浸膏片中含有药材细粉，遇水后能缓慢崩解，一般无需另加崩解剂。

（一）常用的崩解剂

1. 干淀粉　为应用最广泛的崩解剂。用量一般为干颗粒粒重的5% ~ 20%，用前应在100 ~ 150℃先活化，使含水量降至8%以下。本品较适用于不溶性或微溶性药物的片剂。

2. 羧甲基淀粉纳　为优良的崩解剂。具有较强的吸水性和膨胀性，流动性好。可用作不溶性药物及可溶性药物片剂的崩解剂。

3. 低取代羟丙基纤维素　为良好的片剂崩解剂，用量一般为2% ~ 5%，能快速吸水膨胀，具有崩解和黏结双重作用。

4. 泡腾崩解剂　是泡腾片的专用崩解剂。一般由碳酸氢钠和枸橼酸或酒石酸组成，遇水产生二氧化碳气体而使片剂迅速崩解。含泡腾崩解剂的片剂应密闭包装，避免因受潮造成崩解剂失效。

5. 辅助崩解剂　辅助崩解剂主要是表面活性剂类物质。能增加片剂的润湿性，使水分易于渗入，加速崩解。一般疏水性药物，水不易进入片剂孔隙中，往往会发生崩解迟缓等不良现象，利用某些表面活性剂的润湿作用，可增加药物与水的亲和力。表面活性剂常与其他崩解剂合用，起到辅助崩解的作用。常用的表面活性剂有聚山梨酯80、泊洛沙姆188、十二烷基硫酸钠等。

（二）崩解剂的崩解机制

崩解剂的主要作用是消除因黏合剂或高度压缩而产生的结合力，使片剂在水中瓦解。片剂的崩解经历润湿、虹吸、破碎等过程，崩解剂的作用机制有：①毛细管作用：崩解剂在片剂中形成易于润湿的毛细管通道，水能迅速地随毛细管进入片剂内部，使整个片剂润湿而瓦解。淀粉及其衍生物、纤维素衍生物属于此类崩解剂。②膨胀作用：自身具有很强的吸水膨胀性，从而瓦解片剂的结合力。③润湿热：有些药物在水中溶解时产生热，使片剂内部残存空气膨胀，促使片剂崩解。④产气作用：如泡腾片中加入的枸橼酸或酒石酸与碳酸钠或碳酸氢钠遇水产生二氧化碳气体，借助气体的膨胀而使片剂崩解。

（三）崩解剂的加入方法

崩解剂总量一般为片重的 5% ~ 20%，加入方法有：①内加法：崩解剂与处方粉料混合在一起制成颗粒，崩解作用起自颗粒内部，使颗粒全部崩解。但由于崩解剂包于颗粒中，与水接触迟缓，且淀粉等在制粒过程中已接触湿和热，因此，崩解作用较弱。②外加法：崩解剂与已干燥的颗粒混合后压片。但其崩解作用主要发生在颗粒与颗粒之间，崩解后往往呈颗粒状态而不呈细粉状。③内外加法：崩解剂一部分与处方粉料混合在一起制成颗粒，一部分加在已干燥的颗粒中，混匀压片。该种方法可克服上述两种方法的缺点。至于在制粒时和压片时崩解剂的用量，可按具体品种根据试验结果而定，一般加入比例为内加 3 份，外加 1 份。

四、润滑剂

干颗粒或粉末在压片前应加入适量的润滑剂，以增加物料的流动性，减少物料与冲模间的摩擦力，利于将片剂推出模孔，使片剂剂量准确，片面光洁美观。润滑剂应具有或兼有润滑性、抗黏附性、助流性。

（一）水不溶性润滑剂

1. 硬脂酸镁 为最常用的润滑剂。有良好的附着性，与颗粒混合后分布均匀而不易分离。常用量 0.25% ~ 1%，用量过多可使片剂崩解迟缓或产生裂片。硬脂酸镁呈弱碱性，遇碱不稳定的药物不宜使用。

硬脂酸、硬脂酸锌、硬脂酸钙也可作润滑剂，其中硬脂酸锌多用于粉末直接压片。

2. 滑石粉 为白色或灰白色结晶性粉末。抗黏附性、助流性良好，但附着性及润滑性较差。多与硬脂酸镁等联合应用，一般使用量为 2% ~ 3%。

3. 微粉硅胶（白炭黑） 为粉末直接压片的优良辅料。有良好的助流性、可压性、附着性。常用量为 0.15% ~ 3%。

（二）水溶性润滑剂

疏水性润滑剂对片剂的崩解及药物的溶出有一定的影响，为满足制备水溶性片剂如含片、泡腾片等的要求，需选用水溶性或亲水性的润滑剂。常用的有聚乙二醇（PEG）、十二烷基硫酸钠、十二烷基硫酸镁等。

第三节 片剂的制备

一、中药片剂的制备方法

中药片剂的制备应根据药物性质、临床用药要求和设备条件等选择辅料和具体制备方法。片剂的制备方法包括制粒压片法和直接压片法两大类。根据制粒方法不同，制粒压片法又可分为湿法制粒压片法和干法制粒压片法。直接压片法分为粉末直接压片法和半干式颗粒（空白颗粒）压片法。其中应用较广泛的是湿法制粒压片法。

（一）湿法制粒压片法

湿法制粒压片工艺流程如图 7 - 1 所示。

1. 原料的处理 中药原料处理的一般原则如下。

（1）按处方选用合格的饮片，并进行洁净、灭菌、炮制和干燥处理。

（2）含淀粉较多的中药（如山药、天花粉等）、用量较少的贵重药、毒性药（如麝香、雄黄等）、某些含有少量芳香挥发性成分药材（如冰片、砂仁等）及某些矿物药（如石膏等），均宜粉碎成100目左右细粉。

（3）含挥发性成分较多的中药（如薄荷、荆芥等）采用单提法或双提法提取挥发油。

（4）含已知有效成分者，可根据其有效成分特性，采用特定方法和溶剂提取。如黄芩苷、小檗碱等。

（5）含醇溶性成分的中药，可用不同浓度的乙醇以渗漉法、浸渍法或回流提取法提取，回收乙醇后再浓缩成浸膏，保留有效部位，如刺五加浸膏。

（6）含水溶性有效成分或含纤维较多、质地泡松、黏性较大及质地坚硬的药材（如大腹皮、丝瓜络、夏枯草、桂圆肉等），采用水煎煮浓缩成稠膏备用，或水提醇沉后浓缩成稠膏。

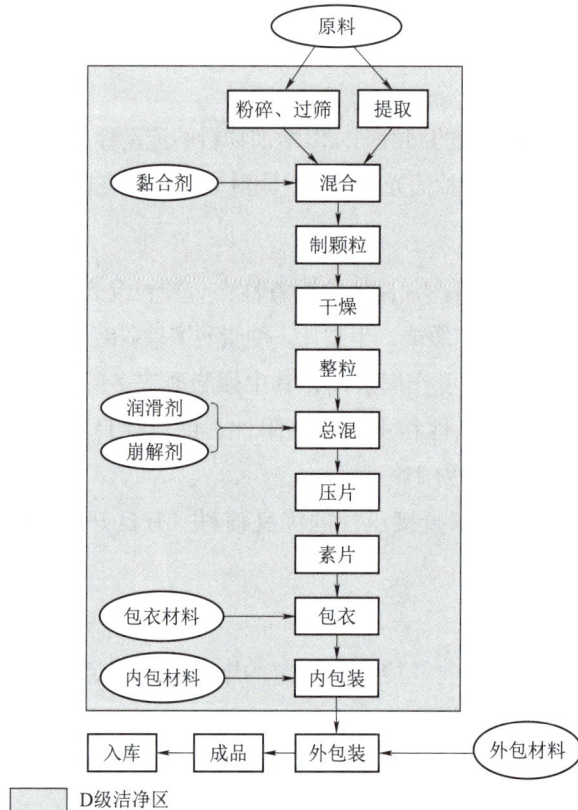

图 7 - 1 湿法制粒压片工艺流程

2. 制颗粒 中药原料经过粉碎、提取、浓缩处理（粉碎、提取、浓缩）后得到药粉、稠浸膏和干浸膏三类，再根据药物性质不同制成颗粒。

（1）药物制颗粒压片的目的 增加物料的流动性，使片重和含量准确；避免粉末分层，保证片剂含量均匀；减少细粉吸附和容存空气，避免片剂松裂；防止粉尘飞扬及黏冲、挂模等现象。

（2）中药片剂的制粒 ①全粉末片制粒：即将处方中的全部饮片粉碎成细粉，与适宜的润湿剂或黏合剂混匀后制软材、制颗粒，如安胃片。②半浸膏片制粒：即将处方中的部分饮片粉碎成细粉，其余饮片经提取制成稠浸膏，二者混合后制软材、制颗粒，适用于大多数中药片剂颗粒的制备，如牛黄解毒片。③全浸膏片制粒：即将处方中的全部饮片经提取制成干浸膏，粉碎后加适宜润湿剂，混匀后制软材、制颗粒。或将处方中的全部饮片提取浓缩后，经喷雾干燥制成颗粒，如穿心莲片。④提纯片制粒：即将提纯物（有效成分或有效部位）细粉与稀释剂、润湿剂或黏合剂等混匀后制软材、制颗粒，如北豆根片、银杏叶片等。

（3）制颗粒的方法 采用湿法制粒，详见第六章第三节制粒技术。颗粒经干燥、整粒后，加入适量辅料混匀后压片。

3. 压片前干颗粒的处理

（1）整粒 整粒所用筛网的孔径一般与制湿粒时相同。实际应用时根据具体情况掌握，如颗粒较疏松，宜选用孔径较大的筛网，以免破坏颗粒和增加细粉；若颗粒较粗硬，宜选用孔径较小的筛网，以免颗粒过于粗硬。

（2）加挥发油或挥发性药物 处方中含有或提得的挥发油（如薄荷油、八角茴香油等），可加于整粒时从干颗粒中筛出的部分细粉中，混匀后，再与其他干颗粒混匀。挥发性固体药物（如薄荷脑、冰片等），可用少量乙醇溶解后或与其他成分研磨共熔稀释后，喷雾在颗粒上混匀。若挥发油含量较多（一般超过 0.6%）时，常用适量吸收剂将挥发油吸收后，再混匀压片。

（3）加入润滑剂与崩解剂 崩解剂应先干燥过筛，在整粒时加入干颗粒中充分混匀，且压片前应密闭防潮。润滑剂应在整粒后压片前加入干颗粒中。可将通过 100 目筛的润滑剂直接加到颗粒中，但本法不能保证分散混合均匀；通常用 60 目筛筛出颗粒中的细粉，采用配研法与润滑剂混合，再加到颗粒中混合均匀。

4. 片重计算 片重计算方法有以下两种。

（1）按主药含量计算片重 药物制成干颗粒时，因经过了一系列的操作过程，原料药必将有所损耗，所以应对颗粒中主药的实际含量进行测定，整粒后加入润滑剂和外加法所需加入的崩解剂与颗粒混匀，计算片重。

$$片重 = 每片主药含量(标示量) / 颗粒中主药的百分含量(实测值) \qquad 式（7-1）$$

（2）按干颗粒总重计算片重 在中药的片剂生产中成分复杂，没有准确的含量测定方法时，根据实际投料量与预定压片数量计算。

$$片重 = （干颗粒重 + 压片前加入的辅料量) / 预定的应压片数 \qquad 式（7-2）$$

5. 压片

压片机是制备片剂的重要设备。压片机的压片模具是冲模，由上冲、下冲和模圈组成，构成材质为优质不锈钢。上、下冲直径相等，与模圈的模孔应匹配良好，冲和模圈的径差不大于0.06mm，能保证冲头在模圈中上下自由滑动且不泄露药粉。冲头直径有各种规格，其端面形状可以是平面，也可以是浅凹或深凹形，也可以在端面上刻有文字、数字、字母、线条等，以表明产品的名称、规格、商标等。

压片机的类型主要有以下两种。

（1）单冲压片机 由转动轮、加料斗、冲模系统、调节器组成（图7-2）。冲模系统包括上冲头、下冲头和模圈，是压片机的压片部分。调节器包括压力调节器（与上冲连接，通过调节上冲下降的位置而调节压力）、片重调节器和出片调节器。后二者与下冲连接，片重调节器用以调节下冲下降的深度，实际调节模孔的填充量而调节片重。出片调节器用以调节下冲上升的位置使与模台面相平，将压成的片剂从模孔中顶出。单冲压片机的产量一般为 80 ~ 100 片/分钟，适用于小批量生产或新产品的试验。压片时由上冲单侧加压，压力分布不均匀，易出现裂片、片重差异较大。

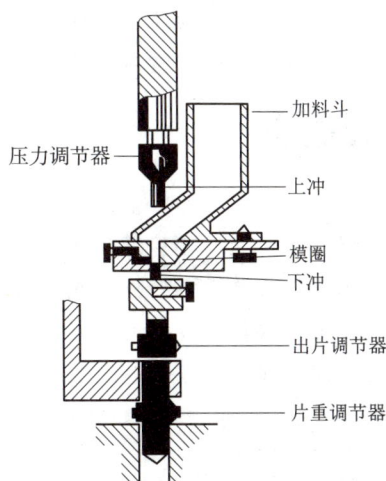

图 7-2 单冲压片机工作部分结构图

（2）多冲旋转式压片机 是目前生产中广泛使用的压片机。主要由动力部分、传动部分和工作部分组成（图7-3）。工作部分有绕轴而旋转的机台，机台分为三层，上层装上冲，中层与上冲对应的位置装模圈，下层装下冲；还配有上、下压轮、片重调节器、压力调节器、加料斗、刮粉器、出片调节器以及吸尘器和防护装置等。

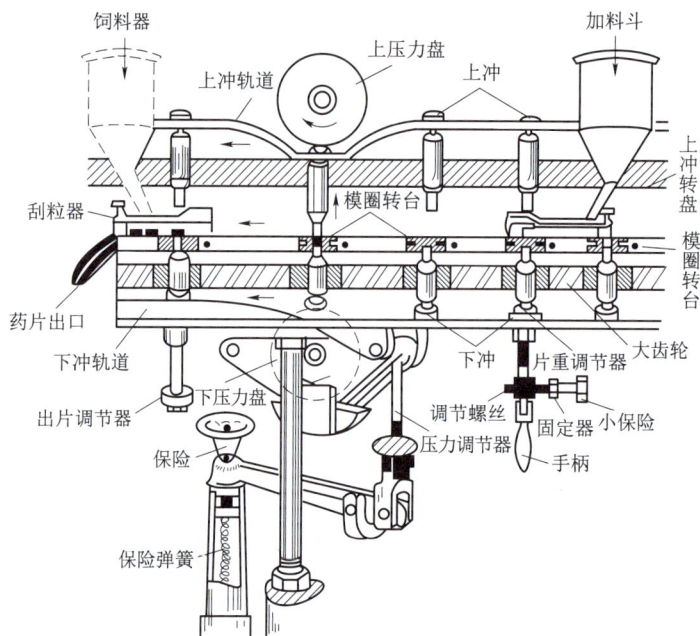

图 7-3　多冲旋转式压片机工作部分结构图

以多冲旋转压片机为例,压片过程如下:①填充:当下冲转到饲料器之下时,其位置较低,颗粒装满模孔;下冲转动到片重调节器之上时略有上升,经刮粉器将多余的颗粒刮去;②压片:当上冲和下冲转到上、下压轮之间时,两个冲头之间的距离最近,将颗粒压缩成片;③出片:上冲和下冲抬起,下冲将药片抬到恰与模孔上缘相平位置,药片被刮粉器推开。每套冲模都如此反复进行填充、压片、出片等操作。

旋转压片机按冲数分为 16 冲、19 冲、27 冲、33 冲、35 冲、55 冲等多种型号;按流程分为单流程和双流程两种。单流程的仅有一套压轮(上、下压轮各一个),双流程者有两套压轮,另外加料斗、刮粉器、片重调节器和压力调节器等各两套并装于对称位置。双流程压片机每转动一圈,每副冲头压成两个药片。该类压片机加料方式合理,片重差异小;由上、下两侧加压,压力分布均匀;生产效率高。中药片剂生产常用的有 ZP19、ZP33 和 ZP35 型压片机。

知识链接

高速旋转式压片机

高速旋转式压片机由加料系统、冲压组合、出片系统、吸尘系统、控制系统组成。颗粒经充填、预压、主压、出片等工序被压成片剂。在整个压片过程中,控制系统通过对压力信号的检测、传输、计算、处理等实现对片重的自动控制,废片自动剔除,以及自动采样、故障显示、打印各种统计数据。除可压普通圆片外,还能压各种形状的异形片。具有压力大、噪声低、生产效率高、操作自动化等特点。

(二) 干法制粒压片法

干法制粒压片法系指不用润湿剂或液态黏合剂而制成颗粒进行压片的方法。其优点在于物料不经过湿、热处理,既可缩短工时,更可提高对湿、热敏感药物产品的质量。但也存在着因对物料性质、晶形要求高,干法难以制粒等困难。因此,生产中除干浸膏直接粉碎成颗粒应用稍多外,其他仅少数产品使用此法。干法制粒的主要方法有滚压法、直接筛选法、融合法。此外尚有重压法(又称大片法),因机械和原料的损耗较大,现已少用。

（三）粉末直接压片法

粉末直接压片法系指将药物粉末与适宜的辅料混匀后，不经过制颗粒而直接压片的方法。该法无需制颗粒，不仅缩短了工艺过程，简化了设备，利于自动化连续生产，而且无湿、热过程，提高了药物的稳定性，有利于药物的溶出，提高药效。但存在粉末的流动性和可压性差、生产中粉尘较多等问题，目前主要从改善压片物料性能和改进压片机械两方面解决。

改善压片物料性能的具体方法有：①通过适当的手段，如用喷雾干燥来改变粉末粒子大小及其分布或改变形态等来改善其流动性和可压性；②通过加入具有良好流动性和可压性的赋形剂来改善压片物料的流动性和可压性。同时该类赋形剂还需要有较大的药品容纳量（即在赋形剂中加入较多的药品而不致对其流动性和可压性产生显著的不良影响）。

传统的压片机不适合粉末直接压片，需对压片机进行改进，具体的措施如下：①改善加料斗装置，压片时粉体由于密度不同在加料斗内可能分层，压片机的加料斗应加强振荡装置，即利用上冲转动时产生的动能来撞击物料，实施强制加料，使粉末能均匀流入模孔；②改进设备增加预压过程（分次加压的压片机），减慢车速，有利于排出粉末中的空气，减少裂片；③改进除尘设施，需有吸粉捕尘装置。

二、压片过程常见问题及解决办法

压片过程中，由于原辅料的性质、生产环境、压片机等因素的影响，可能造成片剂发生松片、裂片、黏冲、崩解迟缓、片重差异超限、变色或花斑，以及叠片等质量问题。压片过程中常见问题产生原因及解决办法见表 7-1。

表 7-1 压片中常见问题及解决办法

常见问题	产生原因	解决办法
1. 松片（片剂硬度不够，稍加触动即散碎的现象）	①含纤维、角质和矿物类药物多，弹性强，颗粒疏松、流动性差，填充量不足；润湿剂或黏合剂选用不当或量不够，细粉过多	选择黏性较强的黏合剂
	②含油类成分（挥发油、脂肪油等）较多	加吸收剂吸收或制成包合物
	③颗粒含水量少，弹性变形大	应控制颗粒含水量
	④制剂工艺不当，如药液浓缩温度过高，使部分浸膏炭化；或浸膏粉细度不够	应改进制剂工艺
	⑤压力过小或冲头长短不齐	应增大压力或更换冲头
2. 裂片（片剂发生裂开的现象为裂片，如果裂开的位置发生在药片的上部或中部，习惯上分别称为顶裂或腰裂）	①颗粒中油性成分多或纤维性成分较多	加吸收剂吸收或加糖粉克服
	②颗粒中细粉过多，颗粒过粗、过细	应再整粒或重新制粒
	③黏合剂选择不当或用量不足	可加入干燥黏合剂混匀后压片
	④压力过大或车速过快	适当减小压力或减慢车速
	⑤冲模不符合要求，如上冲与中模不吻合或模孔中间直径大于口部直径	及时调换冲模
3. 黏冲（片剂的表面被冲头黏去一薄层或一小部分，造成片面粗糙不平或有凹痕的现象）	①颗粒太潮，或药物易吸湿，室内温、湿度过高	应重新干燥颗粒或控制环境温度、湿度
	②润滑剂用量不足或混合不匀	应适当增加润滑剂用量，充分混合后再压片
	③冲模表面粗糙或缺损，冲头刻字太深或有棱角，或冲头表面不洁净	应擦净冲头或更换冲头

续表

常见问题	产生原因	解决办法
4. 片重差异超限（片重差异超过规定范围）	①颗粒粗细相差悬殊，细粉太多	应筛去过多细粉或加入适宜润滑剂
	②加料斗内颗粒时多时少，或两侧加料斗不平衡	应保证加料斗中有1/3体积以上的颗粒或调整加料斗使之平衡
	③冲头与模孔吻合不好，下冲升降不灵活	应更换冲头、冲模
	④润滑剂用量不足或混合不匀	应适当增加润滑剂用量，充分混合后再压片
5. 崩解迟缓（片剂超过了规定的崩解时限）	①颗粒过硬、过粗	应将颗粒适当破碎
	②崩解剂选择不当、用量不足或干燥不够	应调整崩解剂的种类或适当增加用量，或使用前干燥
	③黏合剂黏性太强，用量过多；或疏水性润滑剂用量过大	应选用适宜的黏合剂或润滑剂，并调整其用量
	④压力过大	适当减小压力
6. 变色或花斑（片剂表面有色泽深浅不同的斑点）	①中药浸膏制成的颗粒过硬，有色颗粒松紧不匀	换用乙醇为润湿剂制粒或将原辅料充分混匀，并改进制粒方法
	②挥发油分散不均匀出现油斑	应增加密闭闷吸时间，或改进加入方法
	③上冲油垢过多	应经常擦拭冲头并在上冲头装一橡皮圈防止油垢落入颗粒
7. 叠片（两个片剂叠压在一起的现象）	①出片调节器调节不当，下冲不能将压好的片剂顶出，又将颗粒加入模孔中，重复加压成厚片	立即停止生产检修
	②上冲黏片，再继续压入已装满颗粒的模孔中而成双片	

三、片剂举例

银翘解毒片

【处方】金银花1000g、连翘1000g、板蓝根600g、豆豉500g、荆芥400g、淡竹叶400g、甘草500g、桔梗600g、薄荷脑100g。

【制法】将甘草、桔梗二味药粉碎成细粉，过六号筛，备用。另将金银花等六味药混合粉碎，得粗粉，用60%乙醇浸渍两次，每次24小时，浸渍液滤过，60℃以下减压浓缩成液状浸膏，液状浸膏与甘草等药物细粉在80℃以下一步制粒，待颗粒温度降至60℃以下，加入薄荷脑细粉，混匀，整粒，压片，包衣，检验，包装。

【注解】①疏风解表，清热解毒。用于风热感冒，症见发热头痛、咳嗽口干、咽喉疼痛。②本制剂为半浸膏片。处方中甘草、桔梗粉性强，故粉碎成细粉，细粉量占总药材量约为21%；金银花等六味药含有挥发油、绿原酸、靛玉红等，以60%乙醇浸渍提取；薄荷脑具挥发性，颗粒制成后加入。③制粒采用一步制粒法，不仅减少了制粒工序，降低成本，减少环境污染。采用低温制粒（低于80℃），受热时间较短（一般3小时）。另外，颗粒是在沸腾中形成，能得到疏松、呈多孔状颗粒，压片后硬度大、崩解快。

第四节 片剂的包衣

片剂包衣是指在片剂（片芯或素片）表面包上适宜材料的衣层，使药物与外界隔离的操作。

片剂包衣的目的有：掩盖药物的不良气味；增加药物的稳定性；控制药物的释放；改善片剂的外观；便于识别。包衣片片芯的质量要求为：除符合一般片剂质量要求外，在外形上必须具有适宜的弧度，应为呈弧形而棱角小的双凸片或拱形片，以利边缘部位覆盖衣层和保持衣层完整；片芯的硬度要能承受包衣过程的滚动、碰撞和摩擦，脆性最小，以免碰撞而破裂；片芯要干燥，否则包衣后易发生变质、变色等。

一、片剂包衣的种类、方法与设备

（一）片剂包衣的种类

根据包衣材料不同，包衣主要分为糖衣和薄膜衣。其中薄膜衣又分为胃溶型、肠溶型和水不溶型三种。

（二）包衣的方法与设备

中药片剂的包衣方法主要有滚转包衣法、流化床包衣法及压制包衣法。其中滚转包衣法最为常用。

1. 滚转包衣法 片芯在包衣锅中滚转运动，包衣材料均匀黏附于片芯表面形成衣层的方法称为滚转包衣法，亦称为锅包衣法。此种方法使用的主要设备为普通包衣机（也称为荸荠式包衣锅）和高效包衣机。

（1）普通包衣机 一般由荸荠型或球型（莲蓬型）包衣锅、动力部分、加热器和鼓风装置等组成，如图7-4所示。包衣锅转轴与水平的夹角成30°～45°，使药片在包衣锅转动时呈弧线运动，在锅口附近形成旋涡。包衣时，包衣材料直接从锅口喷到片剂上，用可调节温度的加热器对包衣锅加热，并用鼓风装置通入热风或冷风，使包衣液快速挥发。在锅口上方装有排风装置。另外可在包衣锅内安装埋管，将包衣材料通过插入片床内埋管，从喷头直接喷在片剂上，同时干热空气从埋管吹出穿透整个片床，干燥速度快。

（2）高效包衣机 是对目前片芯外表面进行薄膜衣和糖衣包衣的常用设备，如图7-5所示。主要由主机、热风柜、排风柜、以可编程控制器（PLC）为中心的电源控制系统、糖衣部件、喷嘴装置、送液装置、薄膜溶液供液桶和出料装置等部件组成。片芯在包衣主机的密闭包衣滚筒内做连续复杂的轨迹运动，在这个过程中，包衣介质由蠕动泵（或糖浆泵）泵至喷枪，从喷枪喷到片芯，在排风和负压作用下，热风穿过片芯、滚筒底部筛孔，再从风门排出。使包衣介质在片芯表面快速干燥，从而形成坚固、光滑的包衣薄膜。

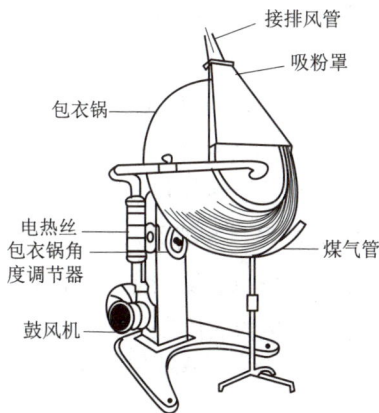

图7-4 普通包衣机

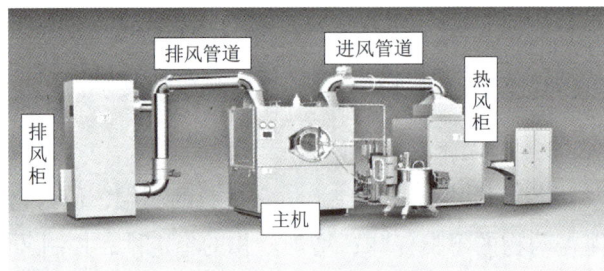

图 7 – 5 高效包衣机

2. 流化床包衣法　常用设备为流化床包衣机。利用高速空气流使片芯悬浮于空气中，上下翻滚，将包衣液喷入流化态的片床中，使片芯表面附着一层包衣材料，通入热空气使其干燥。流化床包衣法又称沸腾包衣法或悬浮包衣法，具有包衣速率高、工序少、自动化程度高，包衣容器密闭，无粉尘等优点，但设备构造较复杂、价格高，包衣过程中药片悬浮运动易相互碰撞造成破损。

3. 压制包衣法　压制包衣法又称干压包衣，是指用包衣材料将片芯包裹后在压片机上直接压制成型。常用的压制包衣机是将两台旋转式压片机用单传动轴配成套，以特制的传动器将压成的片芯送至另一台压片机上进行包衣。压制包衣法可避免水分、温度对药物的不良影响；生产流程短，自动化程度高，劳动条件好。但对压片机械的精度要求较高，国内少用。

二、包衣材料

（一）糖衣

以蔗糖为主要包衣材料的衣层。所用辅料价廉、易得、无毒，形成衣层遮盖作用强，外观美观。缺点是辅料用量多，包衣时间长，受操作经验影响较大。包糖衣的物料有糖浆、有色糖浆、胶浆、滑石粉、川蜡等。包糖衣的工序主要有：包隔离层→包粉衣层→包糖衣层→包有色糖衣层→打光。

1. 隔离层　含引湿性、水溶性或酸性药物的片剂需包隔离层，防止糖浆中水分渗入片芯。用于隔离层的材料有：10% 的玉米朊乙醇溶液，15% ~ 20% 的虫胶乙醇溶液、10% 的邻苯二醋酸纤维素乙醇溶液以及 10% ~ 15% 的明胶浆，其中最常用的是玉米朊。隔离层若使用有机溶剂，应注意防爆防火。采用低温干燥（40 ~ 50℃），每层干燥时间约为 30 分钟，一般包 4 ~ 5 层。

2. 粉衣层　为消除片剂的棱角，在隔离层的外面包粉衣层，主要材料是糖浆、滑石粉。常用糖浆浓度为 65%（g/g）或 85%（g/ml），滑石粉过 100 目筛，一般需要包 15 ~ 18 层。不需包隔离层的片剂可直接包粉衣层。

3. 糖衣层　可增加衣层的牢固性和甜味，使片剂表面光滑平整，细腻坚实。操作要点是加入稍稀的糖浆，逐次减少用量（湿润片面即可），40℃下缓缓吹风干燥，一般约包制 10 ~ 15 层。

4. 有色糖衣层　其目的是美观，便于识别，遇光易分解破坏的药物包深色糖衣层有保护作用。包衣材料为有色糖浆，加入时应由浅到深，以免产生花斑，一般包 8 ~ 15 层。

5. 打光　为防潮和增加片剂的光泽，在衣层表面打上一层川蜡。

（二）薄膜衣

以高分子材料为主要包衣材料的衣层，因膜层薄故称为薄膜衣。与糖衣相比具有周期短、效率高、片重增加小，包衣过程可实现自动化，对片剂崩解的影响小等特点。

薄膜衣包衣材料由高分子成膜材料、溶剂和附加剂三部分组成。

1. 高分子成膜材料　按其溶解性分为胃溶型、肠溶型、水不溶型三大类。

（1）胃溶型 是指在水中或胃液中可以溶解的材料，主要有羟丙甲纤维素（HPMC）、羟丙纤维素（HPC）、丙烯酸树脂Ⅳ号、聚乙烯吡咯烷酮（PVP）、聚乙烯缩乙醛二乙氨乙酸等。

（2）肠溶型 是指在胃中不溶解，但可以在 pH 值较高的水或肠液中溶解的成膜材料。常用肠溶型材料主要有虫胶、纤维醋法酯（CAP）、丙烯酸树脂类（Ⅰ、Ⅱ、Ⅲ号）、羟丙甲纤维素酞酸酯（HPMCP）、聚乙烯醇酞酸酯（PVAP）等。

（3）水不溶型 是指在水中不溶解的高分子薄膜材料，主要有乙基纤维素（EC）、醋酸纤维素（CA）等。

2. 溶剂 能溶解、分散薄膜衣材料及增塑剂，并使薄膜衣材料在片剂表面均匀分布，且具有一定的挥发性，常用乙醇、丙酮等有机溶剂。这类溶剂黏度较低，易挥发除去，但用量较大，易燃并有一定毒性。目前常采用不溶性高分子材料的水分散体进行包衣。

3. 附加剂 常用的有增塑剂、释放速度调节剂、固体物料及色料等。

（1）增塑剂 增塑剂改变高分子薄膜的物理机械性质，使其更具有柔韧性。聚合物与增塑剂之间要具有化学相似性，如甘油、丙二醇等，可作为某些纤维素衣材的增塑剂。精制椰子油、玉米油、蓖麻油、液状石蜡、甘油单醋酸酯、甘油三醋酸酯等可作为脂肪族非极性聚合物的增塑剂。

（2）释放速度调节剂 又称释放速度促进剂或致孔剂，为水溶性物质，一旦遇水，迅速溶解，形成多孔膜作为扩散屏障。常用蔗糖、氯化钠、表面活性剂、聚乙二醇等。薄膜衣材料不同，调节剂的选择也不同，如聚山梨酯、脂肪酸山梨坦、羟丙甲纤维素作为乙基纤维素薄膜衣的致孔剂。

（3）其他 ①固体物料：在包衣过程中有些聚合物的黏性过大时，适当加入固体粉末以防止颗粒或片剂的粘连，如乙基纤维素加入胶态二氧化硅、聚丙烯酸树脂中加入滑石粉等。②色料：主要是为了便于鉴别和美观，同时也有遮光作用。如食用色素和二氧化钛。

三、片剂包衣过程常见问题及解决办法

由于包衣片芯的质量（如形状、硬度、水分等）、包衣物料或配方组成或包衣工艺操作等原因，致使包衣片在生产过程中或贮存过程中也可能出现一些问题，应分析原因，采取适当措施加以解决。具体见表 7 – 2 和表 7 – 3。

表 7 – 2 糖衣片包衣过程中常见的问题、原因及解决办法

常见问题	原因	解决办法
1. 糖浆不粘锅	锅壁上蜡未除尽	洗净锅壁，或再涂一层热糖浆，撒一层滑石粉
2. 色泽不均	片面粗糙，有色糖浆用量过少且未搅匀，温度太高，干燥过快，糖浆在片面上析出过快，衣层未干就加蜡打光	针对原因予以解决，如可用浅色糖浆，增加所包层数，"勤加少上"控制温度，情况严重时，可洗去衣层，重新包衣
3. 片面不平	撒粉太多，温度过高衣层未干就包第二层	改进操作方法，做到低温干燥，勤加料，多搅拌
4. 龟裂或爆裂	糖浆与滑石粉用量不当，片芯太松，温度太高，干燥过快，析出粗糖晶使片面留有裂缝	控制糖浆和滑石粉用量，注意干燥时的温度与速度，更换片芯
5. 露边与麻面	衣料用量不当，温度过高或吹风过早	注意糖浆和粉料的用量，糖浆以均匀润湿片芯为度，粉料以能在片面均匀黏附一层为宜，片面不见水分和产生光亮时，再吹风
6. 粘锅	加糖浆过多，黏性大，搅拌不匀	糖浆的含量应恒定，一次用量不宜过多，锅温不宜过低
7. 膨胀磨片或剥落	片芯或糖衣层未充分干燥，崩解剂用量过多	注意干燥，控制胶浆或糖浆的用量

表 7 – 3　薄膜衣片包衣过程中常见的问题、原因及解决办法

常见问题	原因	解决办法
1. 起泡	固化条件不当，干燥速度过快	掌握成膜条件，控制干燥温度和速度
2. 皱皮	选择衣料不当，干燥条件不当	更换衣料，改善成膜温度
3. 剥落	选择衣料不当，两次包衣间的加料间隔过短	更换衣料，调节间隔时间，调节干燥温度和适当降低包衣液的浓度
4. 花斑	增塑剂，色素等选择不当，干燥时，溶剂可溶性成分带到衣膜表面	改变包衣处方、调节空气温度和流量，减慢干燥速度

第五节　片剂的质量评价、包装与贮存

一、片剂的质量评价

片剂生产过程中，除了要对处方设计、原辅料选用、生产工艺制订、包装和贮存条件等采取适宜措施外，还必须按照药品标准的有关规定检查质量。

1. 外观　片剂外观应完整光洁，边缘整齐，片形一致，色泽均匀，字迹清晰；包衣片中畸形不得超过 0.3%，并在规定的有效期内保持不变。

2. 重量差异　片剂生产中，许多因素能影响片剂的重量，重量差异大意味着每片的主药含量不一。《中国药典》规定片剂重量差异限度见表 7 – 4。检查方法：取供试品 20 片，精密称定总重量，求得平均片重后，再分别精密称定每片的重量，每片重量与平均片重比较，超出重量差异限度的不得多于 2 片，并不得有 1 片超出限度 1 倍。

糖衣片、肠溶衣片的片芯应检查重量差异符合规定，包衣后不再检查重量差异。薄膜衣片应在包薄膜衣后检查重量差异并符合规定。凡规定检查含量均匀度的片剂，一般不再进行重量差异检查。

表 7 – 4　片剂重量差异限度

平均片重或标示片重	重量差异限度
0.30g 以下	±7.5%
0.30g 及 0.30g 以上	±5%

3. 崩解时限　崩解系指口服固体制剂在规定条件下全部崩解溶散或成碎粒，除不溶性包衣材料或破碎的胶囊壳外，应全部通过筛网。如有少量不能通过筛网，但已软化或轻质上漂且无硬心者，可作符合规定论。除另有规定外，凡规定检查溶出度、释放度或分散均匀性的制剂，不再进行崩解时限检查。具体按照《中国药典》崩解时限检查法进行检查，应符合规定，具体见表 7 – 5。

表 7 – 5　片剂的崩解时限要求

片剂种类	浸膏片 半浸膏片 中药薄膜衣片 糖衣片	全粉片 化药薄膜衣片	普通片	含片	泡腾片 舌下片	可溶片 分散片	口崩片
崩解时限/min	60	30	15	10	5	3	1

肠溶衣片，在盐酸溶液（9→1000）中检查 2 小时，每片均不得有裂缝、崩解或软化现象；然后在磷酸盐缓冲液（pH 6.8）中检查，1 小时内应全部崩解并通过筛网。

4. 硬度和脆碎度

（1）硬度 片剂应有适宜的硬度，避免在包装、运输等过程中破碎或磨损。硬度也与片剂的崩解和溶出有密切的关系。药典虽未作统一规定，但生产单位都有各自的内控标准。将药片置于两个压板之间，沿片剂直径方向慢慢加压，直到破碎，并读取所需之力。一般认为片剂的硬度以不低于 4kg 较为理想。片剂硬度测定常用片剂硬度仪，如图 7 - 6 所示。

（2）片剂脆碎度 对非包衣片，片重为 0.65g 或以下者取若干片，使其总重约为 6.5g；片重大于 0.65g 者取 10 片，按照《中国药典》片剂脆碎度

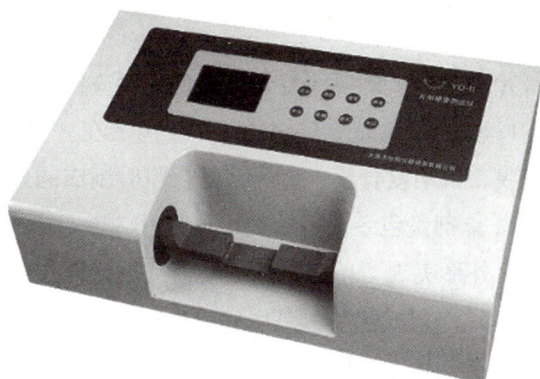

图 7 - 6 片剂硬度仪

检查法对其进行脆碎度检查，要求减失的重量不得超过 1%，且不得检出断裂、龟裂及粉碎的药片。如减失的重量超过 1% 时，应复检 2 次，3 次的平均减失重量不得超过 1%。图 7 - 7 为脆碎度仪。

5. 溶出度 溶出度是指活性药物从片剂、胶囊剂或颗粒剂等普通制剂在规定条件下溶出的速率和程度。实践证明，很多药物的片剂体外溶出与吸收有相关性。难溶性药物的溶出是其吸收的限制过程，其崩解时限合格并不能保证药物快速从崩碎的细粒中溶出，也即不能保证疗效。对以下情况的片剂需要进行溶出度测定以控制或评定其质量：①含有在消化液中难溶的药物；②与其他成分容易发生相互作用的药物；③久贮后溶解度降低的药物；④剂量小，药效强，副作用大的药物。

凡检查溶出度的片剂不再进行崩解时限的检查。检查时，按照《中国药典》溶出度与释放度测定法测定，应同时测定 6 片，按标示含量计算，结果应符合规定。溶出仪如图 7 - 8 所示。

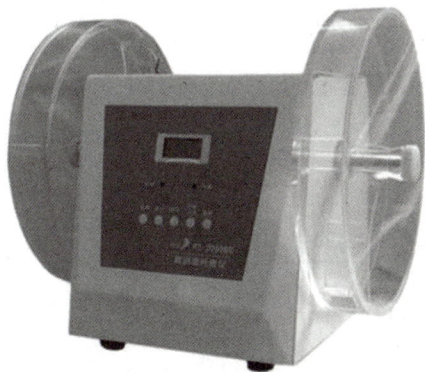

图 7 - 7 脆碎度仪

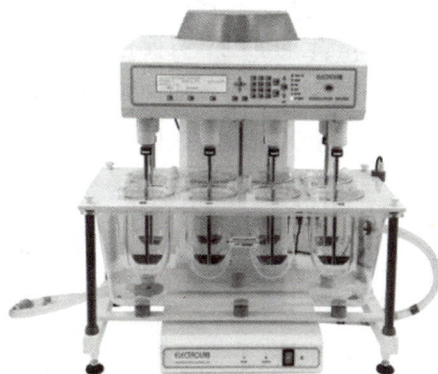

图 7 - 8 溶出度仪

6. 含量均匀度 系指单剂量的固体、半固体和非均相液体制剂的含量符合标示量的程度。除另有规定外，片剂或硬胶囊剂，每一个单剂标示量小于 25mg 或主药含量小于每一个单剂重量 25% 者；包衣片剂（薄膜包衣除外）均应检查含量均匀度。凡检查含量均匀度的制剂，一般不再检查重（装）量差异。

7. 鉴别和含量测定 根据片剂中各药物及其指标成分，采用色谱法或光谱法进行定性鉴别，含量应在规定范围内。

8. 微生物限度 按照《中国药典》非无菌产品微生物限度检查：微生物计数法和非无菌产品微生物限度检查：控制菌检查法及非无菌产品微生物限度标准检查，应符合规定。

二、片剂的包装

片剂的包装既要注意外形美观，更应密封、防潮、避光以及使用方便等。

1. 多剂量包装　几片至几百片包装在一个容器中，常用的容器多为玻璃瓶或塑料瓶，也有用软性薄膜、纸塑复合膜、金属箔复合膜等制成的药袋。

2. 单剂量包装　将片剂每片隔开包装，每片均处于密封状态，提高了对片剂的保护作用，使用方便，外形美观。单剂量包装均为机械化操作，包装效率较高。

（1）泡罩式包装　是用底层材料（无毒铝箔）和热成型塑料薄膜（无毒聚氯乙烯硬片），在平板泡罩式或吸泡式包装机上经热压形成的泡罩式包装。铝箔为背层材料，背面印有药名、用法用量、规格等，聚氯乙烯为泡罩，透明、坚硬、美观。

（2）窄条式包装　由两层膜片（铝塑复合膜、双纸塑料复合膜等）经黏合或热压形成的带状包装。比泡罩式包装简便，成本也稍低。

片剂的包装考虑应首先在包装材料上应从防潮、密封、轻巧及美观方面着手，不仅有利于片剂质量稳定，而且与产品的销售息息相关。其次加快包装速度，减轻劳动强度，要从设备的自动化、联动化等方面入手。

三、片剂的贮存

片剂应密封贮存，防止受潮、发霉、变质。除另有规定外，一般应将包装好的片剂放在阴凉（20℃以下）、通风、干燥处贮藏。对光敏感的片剂应避光保存（宜采用棕色瓶包装）。受潮后易分解变质的片剂，应在包装容器内放干燥剂（如干燥硅胶）。

片剂是较稳定的剂型，只要包装和贮存适宜，一般可贮存数年不变质。因片剂所含药物性质不同，影响片剂的贮存质量。如含挥发性药物的片剂贮存时，易有含量的变化；糖衣片易有外观的变化等，必须注意每种片剂的有效期。

实训 16　中药片剂的制备与质量检查

一、实训目的

1. 掌握片剂的生产工艺流程和制备方法。
2. 能正确使用压片机进行压片，并解决压片过程中的常见问题。
3. 初步学会用滚转包衣法包薄膜衣。
4. 能正确填写记录、计算投料量、片重。
5. 能进行片剂的一般质量检查。

二、实训条件

1. 实训场地　GMP 模拟车间、压片实训室。

2. 实训仪器与设备　天平、DNJ 提取浓缩机组、GHL 高效湿法制粒机、ZP－35B 旋转式压片机、高效包衣机、硬度仪、脆碎度仪。

3. 实训材料 药材（见处方）、淀粉、硬脂酸镁、蒸馏水、90%乙醇、75%乙醇等。

三、实训内容

（一）药品概况

项目内容	牛黄解毒片			
处方	人工牛黄	5g	雄黄	50g
	石膏	200g	大黄	200g
	黄芩	150g	桔梗	100g
	冰片	25g	甘草	50g
	淀粉	适量	硬脂酸镁	适量
规格	每片0.27g×10片×3板/盒			
功能主治	清热解毒，散风消肿			
用法用量	一次3片，一日2~3次			

（二）制备方法

1. 制粉料 雄黄水飞成极细粉，大黄粉碎成细粉，人工牛黄、冰片研细，备用。

2. 制膏料 执行《提取设备标准操作规程》，将黄芩、桔梗、石膏、甘草四味加水煎煮二次，每次2小时，合并煎液，滤过，滤液浓缩成稠膏，备用。

3. 制颗粒 执行《颗粒机标准操作规程》，将稠膏与大黄、雄黄粉末混合，加适量淀粉、90%乙醇制成软材，制成湿颗粒。

4. 颗粒干燥 执行《干燥箱标准操作规程》将温度控制在60~70℃干燥，得到干颗粒。

5. 整粒 执行《整粒机标准操作规程》进行整粒。

6. 总混 执行《混合机标准操作规程》，颗粒中加入人工牛黄、冰片细粉及1%硬脂酸镁适量，混匀。

7. 压片 执行《压片机标准操作规程》进行压片，要求片重0.4g，硬度3~5千克力。下面具体介绍压片岗位操作。

（1）生产前准备 ①按人员进入D级洁净生产区更衣程序和净化要求进入操作间。②按批生产指令从仓库领取原辅料、提取物等物料，按物料进入D级洁净生产区程序和净化要求，将制得的干颗粒、润滑剂等物料传运进入生产区，存放于物料存放间。③检查工作现场、工具、容器清场合格标志，核对有效期。④检查设备是否具有"完好"标识卡及"已清洁"标识，设备是否运行正常。⑤校准称量器具，检查所须物料检验报告单、合格证是否齐全，核对中间产品、辅料名称、数量与生产指令是否一致。⑥生产操作开始前，操作人员按照生产指令、产品生产工艺规程认真核对投料计算情况，准备好生产所需的相关技术文件和生产记录。⑦挂本次运行标识。

（2）压片操作 ①依次装好中模、下冲、上冲、刮粉器、饲料斗、流片槽、抽风管等设备部件、并进行设备消毒。中模的安装是将转台中模紧定螺钉逐个旋出转台外沿，使中模装入时与紧定螺丝的头部不相碰为宜。中模平稳放置转台上，将打棒穿入上冲孔，向下锤击中模将其轻轻打入，使中模平面不高出转台平面后，然后将紧定螺钉固紧。上冲的安装是拆下上冲外罩、掀起上导轨盘缺口处嵌舌，将上冲杆插入模圈内，用左手大拇指和食指旋转冲杆，检查冲头进入中模后转动是否灵活，无卡阻现象，左手捻冲杆颈右手转动手轮，至冲杆颈部接触平行轨后放开左手，按此法安装其余上冲杆，装完最后一个上冲后将嵌舌扳下。下冲的安装是打开机器侧面的不锈钢面罩，将下冲平行轨盖板移出，小心将下冲通过盖板孔送入下冲孔内，转动手轮将下冲送至平行轨上。按此法安装其余下冲，安装完最后一支下冲后将盖板盖好并锁紧确保与平行轨相平，转动手轮确保顺畅旋转 1～2 周，取下手轮，盖好不锈钢面罩。安装刮料器和加料斗，将刮料器置于中模转盘上用螺钉匀称紧固，使刮料器底面与转台工作平面的间隙为 0.05～0.1mm（约一张打印纸厚度），加料斗从机器上部放入并将螺丝钉固定；安装吸尘器和筛片机，将吸尘器和筛片机组装好，与压片机相连，应无缝隙。②试压：当岗位温度和相对湿度达到工艺规定要求时戴好手套，用手转动手轮，使转台转动 1～2 圈，确认无异常后，关闭玻璃门，将适量合格颗粒送入料斗，手动试压，调节片重、压力，测片重及片重差异、崩解时限、硬度，取大约 100 片样品给中间控制试验室以进行开车试验。从中间控制人员获得测定结果。③试压合格，加入颗粒，开机正常压片。压片过程每隔 15 分钟测一次片重，确保片重差异在规定范围内，随时观察片剂外观，并做好记录。④料斗内所剩颗粒较少时，应降低车速，及时调整充填装置，以保证压出合格的片剂；料斗内接近无颗粒时，把变频电位器调至零位，然后关闭主机。⑤将合格的药片装入洁净的不锈钢桶内，盖上盖并密封，准确称量并记录，贴上标签注明品名、批号、数量、日期，送到素片贮存间，完成物料平衡。⑥压好的药片从流片槽流入洁净中转桶中，装量通常不超过桶体积的 2/3，填好盛装单，称量贴签，加盖封好后，交中间站。填写"批生产记录"。

（3）清场　①压片机清洁：当继续生产的下一批是同样的产品时，在下批开始生产前去除机器上上批残留颗粒和片子，如生产新产品则需彻底清洁压片机。从机器上拆除冲头、模圈和加料器，用清洁剂湿润的一次性使用的抹布擦洗，并用 75% 乙醇或其他消毒剂消毒。②冲头和模圈清洁：用被清洁剂湿润的一次性使用的抹布擦干净冲头和模圈，擦亮和产品接触的顶头和模圈内部。用 75% 乙醇湿润一次性使用的抹布来消毒冲头和模圈。用清洁的一次性使用的抹布擦干冲头、模圈。检查冲头和模圈有没有达到所需的光洁度的要求，有无任何损坏。损坏的冲头和模圈必须更换。定期检查冲头的长度，要在规定的允许范围内。将冲头和模圈保存在专用的盒子里。③加料器和吸尘器清洁：拆除装置用冷（热）水冲洗部件，用冷（热）水和清洁剂来刷净用一次性使用的抹布擦干，也可以放在烘房中干燥。用肉眼检查各部件已洁净、干燥并且没有任何残留物。移动设备到专门贮藏清洁设备的室内，最后用纯化水淋洗一遍。填写"清场记录"，QA 检查员检查合格后，发放"清场合格证"，将"待清洁"标志更换成"已清洁"标志。④其他清场工作参照制粒岗位。

8. 包衣　以下内容为包衣岗位标准操作过程。

（1）生产准备　生产准备检查操作间是否有清场合格标志，并在有效期内，工具、容器等是否已清洁干燥；包衣设备有"合格"或"完好"标志、"已清洁"标志，确认符合生产要求后，悬挂本次运行状态标志。检查设备有无故障；检查各机器的各零部件是否齐全，检查各部件螺丝是否紧固，检查安全装置是否安全、灵敏。检查磅秤、天平的零点及灵敏度。

（2）生产操作　①配制包衣液：按处方用量，称取包衣材料、溶媒（二人核对）。将溶媒加入配制桶内，搅拌、超声波使包衣材料溶解，混匀。难溶的包衣材料应用溶媒浸泡过夜，以使彻底溶解、混匀。配制完毕，按要求清洁容器具、场地。填写生产记录。②加入素片：将筛净粉尘的片芯加入包衣滚筒内。③安装蠕动泵管：安装调整喷嘴（包薄膜衣）或滴管（包糖衣），按工艺要求调整喷嘴或滴管的位置。包薄膜衣时要调整压缩空气至合适压力。在滚筒外面进行试喷或试滴，试喷时根据喷雾情况调整蠕动泵转速，并调整喷枪顶端的调整螺钉，增加或减少喷雾压力，使其达到理想要求。④开启包衣滚筒，设置包衣锅转速 1～2r/min 低速转动。⑤开启高效包衣机排风，送热风，预热到片床温度到达 35～45℃。调整出风口温度，待"出风温度"升至规定温度时（一般为 35℃）包衣。包糖衣：根据工艺要求，按包隔离层、粉衣层、糖衣层、有色糖衣层、打光的次序进行包衣。按少量多次，逐层干燥原则。在包衣过程中时刻注意包衣情况，根据需要调整糖浆、粉浆、滑石粉的加入量和干燥空气的温度以及加液、干燥等各阶段的时间。包薄膜衣：生产过程中根据情况调整蠕动泵的转速，控制好包衣液的喷雾量。根据"出风温度"的变化调整热风温度。⑥固化：包衣完成后，关闭雾化器喷枪，包衣锅转速调整至2r/min，关闭热风，送冷风干燥3分钟后，包衣片出锅。⑦包衣结束，从包衣锅内卸出衣片装入晾片筛，称重并贴标签，送晾片间干燥。填请验单，由化验室检测。

（3）清场 ①取下输液管，将管中残液弃去，按要求清洗干净。将喷枪转入滚筒内，开机，用适宜的溶剂冲洗喷枪，待喷枪上所滴下清洗液清澈透明，喷枪清洗结束。②清洗滴管，吹干。用适宜的溶剂冲洗滚筒，并用洗净的毛巾擦洗滚筒至洁净。拆下排风管清洗干净，待晾干后装回原位，然后装上侧门。擦洗进料口门内侧，卸料斗。用湿布擦拭干净设备外表面。③填写清场记录，QA检查员检查合格后，发放"清场合格证"。将"待清洁"标志更换成"已清洁"标志。

四、质量检查

按《中国药典》规定，对牛黄解毒片进行外观、重量差异、崩解时限检查，应符合规定。

1. 外观检查 取牛黄解毒片观察，应完整光洁，色泽均匀。

2. 硬度检查 片剂应有适宜的硬度，以免在包装贮运过程中发生碎片。随机取5粒片剂，将药片纵向夹在硬度仪压板中，传动加压，片子碎裂时指示的千克数值，即为此片子的硬度。测5片取平均值。

3. 脆碎度检查 按药典要求取样量，吹去表面细粉，称重后置于脆碎度仪转鼓内，以每分钟25转的转速旋转，至100转时，观察有无碎片、缺角、松片等现象，并精密称定，将损失重量与原重量比较，计算减失重量百分比，应符合规定。

4. 片重差异检查 抽取药片20片，精密称定总重量，求得平均片重后，再分别精密称定各片的重量。每片重量与平均片重相比较（凡有标示片重的片剂，每片重量应与标示片重相比较），超出重量差异限度的药片不得多于2片，并不得有1片超出限度的一倍。

5. 崩解时限检查 取6片，分别置四用测定仪崩解仪的吊篮玻璃管中，每管各加1片，加挡板，浸入1000ml烧杯中，烧杯内盛有温度为37℃±1℃的水，调节水位高度使吊篮下降时筛网距烧杯底部25mm，吊篮上升时筛网在水面下25mm处，支架移动的距离为55mm±2mm，往复频率为每分钟30～32次，应在60分钟内全部崩解通过筛网。如有1片不能完全崩解，应另取6片复试，均应在规定的时间内全部通过筛网。

检查项目	检查结果
外观	
硬度	
脆碎度	
重量差异	
崩解时限	
结论	

五、实训报告及思考

小组完成实训后，对实训过程、结果及收获进行讨论并总结，撰写实训报告。

1. 请写出牛黄解毒片中各辅料的作用。

2. 请写出牛黄解毒片制备工艺流程。

3. 牛黄解毒片制备过程中的关键技术点有哪些？

•••• 目标检测

答案解析

一、选择题

[A 型题]

1. 为增加片剂的体积和重量，应加入的辅料是

    A. 稀释剂　　　　　　　　B. 崩解剂　　　　　　　　C. 黏合剂

    D. 润滑剂　　　　　　　　E. 润湿剂

2. 下列辅料中，既可以作为片剂稀释剂，又可以作为干燥黏合剂的是

    A. 硫酸钙　　　　　　　　B. 糖粉　　　　　　　　　C. 滑石粉

    D. 硬脂酸镁　　　　　　　E. 羧甲基淀粉钠

3. 适用于液态物料的制粒方法是

    A. 挤压制粒　　　　　　　B. 沸腾制粒　　　　　　　C. 冷冻制粒

    D. 搅拌制粒　　　　　　　E. 喷雾制粒

4. 单冲压片机调节药片硬度时应调节

    A. 上冲头上升的位置　　　B. 下冲头下降的深度　　　C. 上下冲头同时调节

    D. 加料斗的位置　　　　　E. 上冲头下降的位置

5. 目前中药片剂生产上广泛使用的包衣方法是

    A. 滚转包衣法　　　　　　B. 悬浮包衣法　　　　　　C. 干压包衣法

    D. 流化床包衣法　　　　　E. 沸腾包衣法

6. 压片的工作过程为

    A. 混合→饲料→压片→出片　　B. 混合→压片→出片　　　C. 饲料→压片→出片

    D. 压片→出片　　　　　　E. 饲料→混合→压片→出片

7. 压片时造成黏冲原因的表述中，错误的是

    A. 压力过大　　　　　　　B. 颗粒含水量过多　　　　C. 冲头表面粗糙

    D. 润滑剂用量不当　　　　E. 黏合剂用量不当

8. 关于片剂的特点叙述错误的是

    A. 剂量准确　　　　　　　B. 质量较稳定　　　　　　C. 生物利用度高于胶囊剂

    D. 可以实现定位给药　　　E. 对儿童不是理想的剂型

[X 型题]

9. 压片过程出现片重差异超限的原因包括

    A. 颗粒流动性差　　　　　B. 压力过大　　　　　　　C. 加料斗内的颗粒过多或过少

    D. 黏合剂用量过多　　　　E. 润滑剂用量不当

10. 制粒的主要目的是改善原辅料的

    A. 流动性　　　　　　　　B. 可压性　　　　　　　　C. 膨胀性

    D. 崩解性　　　　　　　　E. 润湿性

11. 需检查崩解时限的片剂是

    A. 咀嚼片　　　　　　　　B. 肠溶衣片　　　　　　　C. 糖衣片

    D. 浸膏片　　　　　　　　E. 分散片

12. 中药半浸膏片制备时，处方中适宜粉碎成细粉的饮片有
    A. 含淀粉较多的饮片
    B. 含纤维性强，质地松泡的饮片
    C. 黏性较大及质地坚硬的饮片
    D. 用量极少的贵重药，毒剧药
    E. 少量挥发性成分的饮片

二、简答题

1. 穿心莲内酯片

【处方】穿心莲内酯50g、淀粉30g、微晶纤维素8g、滑石粉1.5g、硬脂酸镁1.0g。

【制法】将主药与辅料混合，过五号筛，混匀、压片。

（1）试分析上述处方中各成分的作用。

（2）该片剂的制备方法是什么？试写出其工艺流程。

2. 银翘解毒片

【处方】金银花1000g、连翘1000g、板蓝根600g、豆豉500g、荆芥400g、淡竹叶400g、甘草500g、桔梗600g、薄荷脑100g。

【制法】将甘草、桔梗二味药粉碎成细粉，过六号筛，备用。另将金银花等六味药混合粉碎，得粗粉，用60%乙醇浸渍两次，每次24小时，浸渍液滤过，60℃以下减压浓缩成液状浸膏，液状浸膏与甘草等药物细粉在80℃以下一步制粒，颗粒温度降至60℃以下，加入薄荷脑细粉，混匀，整粒，压片，包衣，检验，包装。

该片剂的制备方法是什么？并画出该片剂制备工艺流程图。

（王 咏）

书网融合……

重点小结　　　微课　　　习题

第八章 丸 剂

学习目标

知识目标

通过本章学习，应掌握泛制法、塑制法、滴制法制丸技术和质量控制；水丸、蜜丸、水蜜丸、糊丸、蜡丸、滴丸的辅料选择及包衣。熟悉泛丸机、全自动制丸机、滴丸机的设备原理和构造。了解丸剂的分类和特点。

能力目标

能运用所学知识熟练完成泛制法、塑制法、滴制法制备丸剂的操作。

素质目标

通过本章学习，培养学生爱岗敬业、中药丸剂传承与创新的制药匠心精神。

情境导入

情境：王某，男，公务员，55 岁，最近总感觉头晕耳鸣，腰膝酸软，手心脚心发热，骨蒸潮热、口干舌燥，王某向医生朋友求助，医生给他推荐了六味地黄丸。分析：王某因工作性质经常熬夜加班写材料，中医认为熬夜伤阴，根据患者的年龄和症状分析属于肾阴虚，医生向他推荐了滋阴补肾的六味地黄丸。

思考：1. 药店里有很多不同厂家生产的六味地黄丸，有大蜜丸、小蜜丸、水蜜丸、浓缩丸等。这些不同的药丸有何区别？

2. 六味地黄丸是宋代钱乙《小儿药证直诀》中记载的滋补肝肾，并补脾阴的著名中药丸剂，称为"千年补肾良药，补阴方药之祖"。这些不同的六味地黄丸制备方法有什么不同？

第一节 丸剂概述

丸剂系指原料药物与适宜的辅料制成的球形或类球形固体制剂，主要供内服。丸剂是中药传统剂型之一。我国最早的医方《五十二病方》中已有对丸剂的记述，《伤寒杂病论》《金匮要略》中有用蜂蜜、糖、淀粉糊作丸剂黏合剂的记载，金元时代开始有丸剂包衣。20 世纪 80 年代以来，随着科技的进步和制药机械工业的发展，中药丸剂逐步摆脱了手工作坊式制作，发展成为工厂化、机械化生产。目前丸剂仍是中成药的主要品种之一，《中国药典》一部收载丸剂品种 395 种，其中蜜丸、水丸和浓缩丸三个剂型最常用。

一、丸剂的特点

1. 优点

（1）作用迟缓、持久 与汤剂、散剂等比较，传统的水丸、蜜丸、糊丸、蜡丸内服后在胃肠道中溶散缓慢，逐渐释放药物，吸收显效迟缓，作用持久。现在有些新型丸剂可起速效作用，如苏冰滴丸、复方丹参滴丸等奏效快。

（2）可缓和药物毒性和不良反应 对某些毒性、刺激性药物，可通过选用适宜赋形剂，制成如糊丸、蜡丸等，延缓其在胃肠的吸收。

（3）可减缓挥发性成分挥发或掩盖药物不良嗅味 对芳香挥发性药物或有特殊不良气味的药物，可通过制丸工艺，将其包在丸剂中心层，减缓其挥散。可分层制备避免药物相互作用，亦可利用包衣来掩盖嗅味。

（4）制法简便，能容纳多种形态的药物 丸剂制备时能容纳固体、半固体的药物、黏稠性的液体药物。

2. 缺点
传统丸剂服用剂量较大，小儿服用困难；中药原料多以原粉入药，微生物超标问题尚未完全解决；制备技术不当，其溶散时限较难控制。

二、丸剂的分类

（一）根据赋形剂分类

1. 水丸 系指饮片细粉以水（或根据制法用黄酒、醋、稀药汁、糖液、含5%以下炼蜜的水溶液等）为黏合剂制成的丸剂。

2. 蜜丸 系指饮片细粉以炼蜜为黏合剂制成的丸剂。

3. 水蜜丸 系指饮片细粉以炼蜜和水为黏合剂制成的丸剂。

4. 糊丸 系指饮片细粉以米粉、米糊或面糊等为黏合剂制成的丸剂。

5. 蜡丸 系指饮片细粉以蜂蜡为黏合剂制成的丸剂。

6. 浓缩丸 系指饮片或部分饮片提取浓缩后，与适宜的辅料或其余饮片细粉，以水、炼蜜或炼蜜和水为黏合剂制成的丸剂。

7. 滴丸 系指原料药物与适宜的基质加热熔融混匀，滴入不相混溶、互不作用的冷凝介质中制成的球形或类球形制剂。

（二）根据制备方法分类

1. 塑制丸 系指饮片细粉与赋形剂混合制成软硬适度、可塑性较大的丸块，然后依次经制丸条分粒、搓圆等步骤制成的丸剂。如蜜丸及部分浓缩丸、糊丸、蜡丸等。

2. 泛制丸 系饮片细粉用适宜的液体赋形剂泛制而成的丸剂。如水丸及部分水蜜丸、糊丸与浓缩丸等。

3. 滴制丸（滴丸） 系利用一种熔点较低的基质（水溶性基质或脂肪性基质），将原料药物溶解、混悬或乳化后，滴入不相混溶、互不作用的冷凝介质中制成的丸剂。如复方丹参滴丸、治咳川贝枇杷滴丸。

此外，根据粒径大小，还有微丸。微丸系指药物粉末和辅料采用泛制法制备的直径小于2.5mm的圆球状实体。制成的微丸包缓释衣或其他衣层后，然后再进一步压成片剂或装入胶囊中使用。

糖　丸

　　糖丸系指以适宜大小的糖粒或基丸为核心，用糖粉和其他辅料的混合物作为撒粉材料，选用适宜的黏合剂或润湿剂制丸，并将原料药物以适宜的方法分次包裹在糖丸中而制成的制剂。除另有规定外，糖丸在包装前应在适宜条件下干燥，并按丸重大小要求用适宜筛号的药筛过筛处理。

　　被授予国家荣誉称号"人民科学家"的顾方舟先生在20世纪60年代早期，受传统中药丸剂－糖丸的启发，带领团队成功研制出使用和储运更加方便的脊髓灰质炎减毒活疫苗糖丸，为我国在2000年成功消灭脊髓灰质炎做出了卓越的贡献。

第二节　丸剂的制备

一、水丸

　　水丸系指饮片细粉以水（或根据制法用黄酒、醋、稀药汁、糖液、含5%以下炼蜜的水溶液等）为黏合剂制成的丸剂。水丸传统采用泛制法制备，现代工业化生产中也有采用塑制法制备。

（一）水丸的特点

　　1. 以水或水性液体为赋形剂，服用后在体内易溶散、吸收，起效比蜜丸、糊丸、蜡丸快。

　　2. 制备时药物可分层泛入，因此可将一些易挥发、有刺激气味、性质不稳定的药物泛入内层。也可将速释药物泛于外层，缓释药物泛入内层起长效作用。

　　3. 水丸丸粒小，表面致密光滑，既便于吞服又不易吸潮，利于保管贮存。

　　4. 制备时间长，易污染，对主药含量及溶散时限较难控制。

（二）水丸的常用赋形剂

　　1. 水　最常用，一般用纯化水或冷沸水。水本身虽无黏性，但能诱导如黏液质、糖、胶质、淀粉等产生黏性。需注意成丸后应立即干燥，以免微生物生长繁殖，导致生霉变质。

　　2. 酒　常用黄酒和白酒，虽含不同浓度的乙醇能溶解中药的树脂、油脂而增加药物细粉的黏性，但其诱导所产生的黏性一般没有水强，含醇量越高的酒润湿药粉所产生的黏性越弱，应根据中药质地和成分酌情选用。此外，因酒有活血通经、引药上行及降低药物寒性的作用，故舒筋活血类药丸常用酒作赋形剂。酒本身有防腐能力使药物泛丸过程中不易霉变，酒易于挥发，成丸后容易干燥。

　　3. 醋　常用米醋（含醋酸3%～5%）。醋既能润湿药粉产生黏性，又能使饮片中生物碱等成分有变成盐类的可能，有助于碱性成分的溶出而提高疗效。醋具有引药入肝、散瘀血、消肿痛等作用，故散瘀止痛类药物常以醋作赋形剂制丸。

　　4. 药汁　利用处方中某些药物的水煎液（或鲜汁）作润湿剂，既有利于保存药性，又有一定的黏性便于制丸。含纤维较多的饮片如大腹皮、千年健等可用煎汁制丸；含有新鲜的饮片如生姜等可压汁制丸；其他如牛胆汁、熊胆、竹沥等，因具有一定的生理活性，应根据处方需要选择使用。

（三）水丸的制备

　　水丸常用泛制法制备。泛制法系指在转动的适宜容器或机械中，将饮片细粉与赋形剂交替加入，不断翻滚，使粉粒逐渐增大的一种制丸方法。泛制法亦可用于水蜜丸、糊丸、浓缩丸、微丸等的制备。其制丸的工艺流程如图 8 - 1 所示。

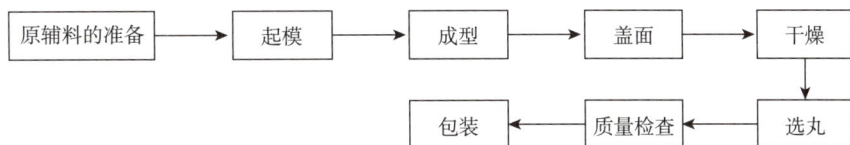

图 8 - 1　泛制法制丸工艺流程图

1. 原辅料的准备　处方中适宜打粉的饮片应洗净、干燥、灭菌后粉碎。起模和盖面的药粉通常用最细粉（过七号筛），黏性应适中。供加大成型的药粉，除另有规定外应用细粉（过六号筛）。若处方中有中药需制药汁应按规定制备。

2. 起模　系指制备丸粒基本母核的操作，模子是利用水的润湿作用诱导出药粉的黏性，使药粉之间相互黏结成细小的颗粒，并在此基础上层层增大而成的丸模。起模是泛丸成型的基础，是制备水丸的关键。模子形状直接影响着成品的圆整度，模子的大小和数目，也影响加大过程中筛选的次数和丸粒的规格以及药物含量的均匀性。关键在于选择黏性适宜的药粉起模，黏性太大的药粉，加入液体时易相互黏合成团；黏性小或无黏性药粉松散不易成模。

（1）起模方法　①药粉加水起模：先将起模用粉的一部分置泛丸锅中，开动机器，药粉随机器转动，用喷雾器喷水于药粉上，借机器转动和人工搓揉使药粉分散，全部均匀地用水湿润，继续转动片刻，部分药粉成为细粒状，再撒布少许干粉，搅拌均匀，使药粉黏附于细粒表面，再喷水湿润。如此反复操作至模粉用完，取出过筛分等即得丸模。②喷水加粉起模：在泛丸锅中喷少量水将锅壁湿润均匀，撒入少量药粉，转动泛丸锅，在锅内沿转动相反方向刷下锅壁黏附的粉粒，继续转动再喷水，撒粉，搅拌、搓揉，使黏粒分开。如此反复操作，使粉粒逐渐增大至达到规定标准（1mm 左右），过筛分等即得丸模。③湿粉制粒起模：将起模用的药粉放入泛丸锅内喷水，开动机器滚动或搓揉，使粉末均匀润湿，成手握成团，触之即散的软材状，用 8～10 目筛制成颗粒。将此颗粒再放入泛丸锅内，略加少许干粉，充分搅匀，继续使颗粒在锅内旋转摩擦，撞去棱角成为圆形，取出过筛分等即得。

（2）起模用粉量　因处方药物的性质和丸粒的规格有所不同，目前，从成批生产的实践经验中得出式（8 - 1）、式（8 - 2）用以计算。

$$C : 0.625 = D : X \qquad\qquad 式（8 - 1）$$

$$\beta = \frac{F}{F_\infty} = \frac{V_u/V_0}{V_\infty/V_0} = \frac{V_u}{V_\infty} \qquad\qquad 式（8 - 2）$$

式中，C 为成品水丸 100 粒干重（g）；D 为药粉总量（kg）；X 为一般起模用粉量（kg）；0.625 为标准模子 100 粒重量（g）。

3. 成型　系指将已经筛选均匀的丸模，逐渐加大至接近成品的操作。将模子置泛丸锅中，加水使模子湿润后，加入药粉旋转，使药粉均匀黏附于丸模上，再加水加粉，如此反复操作，直至制成所需大小的丸粒。每次加水加粉量应逐渐增加。

丸粒加大过程中应注意以下问题：①加水加粉要分布均匀，用量适中，并不断用手在锅口搓碎粉块、叠丸；并由里向外翻拌，使丸粒均匀增大。由于机器的转动使大粒集中于锅口，小粒集中于锅底，所以每次加药粉时应加在锅底附近，使小丸充分黏附药粉，较快增大。②对质地特别黏的品种，要随时注意丸粒的圆整度，并防止打滑、结饼。③丸粒在锅内转动时间要适当。过短则丸粒松散，在贮存过程中易破碎，易吸潮发霉；过长则丸粒太紧实，服后难于溶散。④含朱砂、硫黄以及含酸性成分的丸剂，不能用铜制泛丸锅制丸，避免因化学变化而导致丸药表面变色或产生对人体有害成分。此类品种可用不锈钢制的泛丸锅制丸。

4. 盖面　将已经增大、筛选均匀的丸粒用余粉或其他物料等加至丸粒表面，使其色泽一致、光亮的操作过程，是泛丸成型的最后一个环节。常用的盖面方法和注意事项如下。

（1）干粉盖面　先用六号筛从药粉中筛取最细粉供盖面用，或根据处方规定选用处方中特定的药材细粉盖面。操作时只用干粉，将丸粒置于泛丸锅内，加赋形剂充分湿润，一次或分数次将用于盖面的药物细粉均匀撒于丸上，快速翻、揉，滚动一定时间，至丸粒表面致密、光洁、圆整时即可取出，俗称"收盘"。干粉盖面的丸粒干燥后，丸粒表面色泽均匀、美观。

（2）清水盖面　方法与干粉盖面相同，但最后不需留有干粉，而以水充分润湿打光，并迅速取出，立即干燥，否则成丸干燥后色泽不一。清水盖面的丸粒表面色泽仅次于干粉盖面。

（3）清浆盖面　"清浆"是指用药粉或废丸粒加水制成的药液。本法与清水盖面相同，唯在盖面时将水改为上述清浆，丸粒表面充分润湿后迅速取出，否则会出现"花面"。

盖面操作应注意：①干粉盖面时，加入的药粉和赋形剂比例要恰当，分布要均匀，否则易出现光洁度差、色花、并粒及粘连现象；②滚动时间太长，尽管光洁度好，但会造成溶散迟缓；③对一些黏性较大、易并粒的丸药，出锅时可加少量麻油、液状石蜡等防粘连。

5. 干燥　泛制丸因含水量大、易发霉变质，故盖面后的丸粒应及时干燥，控制水丸含水量在9%以内。一般干燥温度为80℃左右，含芳香挥发性成分或遇热易分解成分的丸剂，干燥温度不应超过60℃。干燥时要注意经常翻动，避免出现"阴阳面"。长时间高温干燥可能影响水丸的溶散速度，可采用流化沸腾干燥，既可降低干燥温度，缩短干燥时间，还可控制含水量在2%~3%以下。但对于质地松散、吸水率较强、干燥时体积收缩性较大、易开裂的丸剂宜采用低温焖烘对色泽要求较高的浅色丸及含水量特高的丸药，应采用先晾、勤翻、后烘的方法，以确保质量。

6. 选丸　选丸是将制成的水丸进行筛选，除去过大、过小及不规则的丸粒，使成品大小均一的操作。泛制法制备水丸过程中，常出现丸粒大小不匀和畸形，除在泛制过程中及时筛选外，干燥后也需经过筛选。选丸的目的是确保丸粒圆整，大小均匀，剂量准确。可用滚筒筛、检丸器或连续成丸机组等筛选分离。

（四）主要生产设备

我国传统的手工泛丸采用泛丸匾，工厂大规模生产用机器。泛丸机（图8-2）主要用于起模、成型、盖面，主要由机身、蜗轮箱体、糖衣锅、加热装置、风机、电机等主要部分组成。由电动机通过三角皮带驱动蜗轮、蜗杆减速器，带动锅旋转，在离心力的作用下，使物料在锅内上下翻滚，达到混合，制丸和打光的效果。

选丸主要用立式检丸器（图8-3）或滚筒筛。立式检丸器由薄的金属铁板制成，丸粒沿一螺旋形的斜面滚下，利用滚动时产生的离心力不同，将合格与畸形的丸粒分开。从螺旋板的外侧收集合格的丸粒，从螺旋板的内侧收集畸形的丸粒。滚筒筛由薄不锈钢卷成的圆筒，筒上布满筛孔，分三段，筛孔由小到大，使丸粒在随筛筒滚动时按大小分档。

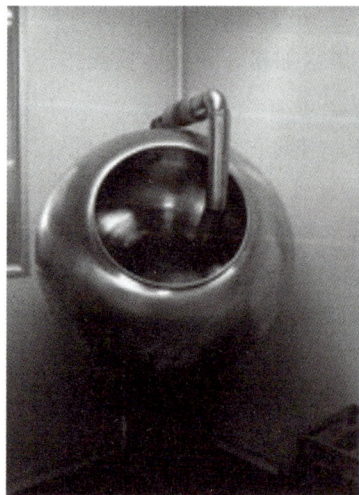

图8-2　泛丸机

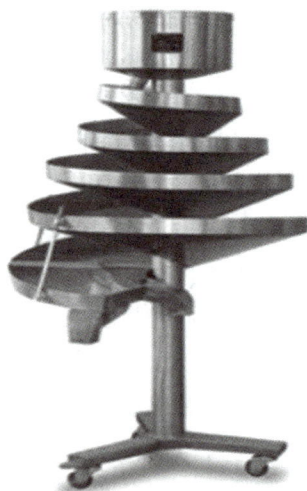

图8-3　立式检丸器

二、蜜丸

蜜丸系指饮片细粉以炼蜜为黏合剂制成的丸剂。其中每丸重量在0.5g（含0.5g）以上的称大蜜丸，每丸重量在0.5g以下的称小蜜丸。

（一）蜜丸的特点

丸粒光洁圆整、细腻滋润、软硬适中，表面不硬化，具较大可塑性；溶散缓慢、作用持久；用蜜量大，有滋补作用（补中益气、润肠通便）；常用于治疗慢性病和需要滋补的疾病。

（二）蜜丸的赋形剂

蜜丸的赋形剂是蜂蜜。蜂蜜有滋补、润肺止咳、润肠通便、解毒调味的功效。同时，蜂蜜中的还原糖可防止药物氧化。

1. 蜂蜜的选择 蜂蜜品种较多，品质各异，对蜜丸质量影响较大。优质蜂蜜制成的蜜丸柔软、丸粒光滑、滋润，且贮存期内不变质。按照蜜源的花种来看，一般以枣花蜜、荔枝花蜜、椴树花蜜、荆条花蜜为佳；以油菜花蜜、紫云英蜜、葵花蜜次之；以荞麦花蜜、桉树花蜜、乌桕花蜜更差，乌头花、曼陀罗花、雪上一枝蒿等花蜜有毒，切勿选用。

药用蜂蜜应符合下列质量要求：①外观呈半透明、带光泽、浓稠的液体，呈白色至淡黄色或橘黄色至黄褐色，久放或遇冷渐有白色颗粒状结晶析出。②气芳香，味极甜，清洁无杂质。③25℃时的相对密度在1.349以上。④还原糖不少于64.0%。⑤用碘试液检查，应无淀粉、糊精。

2. 蜂蜜的炼制 生蜂蜜中含有杂质、酶及较多的水分，黏性不足，成丸易虫蛀和生霉变质，服用后又会产生泻下等副作用。故欲制得柔软、光滑、滋润的蜜丸，除正确选择蜂蜜外，还应将蜂蜜加热炼制到一定程度。

炼蜜的目的是为了除去杂质、降低水分含量、破坏酶类、杀死微生物、增加黏性等。具体方法是：将蜂蜜放于锅中，加入适量水加热煮沸，捞去浮沫，用三号或四号筛滤过，除去死蜂等杂质，再复入锅中继续加热炼制至规定程度。根据处方中饮片性质，常将蜂蜜炼制至不同程度。

（1）嫩蜜 蜂蜜加热至105~115℃，含水量为17%~20%，相对密度为1.35左右，色泽无明显变化，稍有黏性。嫩蜜适合于含较多油脂、黏液质、胶质、糖、淀粉、动物组织等黏性较强的药粉制丸。

（2）中蜜 又称炼蜜。是将嫩蜜继续加热，温度达到116~118℃，含水量为14%~16%，相对密度为1.37左右，出现浅黄色带光泽翻腾的均匀细气泡（俗称"鱼眼泡"），用手捻有黏性，当两手指分开时有白丝出现。中蜜适合于黏性中等的药粉制丸。

（3）老蜜 将中蜜继续加热，温度达到119~122℃，含水量在10%以下，相对密度为1.40左右，颜色呈红棕色，表面翻腾着较大的红棕色具光泽的气泡（俗称"牛眼泡"），手捻之甚黏，当两手指分开时出现长白丝，滴入水中成珠状（滴水成珠）。老蜜黏合力很强，适合于黏性差的矿物、甲壳及纤维较多的药粉制丸。

（三）蜜丸的制备

塑制法是目前蜜丸制备的常用方法，系指饮片细粉加适宜的黏合剂，混合均匀，制成软硬适宜、可塑性较大的丸块，再依次制丸条、分粒、搓圆而成丸粒的一种制丸方法。塑制法也可用于水蜜丸、浓缩丸、糊丸、蜡丸的制备，其制丸的工艺流程如图8-4所示。

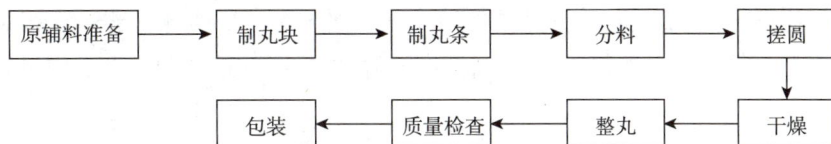

图 8-4 塑制法制丸工艺流程图

1. 原辅料的准备 按照处方将所需的饮片称量配齐，干燥、粉碎、过筛、混合使成均匀细粉。根据处方中饮片性质及季节，选择炼蜜规格。为了防止药物与设备粘连，并使丸粒表面光滑，在制丸过程中还应用适量的润滑剂。一般机制蜜丸用乙醇或植物油做润滑剂，传统制丸用麻油与蜂蜡的融合物做润滑剂，即将1000g麻油加热至沸，然后加入黄蜡200~300g融化，搅匀，冷却后即得油膏状润滑剂。

2. 制丸块 制丸块又称和药、合坨，这是塑制法制丸的关键工序。将已混合均匀的饮片细粉加入适量的炼蜜，反复搅拌混合，制成软硬适宜，具有一定可塑性的丸块。丸块的软硬程度直接影响丸粒成形和在贮存中是否变形。优良的丸块应混合均匀、色泽一致、滋润柔软，具可塑性，软硬适度。

影响丸块质量的因素有以下几个方面。

（1）炼蜜程度 蜜过嫩则粉末黏合不好，丸粒搓不光滑；蜜过老则丸块发硬，难以搓丸。

（2）和药蜜温 一般处方用热蜜和药。如处方中含有多量树脂、胶质、糖、油脂类的饮片，黏性较强且遇热易熔化，则炼蜜温度应以60~80℃为宜。若处方中含有冰片、麝香等芳香挥发性药物，也应采用温蜜。若处方中含有大量的叶、茎、全草或矿物性饮片，粉末黏性很小，则须用老蜜，且趁热加入。

（3）用蜜量 药粉与炼蜜的比例也是影响丸块质量的重要因素。一般是1:1~1:1.5，但也有低于1:1或高于1:1.5的，主要取决于饮片的性质。含糖类、胶质等黏性强的药粉用蜜量宜少；含纤维较多、质地轻松、黏性极差的药粉，用蜜量宜多，可高达1:2以上。夏季用蜜量应稍少，冬季用蜜量宜稍多。手工和药，用蜜量稍多；机械和药，用蜜量稍少。

3. 制丸条、分粒与搓圆 将制好的丸块放置一段时间，使炼蜜渗透至药粉内部，诱发丸块的黏性和可塑性，有利于搓条和成丸。丸条一般要求粗细均匀，表面光滑，无裂缝，内面充实而无空隙，以便于成丸。将丸条置于搓丸板（少量手工制丸）或制丸机（大量生产）进行分粒和搓圆。

4. 干燥 大蜜丸成丸后一般应立即分装，以保证丸药的滋润状态。为防止蜜丸霉变，成丸也常进行干燥，采用微波干燥、远红外辐射干燥，可达到干燥和灭菌的双重效果。

（四）蜜丸举例

八珍丸

【处方】党参100g、炒白术100g、茯苓100g、甘草50g、当归150g、白芍100g、川芎75g、熟地黄150g。

【制法】以上八味，粉碎成细粉、过筛，混匀。每100g用炼蜜110~140g制成大蜜丸，即得。

【注解】①本品为黑褐色至黑色的大蜜丸，味甜、微苦。②补气益血，用于气血两虚，面色萎黄，食欲不振，四肢乏力，月经过多。③方中药粉黏性适中，故采用炼蜜作赋形剂。

（五）制备蜜丸的主要生产设备

目前，大生产多采用可以直接将丸块制成丸剂的机器制丸，整个过程全封闭操作，减少药物的染菌概率，并且性能稳定，操作简单，一次成丸无需筛选，无需二次整形。中药自动制丸机（图8-5、图8-6）主要由加料斗、推进器、自控轮、导轮、制丸刀轮等组成。操作时，将混合均匀药料投入到具有密封装置的药斗内，以不溢出加料斗又不低于加料斗高度的1/3为宜。通过进药腔的压药翻板，在螺旋推进器的挤压下，推出多条相同直径的药条，在导轮控制下，丸条同步进入相对方向转动的制丸刀轮中，由于制丸刀轮的径向和轴向运动，将丸条切割并搓圆，连续制成大小均匀的药丸。

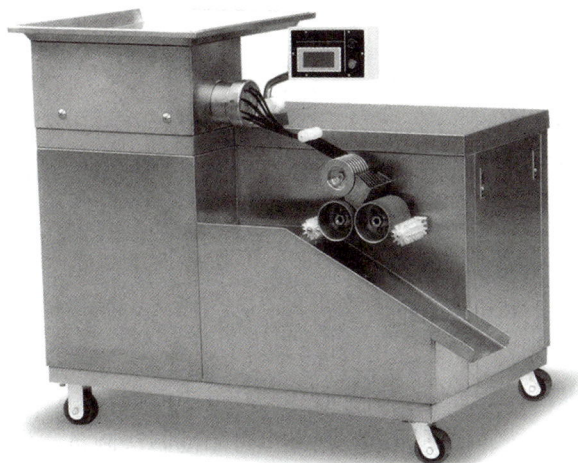

图 8 - 5 中药自动制丸机

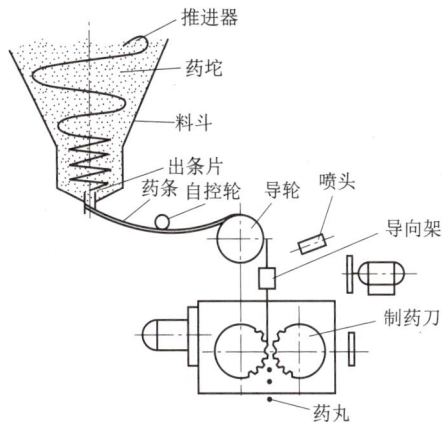

图 8 - 6 中药自动制丸机结构示意图

三、水蜜丸

水蜜丸系指饮片细粉以蜂蜜和水为黏合剂制成的丸剂。在南方应用较普遍。蜜水是水蜜丸的赋形剂，蜜水的浓度由饮片性质、制备方法而定。

水蜜丸丸粒小，光滑圆整，易于吞服。以蜜水为黏合剂，同蜜丸相比，可节省蜂蜜，降低成本，并利于贮存。

水蜜丸的制备常用塑制法，亦可用泛制法。塑制法制备水蜜丸时，需要注意药粉的性质与蜜水的比例、用量。一般饮片细粉黏性中等，每100g 细粉用炼蜜40g 左右，炼蜜与水的比例为 1∶2.5 ~ 3.0。蜜水的制法为：将炼蜜加水，搅匀，煮沸，滤过，即可。如含糖、淀粉、黏液质、胶质类较多的饮片细粉，需用低浓度的蜜水为黏合剂，每100g 药粉用炼蜜 10 ~ 15g；如含纤维和矿物质较多的饮片细粉，则每100g 药粉须用炼蜜50g 左右。

泛制法制备水蜜丸时，应注意起模时须用水，以免黏结。加大成型时为使水蜜丸的丸粒光滑圆整，蜜水加入的方式应按低浓度、高浓度、低浓度的顺序依次加入，即先用浓度低的蜜水加大丸粒，待逐步成型时，用浓度稍高的蜜水，已成型后，再改用浓度低的蜜水撞光。

由于水蜜丸中含水量高，成丸后应及时干燥，防止发霉变质。

四、浓缩丸

浓缩丸又称药膏丸、浸膏丸，系指饮片或部分饮片提取浓缩后，与适宜的辅料或其余饮片细粉，以水、炼蜜或炼蜜和水等为黏合剂制成的丸剂。根据所用黏合剂的不同，分为浓缩水丸、浓缩蜜丸和浓缩水蜜丸等。

浓缩丸具有以下特点：处方中部分或全部饮片经提取浓缩处理，具有体积减小、易于服用与吸收，同时利于携带与储藏、不易霉变等优点。但饮片在提取浓缩过程中受热时间较长，某些有效成分可能会受到影响，使药效降低。且成品吸潮性较强，包装时必须注意密封防潮。

浓缩丸的制备常用塑制法，亦可用泛制法制备。

采用塑制法制备时，取处方中部分饮片提取浓缩成膏（蜜丸型浓缩丸须加入适量炼蜜）做黏合剂，其余饮片粉碎成细粉，混合均匀，再制丸条、分粒、搓圆即得。具体操作同蜜丸。

采用泛制法制备时，取处方中部分饮片提取浓缩成浓缩液，做黏合剂，其余饮片粉碎成细粉用于泛丸。或用稠膏与细粉混合成块状物，干燥后粉碎成细粉，再以水或不同浓度的乙醇为润湿剂泛制成丸。具体操作同水丸。处方中膏少粉多时，常用前法；膏多粉少时，常用后法。

五、糊丸

糊丸系指饮片细粉以米粉、米糊或面糊等为黏合剂制成的丸剂。糊丸干燥后较坚硬，在胃内溶散迟缓，释药缓慢，故可延长药效。同时能减少药物对胃肠道的刺激，故适宜于含有毒性或刺激性较强的药物制丸。需注意，如果黏合剂稠度太大，会出现丸剂溶散时间超限的问题。

米糊、面糊制备方法：①冲糊法：糊粉加少量温水调匀成浆，冲入沸水，不断搅拌成半透明糊状。②煮糊法：糊粉加适量水混合均匀制成块状，置沸水中煮熟，呈半透明状。③蒸糊法：糊粉加适量水混合均匀制成块状，置蒸笼中蒸熟后使用。三种方法以冲糊法应用最多，方便快捷。

糊丸主要用塑制法制备。其制法与小蜜丸相似，以糊代替炼蜜。制备时先制好需用的糊，稍凉倾入饮片细粉中，充分搅拌，揉搓成丸块，再制成丸条、分粒、搓圆即成。糊丸也可用泛制法制备。糊丸制备时需注意以下几点：①保持丸块处于润湿状态，并尽量缩短制丸时间。②糊粉的用量，塑制法一般以糊粉为药粉总量的 30% ~35% 较适宜。

六、蜡丸

蜡丸系指饮片细粉以蜂蜡为黏合剂制成的丸剂。蜂蜡极性小，不溶于水，制成丸剂后在体内释放药物极慢，可延长药效，并能防止药物中毒或防止对胃肠道的强烈刺激。现代许多药物以蜂蜡为骨架制成各种缓释、控释制剂，是在古代用药经验基础上的一次质的飞跃和发展。目前蜡丸品种不多，主要原因是无法控制其释放药物的速率。

蜡丸采用塑制法制备。将精制的蜂蜡加热熔化，凉至 60℃ 左右，待蜡液开始凝固，表面有结膜时，加入药粉，迅速搅拌至混合均匀，趁热制丸条、分粒、搓圆。蜡丸制备时需注意：①制备时应控制温度。②控制蜂蜡用量，通常情况，药粉与蜂蜡比例为 1∶0.5~1。

七、丸剂的包衣技术

在丸剂的表面上包裹一层物质，使之与外界隔绝的操作称为包衣。

（一）丸剂包衣的目的

丸剂包衣的主要目的为：①增加药物的稳定性，防止主药氧化、变质或挥发，防止吸潮及虫蛀。②减少药物的刺激性，掩盖异味，便于吞服。③控制丸剂的溶散度（药物衣、肠溶衣、速释、缓释）。④使丸面平滑、美观，便于识别。

（二）丸剂包衣的类型

1. 药物衣　包衣材料是丸剂处方组成部分，有药理作用，药物衣包衣既可以发挥药效，又可以保护丸粒、增加美观。中药丸剂包衣多属此类，常见的药物衣有以下几种。

（1）朱砂衣　镇静安神，如朱砂安神丸、天王补心丸等。朱砂衣应用较为广泛，是中成药丸剂最常用的一类包衣。

（2）黄柏衣　利湿渗水、清下焦湿热，如四妙丸等。

（3）雄黄衣　解毒杀虫、燥湿祛痰、截疟作用，如痢气丹、化虫丸等。

（4）青黛衣　清热解毒、凉血消斑、泻火定惊，如千金止带丸、当归龙荟丸等。

（5）百草霜衣　清热解毒，如六神丸、牛黄消炎丸等。

（6）甘草衣　清热解毒、祛痰止咳，如羊胆丸。

（7）滑石衣　利尿通淋、清热解暑，如防风通圣丸、香砂养胃丸、茵陈五苓丸等。

此外，还有消食健脾的红曲衣（烂积丸），降气、止逆、平肝止血的赭石衣（蟾麝救心丸），降气祛痰的礞石衣（礞石滚痰丸）、重镇安神的牡蛎衣（海马保肾丸）等，可依处方选用。

2. 保护衣 选取处方以外，不具明显药理作用，且性质稳定的物质作为包衣材料，使主药与外界隔绝起保护作用。

（1）糖衣 如木瓜丸、安神补心丸等；

（2）薄膜衣 应用无毒的药用高分子材料丙烯酸树脂和甲基丙烯酸甲酯等为原料，包薄膜衣，如香附丸、补肾固齿丸等以干酪素为原料包薄膜衣。

3. 肠溶衣 选用适宜的材料将丸剂包衣后使之在胃液中不溶散而在肠液中溶散，丸剂肠溶衣主要材料有虫胶、邻苯二甲酸醋酸纤维素（CAP）等。

第三节 滴丸剂

一、滴丸的含义

滴丸系指原料药物与适宜的基质加热熔融混匀，滴入不相混溶、互不作用的冷凝介质中制成的球形或类球形制剂。中药滴丸剂主要有两类，一类是将油性成分分散在基质中，用滴制法制备；另一类是将不溶于水，溶出速度慢，吸收不好的中药成分或有效部位采用固体分散技术制备滴丸，这一类一直是目前研究的热点。

知识链接

滴制法历史

滴制法制丸早在 1933 年就已提出，1956 年有用聚乙二醇4000 为基质，用植物油为冷却剂制备苯巴比妥钠滴丸的报道，1958 年我国有人用滴制法制备酒石酸锑钾滴丸。中药滴丸的研制始于 20 世纪 70 年代末，如上海医药工业研究院等单位对苏合香丸进行研究，最后改制成苏冰滴丸。此后复方丹参滴丸、香连滴丸、柴胡滴丸等相继研制成功，1977 年版《中国药典》开始收载滴丸剂型。目前滴制法已由原有在重力作用下自然滴制发展到融合超低温气态冷凝技术和高频震荡技术的智能高速滴制生产线。复方丹参滴丸、速效救心丸等多种中药滴丸剂已在临床广泛应用。

二、滴丸的特点

1. 起效迅速，生物利用度高 由于药物在基质中呈高度分散状态，同时水溶性基质还可增加或改善药物的溶解性能，加快药物的溶出速度和吸收速度，从而提高药物的生物利用度。

2. 提高药物的稳定性 主药分散度大且被大量基质所包围，与空气等外界因素接触面积小，能提高挥发性药物或易氧化药物的稳定性。

3. 液体药物固体化 可将液体药物制成固体滴丸，如芸香油滴丸、牡荆油滴丸、大蒜油滴丸等，有利于服用、携带和贮运。

4. 给药途径多样 滴丸可口服、外用和眼、耳、鼻、口腔等局部使用，还可起到长效作用。

此外，滴丸生产车间无粉尘，有利于劳动保护；生产设备简单，工序少，周期短，生产效率高。但滴丸载药量小，仅适用于小剂量药物，且目前可供滴丸选用的基质和冷凝液较少，滴丸品种受到限制。

三、滴丸的基质与冷凝液

1. 滴丸的基质 滴丸中主药以外的附加剂称为基质。滴丸基质应具备以下条件：①性质稳定，不与主药发生反应，不影响主药的疗效与检测。②熔点较低或在60～100℃时能熔化成液体，而遇骤冷又能凝结成固体，在室温下保持固体状态，同时在与主药混合后仍能保持以上物理状态。③对人体安全，无毒害。

滴丸基质分为水溶性及非水溶性两大类。①水溶性基质：聚乙二醇类、硬脂酸聚烃氧（40）酯（S-40）、硬脂酸钠、甘油明胶等。②非水溶性基质：硬脂酸、单硬脂酸甘油酯、虫蜡、氢化植物油、十八醇（硬脂醇）、十六醇（鲸蜡醇）等。选用时应根据主药性质，相应选择适宜基质。生产上还常选用混合基质，以便制得较好的滴丸。

2. 滴丸的冷凝液 用于冷却滴出的液滴，使之冷凝成固体丸粒的液体称为冷凝液。冷凝液应具备的条件：①应安全无害，与主药和基质不相混溶，不起化学反应。②有适宜的相对密度和黏度（略低或略高于滴丸的相对密度），能使滴丸（液滴）在冷凝液中缓缓下沉或上浮而充分凝固，丸形圆整。③有适宜的表面张力，使液滴在冷凝过程中能顺利形成滴丸。

冷凝液可分为两类：一是水溶性冷凝液，常用的有水、不同浓度的乙醇等，适用于非水溶性基质的滴丸；二是非水溶性冷凝液，常用的有液状石蜡、二甲基硅油、植物油等，适用于水溶性基质的滴丸。

四、滴丸的制备

滴丸的制备方法是滴制法，系指药物与适宜基质加热熔融混匀，滴入另一种互不混溶的液体冷凝剂中，使之冷凝成丸粒的一种制丸方法。

（一）滴制法工艺流程

滴制法制丸的工艺流程如图8-7所示。

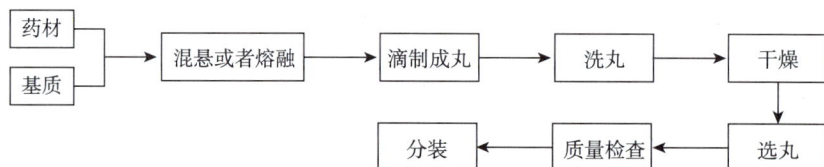

图8-7 滴制法工艺流程图

1. 原料准备 根据处方中饮片性质选择适宜方法进行提取、精制后，得到提取物。

2. 药液配制 将选择好的基质加热熔化，将饮片提取物溶解、混悬或乳化在已熔融的基质中，混匀制成药液。药液保持恒定的温度（80～90℃），便于滴制。

3. 滴制成丸 滴制前选择适当的冷凝液并调节好冷凝的温度，滴制时要调节好药液的温度、滴头的速度，将药液滴入冷凝液中，凝固形成的丸粒徐徐沉于底部，或浮于冷凝液的表面。

4. 洗涤干燥 从冷凝液中捞出的丸粒，拣去废丸，先用纱布擦去冷凝液，然后用适宜的溶液搓洗除去冷凝液，用冷风吹干后，在室温下晾4小时即可。

5. 包装 制成的滴丸经质量检查合格后进行包装，包装时要注意温度的影响，包装要严密，并贮存于阴凉处。

（二）滴制过程质量控制

滴丸的制备工艺对滴丸的影响因素较多，如配方、滴制温度、滴制速度、冷凝剂的选择等，甚至滴距、滴头口径、冷凝柱高度等都影响到滴丸的质量。在滴制时，如温度过高，冷凝液的黏滞度、表面张力下降，液滴在冷凝液中移动速度快，受重力或浮力大，成丸就不易形成圆球形而成扁形；如温度过低或者冷凝柱高度过小液滴在未完全收缩就凝固也会导致不圆整，甚至因气泡未逸出而产生空洞。而滴出口和冷凝液的距离过大，药液液滴也会跌散产生细粒。因此，滴丸的质量不能用一个指标来衡量。目前工艺研究中多用正交试验法和均匀设计法，采用成形性、丸重变异系数、外观质量（圆整度）和硬度等几项指标来评定工艺的优劣，进行工艺优选。

（三）滴丸举例

元胡止痛滴丸

【处方】醋延胡索 86.6g、白芷 43.4g。

【制法】以上二味，粉碎成粗粉，用 60% 乙醇浸泡 24 小时，加热回流提取 2 次，第一次 3 小时，第二次 2 小时，煎液滤过，滤液合并，浓缩成相对密度为 1.40 ~ 1.45（60°C）的稠膏，备用。取聚乙二醇 6000 适量，加热使熔化，与上述稠膏混匀，滴制成 1000 丸，除去表面油迹，即得。

【注解】①本品为棕褐色的滴丸；气香，味微苦；② 理气、活血、止痛，用于气滞血瘀的胃痛，胁痛，头痛及痛经。③ 处方中稠膏是水溶性的，选用水溶性基质聚乙二醇 6000 进行分散；④每 10 丸重 0.5g 口服，一次 20 ~ 30 丸，一日 3 次，或遵医嘱。

五、主要生产设备

制备滴丸的设备为滴丸机（图 8 - 8），主要由贮液瓶、滴瓶、保温装置和冷凝装置等部分组成。滴丸机其种类不一、型号多样。若按滴头数量可分为单滴头、双滴头和多滴头的滴丸机；按滴丸（液滴）在冷凝液中移行方式可分为下沉式和上浮式滴丸机，可根据滴丸与冷凝液相对密度差异、生产规模大小选择。当滴丸的密度大于冷凝液时，应选择下沉式；反之应选择上浮式。滴丸机中的药液通过油浴恒温加热；配有均质搅拌装置，搅拌速度无级调节；滴罐可以灵活拆卸以方便清洗；药液、油浴、制冷温度、气压、真空度数字显示；冷却柱及冷却液液面可灵活升降；冷却液上端加热（可控），下端制冷（可控），温度梯度分布；气压、真空度灵活调节，可控制黏度较大与黏度较小的药液的滴制速度；配均质乳化装置、恒温控制装置、制冷机组。

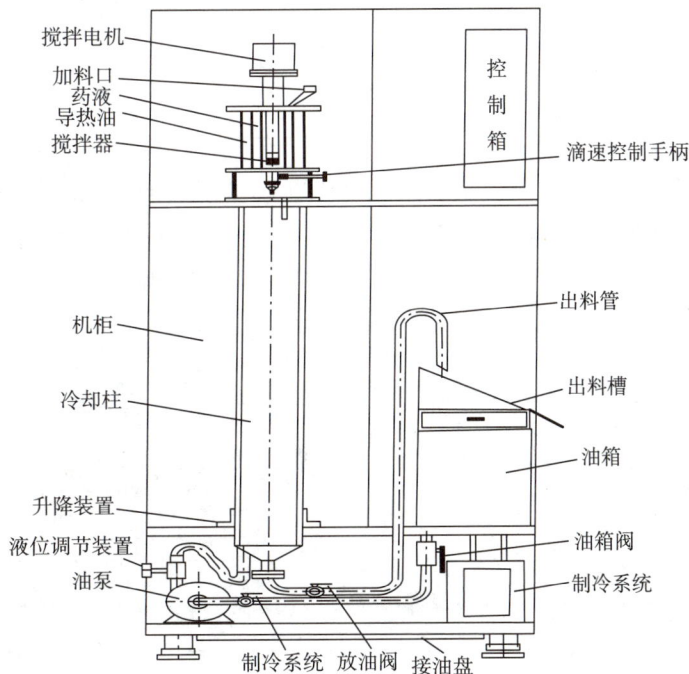

图 8 - 8 滴丸机结构示意图

第四节　丸剂的质量评价、包装与贮存

一、丸剂的质量评价

按照《中国药典》四部对丸剂质量检查的有关规定，丸剂需要进行以下方面的质量检查。

1. 外观检查　除另有规定外，丸剂外观应圆整，大小、色泽应均匀，无粘连现象。蜡丸表面应光滑无裂纹，丸内不得有蜡点和颗粒。滴丸表面应无冷凝介质黏附。

2. 水分　照《中国药典》水分测定法测定。除另有规定外，蜜丸和浓缩蜜丸中所含水分不得过15.0%，水蜜丸和浓缩水蜜丸不得过12.0%，水丸、糊丸、浓缩水丸不得过9.0%。蜡丸不检查水分。

3. 重量差异

（1）滴丸、糖丸　照下述方法检查，应符合规定。取供试品20丸，精密称定总重量，求得平均丸重后，再分别精密称定每丸的重量。每丸重量与标示丸重相比较（无标示丸重的，与平均丸重比较），滴丸按表8-1中的规定，糖丸按表8-2中的规定，超出重量差异限度的均不得多于2丸，并不得有1丸超出限度1倍。

表8-1　滴丸重量差异限度

标示丸重或平均丸重	重量差异限度
0.03g及0.03g以下	±15%
0.03g以上至0.1g	±12%
0.1g以上至0.3g	±10%
0.3g以上	±7.5%

表8-2　糖丸重量差异限度

标示丸重或平均丸重	重量差异限度
0.03g及0.03g以下	±15%
0.03g以上至0.3g	±10%
0.3g以上	±7.5%

（2）其他丸剂　照下述方法检查，应符合规定。以10丸为1份（丸重1.5g及1.5g以上的以1丸为1份），取供试品10份，分别称定重量，再与每份标示重量（每丸标示量X称取丸数）相比较（无标示重量的丸剂，与平均重量比较），按表8-3规定，超出重量差异限度的不得多于2份，并不得有1份超出限度1倍。

表8-3　丸剂重量差异限度

标示重量或平均重量	重量差异限度
0.05g及0.05g以下	±12%
0.05g以上至0.1g	±11%
0.1g以上至0.3g	±10%
0.3g以上至1.5g	±9%
1.5g以上至3g	±8%
3g以上至6g	±7%
6g以上至9g	±6%
9g以上	±5%

包糖衣丸剂应检查丸芯的重量差异并符合规定，包糖衣后不再检查重量差异，其他包衣丸剂应在包衣后检查重量差异并符合规定；凡进行装量差异检查的单剂量包装丸剂及进行含量均匀度检查的丸剂，一般不再进行重量差异检查。

3. 装量差异　除糖丸外，单剂量包装的丸剂，照下述方法检查应符合规定。取供试品 10 袋（瓶），分别称定每袋（瓶）内容物的重量，每袋（瓶）装量与标示装量相比较，按表 8-4 规定，超出装量差异限度的不得多于 2 袋（瓶），并不得有 1 袋（瓶）超出限度 1 倍。

装量以重量标示的多剂量包装丸剂，照《中国药典》最低装量检查法检查，应符合规定。以丸数标示的多剂量包装丸剂，不检查装量。

表 8-4　单剂量丸剂装量差异限度

标示装量	装量差异限度
0.5g 及 0.5g 以下	±12%
0.5g 以上至 1g	±11%
1g 以上至 2g	±10%
2g 以上至 3g	±8%
3g 以上至 6g	±6%
6g 以上至 9g	±5%
9g 以上	±4%

4. 溶散时限　照《中国药典》崩解时限检查法片剂项下的方法加挡板进行检查。除另有规定外，小蜜丸、水蜜丸和水丸应在 1 小时内全部溶散；浓缩水丸、浓缩蜜丸、浓缩水蜜丸和糊丸应在 2 小时内全部溶散。滴丸不加挡板检查，应在 30 分钟内全部溶散，包衣滴丸应在 1 小时内全部溶散。操作过程中如供试品黏附挡板妨碍检查时，应另取供试品 6 丸，以不加挡板进行检查。上述检查，应在规定时间内全部通过筛网。如有细小颗粒状物未通过筛网，但已软化且无硬心者可按符合规定论。

蜡丸照《中国药典》崩解时限检查法片剂项下的肠溶衣片检查法检查，应符合规定。

除另有规定外，大蜜丸及研碎、嚼碎后或用开水、黄酒等分散后服用的丸剂不检查溶散时限。

5. 微生物限度　以动物、植物、矿物质来源的非单体成分制成的丸剂照《中国药典》非无菌产品微生物限度检查：微生物计数法和非无菌产品微生物限度检查：控制菌检查法及非无菌产品微生物限度标准检查，应符合规定。

二、丸剂的包装与贮存

中药丸剂制成后由于包装储存条件不当，会引起丸剂的霉烂、虫蛀及挥发性成分散失等变质现象。各类丸剂性质不同，其包装储存方法亦不相同。大、小蜜丸及浓缩丸常装于塑料球壳内，壳外再用蜡层固封或用蜡纸包裹，装于蜡浸过的纸盒内，盒外再浸蜡，密封防潮。含芳香挥发性或贵重细料药可采用蜡壳固封，再装入金属、帛或纸盒中。大蜜丸也可选用泡罩式铝塑材料包装。一般小丸常用玻璃瓶或塑料瓶密封，水丸，糊丸及水蜜丸等如为按粒服用，应以数量分装；如为按重量服用，则以重量分装。含芳香性药物或较贵重药物的微丸，多用瓷制的小瓶密封。滴丸一般采用玻璃瓶、塑料瓶或者瓷瓶包装，亦有用铝塑复合材料等包装的。

除另有规定外，丸剂应密封贮存，防止受潮、发霉、虫蛀、变质。

实训 17　蜜丸的制备

一、实训目的

1. 掌握塑制法制备蜜丸的方法和操作要点。
2. 熟悉蜂蜜的选择、炼制与使用。

二、实训条件

1. 实训场所　实训室。

2. 实训仪器与设备　搓丸板、搓条板、瓷盆、方盘、铝锅、烧杯、尼龙筛网、比重计、温度计、电炉、天平等。

3. 原辅料　山楂、六神曲（麸炒）、麦芽（炒）、蔗糖、蜂蜜等。

三、实训内容

（一）药品概况

项目名称	大山楂丸			
处方	山楂	1000g	麦芽	150g
	六神曲（麸炒）	150g		
规格	9g/丸			
功能主治	开胃消食。用于食积内停所致的食欲不振、消化不良、脘腹胀闷			
用法用量	口服。一次1~2丸，一日1~3次；小儿酌减			

（二）制备方法

1. 以上三味，粉碎成细粉，过筛；混匀。

2. 炼蜜（中蜜）　取适量的生蜂蜜，装入锅内，加热至沸后，纱布过滤，除去死蜂、蜡泡沫及其他杂质，然后继续加热炼制，至表面起黄色气泡，有明显光泽，手捻有一定黏性，但两手指分开无白丝。此时蜜温在116~118℃。另取蔗糖600g，加水270ml与炼蜜600g，混合，炼至相对密度约为1.38（70℃）时，滤过，与上述粉末混匀，制丸块，搓丸条，制丸粒，每丸重9g（实训时丸重参照搓丸板规格）。

四、质量检查

质量检查项目参照《中国药典》规定。

1. 外观检查　将外观检查结果填入表1，并对结果进行分析讨论。

2. 重量差异检查　将重量差异检查结果填入表2，并对结果进行分析讨论。

表1　外观检查记录

外观描述	
结果判断	

表2 重量差异检查记录

平均重量/g	符合标准的 重量波动范围/g	供试品重量/g							
结果判断									

五、实训报告及思考

小组完成实训后，对实训过程、结果及收获进行讨论并总结，撰写实训报告。

1. 请写出本实训所选用各种辅料的作用。
2. 炼蜜的目的是什么？
3. 如何根据药物的性质选择炼蜜的程度，用蜜量及合药时温度。

实训 18 水丸的制备

一、实训目的

掌握泛制法制备水丸的操作方法和操作要点。

二、实训条件

1. 实训场所 实训室。

2. 实训仪器与设备 泛丸匾、铝锅、药粉勺、药粉盆、水盆、棕刷或马兰根刷、药筛、选丸筛、电炉、手称、小型水丸机、烘箱等。

3. 原辅料 柴胡、当归、白芍、白术（炒）、茯苓、炙甘草、薄荷、纯化水等。

三、实训内容

（一）药品概况

项目名称	逍遥丸			
处方	柴胡	100g	当归	100g
	白芍	100g	炒白术	100g
	茯苓	100g	炙甘草	100g
	薄荷	100g		
规格	每100丸重6g			
功能主治	疏肝健脾，养血调经。用于肝郁所致的郁闷不舒、胸胁胀痛、头晕目眩、食欲减退、月经不调			
用法用量	口服。一次6~9g，一日1~2次			

（二）制备方法

1. 以上七味，粉碎成细粉，过筛，混匀。

2. 另取生姜100g，加水煎煮二次，每次20分钟，煎液滤过，备用。取上述粉末，用煎液泛丸，或与煎液混合后制丸（泛为小丸），低温干燥，质检，包装即得。

四、质量检查

质量检查项目参照《中国药典》规定。

1. 外观检查 将外观检查结果填入表1，并对结果进行分析讨论。

2. 重量差异检查 将重量差异检查结果填入表2，并对结果进行分析讨论。

表1 外观检查记录

外观描述	
结果判断	

表2 重量差异检查记录

平均重量/g	符合标准的 重量波动范围/g	供试品重量/g							
结果判断									

五、实训报告及思考

小组完成实训后，对实训过程、结果及收获进行讨论并总结，撰写实训报告。

1. 请写出本实训所选用各种辅料的作用。

2. 制备逍遥丸时应注意些什么？

实训19 中药滴丸的制备

一、实训目的

掌握滴制法制备滴丸的操作方法和操作要点。

二、实训条件

1. 实训场所 实训室。

2. 实训仪器与设备 烧杯、电热套、温度计、电子天平、实验室用滴丸设备、一次性滴管。

3. 原辅料 穿心莲内酯。辅料为聚乙二醇6000、聚乙二醇4000；甲基硅油。

三、实训内容

（一）药品概况

项目名称	穿心莲内酯滴丸			
处方	穿心莲内酯	150g	聚乙二醇4000	3000g
	聚乙二醇6000	3000g		
规格	每袋含穿心莲内酯0.15g			
功能主治	清热解毒，抗菌消炎。用于上呼吸道感染、细菌性痢疾			
用法用量	口服。一次1袋，一日3次			

（二）制备方法

1. 基质熔融 等量的聚乙二醇6000与聚乙二醇4000于水浴上加热至全部熔融，混合均匀。

2. 药物分散 将穿心莲内酯加入上述基质熔融液中混匀。

3. 滴制成丸 80℃±2℃保温滴制，滴口内经为4.1mm，外径为6.1mm。冷却剂温度采用冰水浴循环，冷却高度1.2m。滴距5～10cm。滴速为每分钟20～30滴。俟滴丸完全冷却后，取出滴丸，摊于滤纸上，擦去表面附着的冷却剂，收集包装即得。

四、质量检查

质量检查项目参照《中国药典》规定，滴丸平均的重量与重量差异限度规定为：0.03g及0.03g以下为±15%，0.03g以上至0.30g为±10%，0.30g以上为±7.5%。

表1 滴丸外观性状

外观性状	
结果判断	

表2 重量差异检查

取样时间	平均重量/g	符合标准的重量波动范围/g	每丸重量/g					
结果判断								

五、实训报告及思考

小组完成实训后，对实训过程、结果及收获进行讨论并总结，撰写实训报告。

1. 请写出本实训所选用各种辅料的作用。

2. 制备滴丸时应注意些什么？

•••• 目标检测

答案解析

一、选择题

[A 型题]

1.《中国药典》规定，大蜜丸所含水分不得超过
    A. 5.0%   B. 9.0%   C. 12.0%
    D. 15.0%   E. 17.0%

2. 镇静安神类丸剂一般包药物衣的物料为
    A. 滑石粉   B. 朱砂   C. 青黛
    D. 百草霜   E. 雄黄

3. 大蜜丸常用的制法是
    A. 滴制法   B. 研合法   C. 泛制法
    D. 塑制法   E. 融合法

4. 水丸常用的制法是
    A. 泛制法   B. 塑制法   C. 滴制法
    D. 研合法   E. 融合法

5. 塑制法制丸最关键的环节是
    A. 起模   B. 合坨   C. 成型
    D. 切割   E. 搓丸

6. 含有大量纤维性和矿物质的药粉制丸时应选用的辅料是
    A. 嫩蜜   B. 中蜜   C. 老蜜
    D. 蜂蜡   E. 蜜水

7. 蜂蜜炼制目的叙述，错误的是
    A. 除去杂质   B. 杀死微生物   C. 破坏酶类
    D. 增加黏性   E. 促进药物溶出

8. 滴丸常用的制法是
    A. 滴制法   B. 研合法   C. 泛制法
    D. 塑制法   E. 压制法

[X 型题]

9. 可用作丸剂的辅料有
    A. 水   B. 酒   C. 蜂蜜
    D. 药汁   E. 面糊

10. 水丸的制备中需要盖面，方法包括
    A. 干粉盖面   B. 清水盖面   C. 糖浆盖面
    D. 清浆盖面   E. 虫蜡盖面

11. 关于塑制法制备蜜丸叙述正确的是
    A. 含有糖、黏液质较多药粉宜热蜜和药
    B. 富含纤维的药物宜用老蜜和药
    C. 一般含糖类较多的饮片用蜜量宜多些

D. 夏季用蜜量宜少

E. 手工用蜜量宜多

12. 制丸块是塑制法制备浓缩丸的关键工序，优良的丸块应为

    A. 可塑性好，可以随意塑形

    B. 表面润泽，不开裂

    C. 丸块用手搓捏较为粘手

    D. 软硬适宜

    E. 握之成团，按之即散

13. 滴丸基质应具备的条件是

    A. 熔点较低或加热（60~100℃）下能熔成液体，而遇骤冷又能凝固

    B. 在室温下保持固态

    C. 要有适当的相对密度

    D. 对人体无毒副作用

    E. 不与主药发生作用，不影响主药的疗效

二、简答题

1. 写出中药丸剂泛制法制备工艺流程。

2. 制备蜜丸，为什么要对蜂蜜进行炼制？

（牛小花）

书网融合……

重点小结　　微课　　习题

第九章 外用膏剂

PPT

第一节 外用膏剂概述

一、外用膏剂的含义与特点

外用膏剂系指原料药物与适宜的基质，采用适宜的工艺过程与制法，制成专供外用的半固体或近似固体的一类制剂，包括软膏剂、乳膏剂、膏药、贴膏剂、贴剂等。

外用膏剂中的中药软膏与硬膏在我国应用甚早，近年来中药橡皮贴膏、中药巴布贴膏等均有较快发展。外用膏剂广泛用于皮肤科和外科等，使用时多涂布或粘贴于皮肤、黏膜或创面上，对皮肤或患处起保护、润滑或局部治疗作用，亦可透过皮肤或黏膜吸收发挥全身治疗作用。

外用膏剂的主要特点：①能避免肝脏的首过效应，减少药物对肝脏的毒副作用。②避免药物受胃肠道pH或酶的影响。③避免口服刺激性药物对胃黏膜的刺激。④释药缓慢，可延长作用时间，减少给药次数。⑤可自主用药，随时可停止用药，使用较安全。⑥携带、使用方便。

外用膏剂亦存在起效慢、载药量小、易污染衣物等缺点。对皮肤有刺激性或过敏性的药物不宜制成外用膏剂。

二、外用膏剂的分类

外用膏剂按基质与形态不同主要分为软膏剂与乳膏剂、膏药、贴膏剂三类。

1. 软膏剂与乳膏剂　主要用于皮肤或黏膜的、具有一定稠度的半固体外用制剂。包括油脂性基质软膏、水溶性基质软膏、乳膏剂。

2. 膏药　亦称硬膏剂，是供皮肤贴敷的、类似于固体的外用制剂，可起保护、封闭及治疗作用。分为黑膏药和白膏药。

3. 贴膏剂　是一类供皮肤贴敷、可产生全身性或局部作用的薄片状制剂。包括橡胶贴膏、巴布贴膏。

4. 其他　类似的外用膏剂还有贴剂、凝胶剂、糊剂、涂膜剂等。

三、外用膏剂的经皮吸收机制

外用膏剂产生全身作用时，药物须透皮吸收进入血液循环。药物经皮吸收包括释放、穿透和吸收三个阶段。释放是指药物从基质中脱离并扩散到皮肤或黏膜表面，可起到保护和润滑作用；穿透是指药物透过表皮进入真皮、皮下组织，可起到局部治疗作用；吸收是指药物进入血液循环的过程，可起到全身治疗作用。

外用膏剂透皮吸收途径如下。

1. 完整表皮　药物可穿过角质层细胞或细胞间隙到达活性表皮进入真皮而被吸收，这是透皮吸收的主要途径。由于角质层细胞阻力大，所以药物分子主要经角质层细胞间隙扩散而被吸收。因为表皮具有类脂膜的特性，只允许脂溶性非解离型药物透入皮肤，而解离型难以透皮吸收。

2. 皮肤附属器　药物可通过毛囊、皮脂腺和汗腺吸收。药物经皮肤附属器渗透速度比经表皮途径快，但皮肤附属器仅占表皮面积的1%左右，故此途径并非药物吸收的主要途径。一些解离型药物或水溶性大分子药物由于难以透过富含类脂的角质层，透经皮肤附属器吸收是药物透过皮肤的主要途径，但当药物经皮渗透达稳态平衡后，这种吸收途径的作用基本可被忽略。

第二节　软膏剂、乳膏剂、糊剂

一、软膏剂、乳膏剂与糊剂概述

（一）概念

软膏剂系指原料药物与油脂性或水溶性基质混合制成的均匀的半固体外用制剂。软膏剂因原料药物在基质中分散状态不同，分为溶液型软膏剂和混悬型软膏剂。溶液型软膏剂为原料药物溶解（或共熔）于基质或基质组分中制成的软膏剂；混悬型软膏剂为原料药物细粉均匀分散于基质中制成的软膏剂。

乳膏剂系指原料药物溶解或分散于乳状液型基质中形成的均匀半固体制剂。乳膏剂由于基质不同，可分为水包油（O/W）型乳膏剂和油包水（W/O）型乳膏剂。

糊剂系指大量的原料药物固体粉末（一般25%以上）均匀地分散在适宜的基质中所组成的半固体外用制剂，可分为含水凝胶性糊剂和脂肪糊剂。

（二）质量评价

1. 软膏剂、乳膏剂、糊剂应无酸败、异臭、变色、变硬等变质现象。乳膏剂不得有油水分离及胀气现象。

2. 软膏剂、乳膏剂应具有适当的黏稠度，应易涂布于皮肤或黏膜上，不融化，黏稠度随季节变化应很小。

3. 用于严重烧伤或创伤的软膏剂与乳膏剂应无菌。

4. 符合《中国药典》相关质量检查的规定。

二、软膏剂、乳膏剂与糊剂的基质

基质是软膏剂等半固体制剂的基本组成之一，是制剂形成和发挥药效的重要载体。基质的性质直接影响软膏剂等外用膏剂的质量、疗效、外观等，应根据剂型特点、原料药物的性质，以及产品的疗效、稳定性及安全性等方面综合考虑、选用适宜的基质。

理想的半固体外用膏剂基质的条件是：①应均匀、细腻，涂于皮肤或黏膜上应无刺激性，稠度适宜，润滑、易于涂布；②性质稳定，与主药或附加剂等无配伍禁忌，不干扰主药的测定；③具有一定的吸水性，能吸收病灶部位分泌物；④不妨碍皮肤的正常功能与伤口的愈合，具有良好的释药性能；⑤易洗除，不污染皮肤和衣物。

软膏剂基质可分为油脂性基质和水溶性基质。乳膏剂基质为乳剂型基质（即乳状液型基质），主要包括水相、油相和乳化剂三种组分，分为水包油型和油包水型两种类型。糊剂基质可分为水凝胶性基质如明胶、淀粉、甘油、羧甲基纤维素等和脂肪性基质如凡士林、羊毛脂、植物油或其混合物等。

（一）油脂性基质

油脂性基质刺激性小，性质稳定，涂于皮肤能形成封闭性油膜，促进皮肤水合作用，对皮肤有润滑、保护、软化作用。但释药性差，油腻感强，用水不易洗除，不适用于有渗出液的病灶部位，主要用于遇水不稳定的药物制备软膏剂。油脂性基质主要包括烃类、类脂类和动植物油脂类等物质。

1. 烃类基质　指从石油或页岩油中得到的各种烃的混合物，其中大部分属于饱和烃。

（1）凡士林　有黄、白两种。白凡士林是由黄凡士林漂白而成。无臭或几乎无臭；与皮肤接触有滑腻感；具有拉丝性，熔点为 45～60℃。凡士林化学性质稳定，无刺激性，能与多数药物配伍，特别适用于遇水不稳定的药物。本品有适宜的黏稠性和涂布性（黏稠性和涂布性受温度影响变化较大），但其释药性和促药物透皮吸收性能较差，油腻性较强，仅能吸收约自身重量 5% 的水，故不适用于急性有多量渗出液的患处。可加入适量羊毛脂、胆固醇或表面活性剂等物质提高其吸水性能。凡士林是最为常用的烃类基质。

（2）液状石蜡　又称石蜡油，为无色澄清的油状液体，无臭，无味。液状石蜡常用于调节软膏基质的稠度和硬度或用于药物粉末的加液研磨，以利于药物与基质的混合均匀。

（3）固体石蜡　为无色或白色半透明的块状物，无臭，无味，手指接触有滑腻感，熔点为 50～65℃。石蜡与其他原料熔合后不容易单独析出，故优于蜂蜡。主要用于调节软膏基质的稠度和硬度。

（4）地蜡　主要为 C_{29}～C_{35} 直链烃，与石蜡相比分子量大，相对密度、硬度和熔点（61～95℃）也高。主要用于调节软膏的稠度。

2. 类脂类　是结构或性质与油脂相似的天然化合物，在动植物界中分布较广，种类也较多。有类似脂肪的物理性质，但化学性质较脂肪稳定；具有一定的吸水性能和表面活性作用，一般多与油脂类基质合用。

（1）羊毛脂　通常指无水羊毛脂。为淡黄色或棕黄色的蜡状物，臭微弱而特异，有黏性而滑腻；

熔点为 36～42℃。羊毛脂具有良好的吸水性及弱的 W/O 型乳化性能，吸收两倍左右的水后可形成 W/O 型乳剂型基质。羊毛脂与皮脂组成接近，有利于药物渗透进入皮肤。由于羊毛脂过于黏稠，一般不宜单独使用，通常与凡士林合用，以改善凡士林的吸水性和促进药物透皮吸收的性能。含水羊毛脂是指无水羊毛脂吸收约 30% 的水分后得到的产品，含水羊毛脂可以改善羊毛脂的黏稠度，便于应用。

（2）蜂蜡、鲸蜡 蜂蜡又称川蜡，有黄、白之分，白蜂蜡系由蜂蜡经氧化漂白精制而得。蜂蜡无光泽、无结晶、无味、具特异性气味、熔点为 62～67℃。鲸蜡为白色、无臭、有光泽的固体蜡。蜂蜡和鲸蜡均具有一定的表面活性作用，属较弱的 W/O 型乳化剂，在 O/W 型乳剂型基质中起稳定作用。两者均不易酸败，常用于取代乳剂型基质中部分脂肪性物质，以调节基质的稠度或增加其稳定性。

（3）胆固醇 为白色片状结晶；无臭。熔点为 147～150℃。胆固醇一般与脂肪醇及羊毛脂等配伍，其效果比单独使用好。胆固醇用作乳膏基质、乳化剂，加入到油脂性基质、乳状液型基质中，增加其稳定性和吸水能力。

3. 油脂类 系来源于动植物的高级脂肪酸甘油酯及其混合物，包括植物油、动物油。其透皮性能较烃类为好，但储存过程中易分解、氧化和酸败。将植物油催化加氢制得的饱和或近饱和的氢化植物油稳定性好，不易酸败，亦可用作软膏基质，如氢化蓖麻油。单软膏是以花生油（或棉籽油）670g 与蜂蜡 330g 加热熔合而成，常用于中药油膏的基质。

4. 二甲硅油 为无色澄清的油状液体，无臭或几乎无臭，化学性质稳定，具优良的疏水性，润滑作用好，对皮肤无刺激性，易清洗，常与其他油脂性基质合用制成防护性软膏，也可用于乳膏剂中起润滑作用。但本品对眼有刺激性，不宜在眼膏基质中使用。

5. 举例

老鹳草软膏

【处方】 老鹳草 1000g、羊毛脂 50g、羟苯乙酯 0.3g、凡士林适量，制成 1000g。

【制法】 取老鹳草，加水煎煮二次，每次 1 小时，煎液滤过，滤液合并，浓缩至相对密度为 1.05～1.10（80～85℃），加等量的乙醇使沉淀，静置，滤取上清液，浓缩至适量，加入羟苯乙酯、羊毛脂与凡士林适量，混匀，制成 1000g，即得。

【注解】 本品除湿解毒，收敛生肌。用于湿毒蕴结所致的湿疹、痈、疔、疮、疖及小面积水、火烫伤。本品为棕黄色至棕褐色或褐紫色的软膏。处方中的羊毛脂和凡士林常配合使用，羟苯乙酯为防腐剂。

（二）水溶性基质

水溶性基质能与水溶液和组织渗出液混合，释药速度快，无油腻性，易涂布，易洗除，多用于润湿糜烂病灶部位，有利于分泌物的排出，也常用于腔道、黏膜等部位。但其润滑作用差，不稳定，易生霉，同时水分易蒸发，久用会引起皮肤干燥，常需加入防腐剂和保湿剂。

水溶性基质主要有聚乙二醇类、甘油明胶、纤维素衍生物类（如 MC、CMC‐Na）等，其中聚乙二醇类最为常用。聚乙二醇类（PEG）随平均分子量的增大而由液体逐渐过渡到蜡状固体，如聚乙二醇 400 为无色或几乎无色的黏稠液体；聚乙二醇 600、1000 为无色或几乎无色的黏稠液体，或呈半透明蜡状软物；聚乙二醇 1500、4000、6000 为白色蜡状固体薄片或颗粒状粉末。应用时应按适当比例配合使用，可制成半固体的软膏基质。本品略有特臭，性质稳定，不易生霉；有较强的吸水性，久用可引起皮肤脱水干燥，不宜用于含遇水不稳定的药物的软膏。另外本品可与苯甲酸、鞣酸、水杨酸、苯酚等络合，并能减低酚类防腐剂的活性。

（三）乳剂型基质

乳剂型基质由油相、水相借乳化剂的作用在一定温度下乳化而成的半固体基质，分为 O/W 型和

W/O 型两种类型。

W/O 型乳剂型基质较不含水的油脂性基质油腻性小，易于涂布，释药性也较油脂性基质强，但不如 O/W 型乳剂型基质。

O/W 型乳剂型基质外相含水量多，在储存过程中易霉变、易蒸发失水使乳膏变硬，故常需加入防腐剂和保湿剂。保湿剂常用甘油、丙二醇、山梨醇等，用量为 5%～20%。值得注意的是，O/W 型乳剂型基质制成的乳膏在用于分泌物较多的病灶部位（如湿疹）时，其吸收的分泌物可重新透入皮肤（反向吸收）而使炎症恶化。

乳剂型基质中药物的释放和透皮吸收较快，对皮肤的正常功能影响比较小，对皮肤表面分泌物的分泌和水分蒸发也无较大影响，但遇水不稳定的药物不宜制备乳膏剂。

乳剂型基质的油相多数为固体和半固体成分，主要有硬脂酸、石蜡、蜂蜡、高级醇（如十八醇）等，为调节稠度常加入液状石蜡、凡士林或羊毛脂等成分。乳化剂对形成乳剂型基质的类型起重要作用。

乳剂型基质常用的乳化剂有以下几类。

1. 阴离子型表面活性剂

（1）一价皂　系高级脂肪酸与一价金属离子的氢氧化物形成的新生皂，为 O/W 型乳化剂。一价皂的乳化能力随脂肪酸中碳原子数从 12 到 18 而递增，但在碳原子数 18 以上这种性能又降低，故碳原子数为 18 的硬脂酸为最常用的脂肪酸，如硬脂酸钠（钠皂）、硬脂酸钾（钾皂）。与高级脂肪酸发生皂化反应的碱性物质的选择对乳剂型基质的影响也较大，通常钠皂为乳化剂制成的乳剂型基质较硬，钾皂为乳化剂制成的乳剂型基质较软，故钾皂也称软肥皂。

（2）有机胺皂　系高级脂肪酸与有机胺皂形成的新生皂，为 O/W 型乳化剂。常用的有机胺皂是三乙醇胺皂，制成的乳剂型基质较为细腻、光亮美观。此类基质应避免与酸、碱类药物制备软膏，特别是忌与含钙、镁、锌等离子类药物配伍，以免形成不溶性皂类而破坏其乳化作用。

三乙醇胺皂为主要乳化剂的乳剂型基质

【处方】硬脂酸 150g、白凡士林 250g、羊毛脂 20g、三乙醇胺 20g、甘油 50g、羟苯乙酯 1g、纯化水适量，制成 1000g。

【注解】本品为 O/W 型乳剂型基质。1 份三乙醇胺可以中和 1.09 份硬脂酸。处方中的三乙醇胺与部分硬脂酸发生皂化反应生成硬脂酸三乙醇胺皂为 O/W 型乳化剂。剩余部分硬脂酸作为油相起增稠和稳定作用；白凡士林用以调节稠度、增加润滑性，羊毛脂可增加油相吸水性和药物的穿透性；羟苯乙酯为防腐剂，甘油为保湿剂。

（3）多价皂　系由二、三价的金属（如钙、镁、锌、铝）的氧化物或氢氧化物与高级脂肪酸作用生成的新生皂，作为 W/O 型乳化剂制成的乳剂型基质比一价皂作为乳化剂制成的 O/W 型基质的稳定性要高。

（4）十二烷基硫酸钠　是优良的 O/W 型乳化剂，常用于配制 O/W 型乳膏剂。本品常与其他 W/O 型乳化剂（如十六醇、十八醇、硬脂酸甘油酯等）合用调整乳化剂的 HLB 值，以达到油相乳化所需范围，常用量为 0.5%～2%。

以十二烷基硫酸钠为主要乳化剂的乳剂型基质

【处方】硬脂醇 220g、白凡士林 250g、十二烷基硫酸钠 15g、羟苯甲酯 0.25g、羟苯丙酯 0.15g，纯化水加至 1000g。

【注解】本品为 O/W 型乳剂型基质。处方中的十二烷基硫酸钠为 O/W 型乳化剂，是主要乳化剂；而硬脂醇与白凡士林同为油相，前者还起辅助乳化及稳定作用，后者在皮肤上形成油膜促进角质层水合并具有润滑作用；羟苯甲酯、羟苯丙酯为防腐剂，丙二醇为保湿剂。

2. 非离子型表面活性剂　常用的聚山梨酯类（吐温类）为 O/W 型乳化剂，脂肪酸山梨坦类（司盘类）为 W/O 型乳化剂。这两类表面活性剂可单独使用，也可与其他乳化剂合用调节基质所需的 HLB 值。非离子表面活性剂性质稳定，毒性、刺激性小，能与酸性盐、电解质配伍，但应注意聚山梨酯类能抑制羟苯酯类、苯甲酸类防腐剂的防腐作用，可以选用山梨酸等作防腐剂。平平加 O、平平加 A 及乳化剂 OP 为聚氧乙烯醚的衍生物，均属 O/W 型乳化剂。

以聚山梨酯为主要乳化剂的乳剂型基质

【处方】硬脂酸 60g、聚山梨酯 80 44g、油酸山梨坦 16g、硬脂醇 60g、液状石蜡 90g、白凡士林 60g、甘油 100g、山梨酸 2g，纯化水加至 1000g。

【注解】本品为 O/W 型乳剂型基质。处方中聚山梨酯 80 是 O/W 型乳化剂；油酸山梨坦为 W/O 型乳化剂，用以调节适宜的 HLB 值而形成稳定的 O/W 型基质；硬脂醇为增稠剂，且可使制得的基质光亮细腻，也可用单硬脂酸甘油酯代替得到同样效果；甘油为保湿剂，山梨酸为防腐剂，与聚山梨酯可复配。

3. 其他类

（1）十六醇、十八醇　系高级脂肪醇类，二者又分别被称为鲸蜡醇、硬脂醇，均为白色粉末、颗粒、片状或块状物。属弱的 W/O 型乳化剂，起辅助乳化和稳定作用。

（2）硬脂酸酯类　硬脂酸甘油酯是一种较弱的 W/O 型乳化剂，与乳化能力较强的 O/W 型乳化剂（如有机胺皂）合用时，能增加油相的吸水能力，使制得的乳剂基质更稳定，且产品细腻润滑，用量为 15% 左右。硬脂酸聚烃氧（40）酯为 O/W 型乳剂型基质。主要是用作栓剂基质，也用作软膏的基质和乳化剂，使软膏外观更加细腻、洁白、乳化均匀。

三、软膏剂、乳膏剂与糊剂的制备方法

（一）生产工艺流程

软膏剂、乳膏剂和糊剂的生产工艺流程如图 9－1 所示。

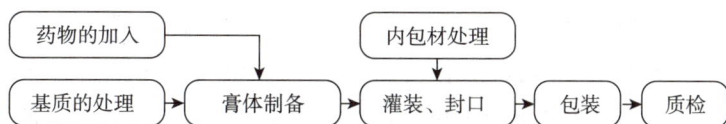

图 9－1　软膏剂、乳膏剂和糊剂的生产工艺流程图

（二）基质的处理

基质的处理主要针对油脂性基质，若基质纯净度差、混有机械性异物或工厂大量生产时，都要进行加热滤过及灭菌处理。具体方法是将基质加热熔融，用 120 目不锈钢筛网趁热滤过，继续加热至 150℃ 干热灭菌 1 小时，并除去水分。

（三）膏体的制备

1. 研磨法　基质各组分及药物在常温下能均匀混合时可采用此法。此法适用的基质大多为半固体油脂性基质，也适用于主药对热不稳定或不溶于基质的药物。小剂量制备时可用软膏板、软膏刀调制；也可利用乳钵研磨制备。操作时先取少量的基质与药物粉末研磨成糊状，再按等量递加的原则与其余基质混匀。大量生产时用研磨机或制膏机混合。

2. 熔融法　适用于在常温下不能与药物均匀混合的基质，特别是基质组分中含固体成分，或所

含基质组分熔点各不相同者，如既含有固体类基质，又含有半固体和液体类基质的情况。制备时应先熔化熔点高的基质，再将其余基质依熔点高低顺序依次加入熔化，最后加液体成分。全部基质熔化后，再加入药物细粉，搅拌直至冷凝成膏状。

大量制备时，通常在附有加热装置（水浴或蒸汽夹层锅）并装有电动搅拌器的设备中进行，通过齿轮泵循环数次混匀。

采用熔融法制备软膏剂时应注意：①冷却速度不能过快，以防止基质中高熔点组分呈块状析出；②冷凝成膏状后应停止搅拌，以免带入过多气泡；③如含有不溶性药物，必须先研成细粉，搅拌混合均匀，若不够细腻，则需通过机械进一步滚研混合，使无颗粒感；④挥发性成分应在基质冷却至近室温时才加入。

3. 乳化法 专门用于制备乳膏剂的方法。制备时将处方中的油溶性成分在水浴或夹层锅中加热至 70 ~ 80℃使成油溶液（油相），另将水溶性成分溶于水后一起加热至 70 ~ 80℃使成水溶液（水相），水相温度略高于油相温度，然后将两相混合，搅拌至冷凝，最后加入油、水两相均不溶解的药物成分（需预先粉碎成细粉），搅拌研磨，混合分散均匀即得。

大量生产时，由于油相温度不易控制均匀冷却或两相搅拌不匀，导致基质不够细腻，可在 30℃左右再通过胶体磨等机械设备处理，使产品更加细腻均匀；也可采用真空设备，如真空均质制膏机，可防止搅拌时混入空气，避免乳膏剂在贮存时发生油水分离、酸败等问题。

（1）注意事项 ①控制好加热温度，尤其是以新生皂为乳化剂的乳膏剂。温度过高，制成的乳膏剂较粗糙不细腻，温度过低，反应不完全，所得的乳膏剂不稳定。②油水两相混合时应注意水相温度应略高于油相温度，防止两相混合时油相中的组分过早析出或凝结。

（2）油、水两相的混合方法 ①分散相逐渐加入到连续相中，适用于含少量分散相的乳剂系统；②连续相逐渐加到分散相中，适用于多数乳剂系统。此种混合方法的最大特点是混合过程中乳剂会发生转型，从而使分散相粒子分散得更细微；③两相同时混合，适用于连续或大批量生产，需要一定的设备，如输送泵、连续混合装置等。

（四）药物的加入方法

药物在基质中分布应均匀、细腻，以保证药物制剂的含量均匀与药效稳定，这与膏体制备方法的选择，特别是药物加入方法的正确与否关系密切。软膏剂中药物的加入常采取以下方法。

1. 软膏剂中不溶性原料药物 应预先用适宜的方法制成细粉，确保粒度符合规定；如用研磨法配制膏体时，可先与适量液体成分如液状石蜡、甘油研成糊状，再与其余基质研匀；或将药物细粉在不断搅拌下加到熔化的基质中，不断搅拌至冷凝。

2. 油溶性药物 可将其直接溶于熔化的油脂性基质中；或先溶于少量液体油性成分中，再与其他油脂性基质混匀制成油脂性溶液型软膏。

3. 水溶性药物 可将其溶于少量水中，再与水溶性基质混匀制备水溶性溶液型软膏。如果需要将少量水溶性药物加入到油脂性基质中时，可先将水溶性药物溶于少量水中，然后用羊毛脂或其他吸水性较强的基质组分吸收，再加入到油脂性基质中制成油脂性软膏。

4. 制备乳膏剂时药物的加入方法 在不影响乳化的条件下，一般将油溶性药物溶于油相，水溶性药物溶于水相，再分别加热、混合乳化。如药物为不溶性固体粉末，则应将药物粉碎成细粉，在乳剂型基质形成后加入，搅拌混合使分散均匀。

5. 具有特殊性质的药物 如共熔性组分（如樟脑、薄荷脑等），且共熔后不降低药物原有疗效时，可先共熔再与其他基质混合；受热易破坏或挥发性成分，应将基质冷至40℃以下再加入；半固体黏稠性药物（如鱼石脂或煤焦油等），可先与少量羊毛脂或聚山梨酯类混合，再与凡士林等油脂性基质混合。

6. 中药浸出物 流浸膏剂可先浓缩至稠膏状再加入基质中；固体浸膏可加少量水或稀醇研成糊状，再与其他基质混合。

四、软膏剂、乳膏剂与糊剂的质量评价

软膏剂、乳膏剂应均匀、细腻，涂于皮肤或黏膜上无刺激性。其制剂需进行鉴别、含量测定等项目检查。依照《中国药典》，除另有规定外，软膏剂、乳膏剂应进行粒度、装量、无菌、微生物限度等检查；糊剂应进行装量、微生物限度等检查。

1. 外观性状 应色泽均匀一致，质地细腻；无酸败、异臭、变色、变硬等变质现象；乳膏剂不得有油水分离及胀气现象。

2. 粒度检查 除另有规定外，混悬型软膏剂、含饮片细粉的软膏剂照下述方法检查，应符合规定。

取供试品适量，置于载玻片上涂成薄层，薄层面积相当于盖玻片面积，共涂 3 片，照《中国药典》粒度和粒度分布测定法测定，均不得检出大于 $180\mu m$ 的粒子。

3. 装量检查 按照《中国药典》最低装量检查法检查应符合规定。

4. 无菌检查 用于烧伤［除程度较轻的烧伤（Ⅰ°或浅Ⅱ°外）］或严重创伤的软膏剂与乳膏剂，照《中国药典》无菌检查法检查，应符合规定。

5. 微生物限度检查 除另有规定外，照《中国药典》非无菌产品微生物限度检查：微生物计数法和非无菌产品微生物限度检查：控制菌检查法及非无菌产品微生物限度标准检查，应符合规定。

此外，质量评价还包括主药含量测定、物理性质、刺激性、稳定性等。

五、软膏剂、乳膏剂与糊剂的包装与贮存

软膏剂、乳膏剂所用内包装材料不应与原料药物或基质发生物理化学反应，无菌产品的内包装材料应无菌。软膏剂大量生产时应用较多的是软膏管包装，根据软膏管的材质不同，目前多采用印字的铝质涂膜软膏管和高分子复合材料软膏管（又称复合软膏管）。铝质涂膜软膏管内壁涂层能有效隔离药物与铝的直接接触。复合软膏管主要分为铝塑复合软膏管和全塑复合软膏管，这类软膏管性质稳定、柔软、耐折，阻湿性、气体阻隔性均较好。而较早应用的塑料软膏管由于回弹力太强，本身隔阻性较差等缺点，极易造成软膏变硬、变质、油水分离等现象，现已趋于淘汰。

除另有规定外，软膏剂、乳膏剂应避光密封贮存，糊剂应避光密闭贮存。乳膏剂、糊剂应置25℃以下贮存，不得冷冻。

六、软膏剂、乳膏剂与糊剂的实例分析

冰黄肤乐软膏

【处方】大黄30g、姜黄20g、硫黄20g、黄芩4g、甘草4g、冰片2g、薄荷脑1.8g、硬脂酸120g、液状石蜡180g、石蜡80g、三乙醇胺30g、甘油80g、羟苯乙酯1.5g、蒸馏水适量，制成1000g。

【制法】取大黄、姜黄、黄芩、甘草粉碎成极细粉；硫黄研成极细粉；冰片、薄荷脑研匀；将上述极细粉及经配研的冰片、薄荷脑加入软膏基质918.2g（基质制备：取甘油、硬脂酸、三乙醇胺、液状石蜡、石蜡、羟苯乙酯、蒸馏水加至1000g，置于一容器中，加热至85～90℃，待完全溶化，停止加热，搅拌至冷凝，即得）中，搅拌均匀，制成1000g，即得。

【注解】本品清热燥湿，活血祛风，止痒消炎。用于湿热蕴结或血热风燥引起的皮肤瘙痒；神经性皮炎、湿疹、足癣及银屑病瘙痒性皮肤病见上述证候者。本品为灰黄色的乳剂型软膏，具有冰片的特殊气。部分硬脂酸与三乙醇胺发生皂化反应生成有机胺皂作 O/W 型乳化剂，剩余的硬脂酸、液状石蜡、石蜡作油相，并调节乳膏的稠度，甘油作保湿剂，羟苯乙酯作防腐剂。

第三节　眼膏剂

一、眼膏剂概述

眼膏剂系指由原料药物与适宜基质均匀混合，制成溶液型或混悬型膏状的无菌眼用半固体制剂。眼膏剂较一般滴眼剂在用药部位滞留时间长，疗效持久，可减少给药次数，并能减轻眼睑对眼球的摩擦，但使用后一定程度上会造成视物模糊，所以多以睡前使用为主。

眼用乳膏剂系指由原料药物与适宜基质均匀混合，制成乳膏状的无菌眼用半固体制剂。眼用凝胶剂系指由原料药物与适宜辅料制成的凝胶状无菌眼用半固体制剂。

眼用半固体制剂在生产与贮藏期间应符合下列有关规定：①基质应过滤并灭菌，不溶性药物应预先制成极细粉。膏体应均匀、细腻、无刺激性，并易涂布于眼部，便于原料药物分散和吸收。②包装容器应无菌、不易破裂，除另有规定外，每个容器的装量应不超过 5g；③一般应加适当抑菌剂，尽量选用安全风险小的抑菌剂，产品标签应标明抑菌剂种类和标示量；④除另有规定外，应遮光密封贮存；⑤在启用后最多可使用 4 周。

二、眼膏剂的制备

（一）基质

眼膏剂常用的基质由黄凡士林 8 份、液状石蜡 1 份、羊毛脂 1 份混合而成。根据气候季节可适当增减液状石蜡的用量调节硬度。基质中羊毛脂有表面活性作用，具有较强的吸水性和黏附性，使眼膏剂与泪液容易混合，并易附着于眼黏膜上，使基质中药物容易渗透通过眼黏膜。

眼膏剂基质应加热融合后用适当滤材保温滤过，并在 150℃ 干热灭菌 1~2 小时，备用。也可将各组分分别灭菌供配制用。

（二）制备要求

眼膏剂的制备与一般软膏剂制法基本相同，但配制、灌装（灌封）等暴露工序必须在 C 级洁净区环境中进行。所用基质、药物、器械与包装材料等均应严格灭菌处理：配制容器、乳化罐等用具需经热水、洗涤剂、纯化水反复清洗，最后用 75% 乙醇喷雾擦拭；包装用软膏管出厂时均已灭菌密封，使用时除去外包装后，对内包装袋可采用适当方法灭菌处理。

眼膏配制时，凡主药易溶于水而且性质稳定的，可先配成少量水溶液，用适量灭菌基质或灭菌羊毛脂研磨吸收后，再逐渐递加其余基质，研匀即可；若为不溶性药物应粉碎成极细粉，用少量的灭菌液状石蜡研匀，再逐渐递加其余基质，混合分散均匀，最后灌装于灭菌容器中，密封。

（三）质量评价

1. 粒度　除另有规定外，含饮片原粉的眼用制剂和混悬型眼用制剂应检查粒度。照《中国药典》粒度和粒度分布测定法测定，每个涂片中大于 50μm 的粒子不得超过 2 个（含饮片原粉的除外），且不得检出大于 90μm 的粒子。

2. 金属性异物   除另有规定外，眼用半固体制剂照《中国药典》眼用制剂项下金属性异物检查法进行检查，应符合规定。

3. 装量差异   除另有规定外，单剂量包装的眼用半固体制剂取供试品 20 个，分别称定内容物重量，计算平均装量，每个装量与平均装量相比较，超过平均装量 ±10% 者，不得过 2 个，并不得有超过平均装量 ±20% 者。

凡规定检查含量均匀度的眼用制剂，一般不再进行装量差异检查。

另外，除另有规定外，眼用半固体制剂还应进行无菌检查等，均应符合规定。

第四节 凝胶剂

一、凝胶剂概述

凝胶剂系指原料药物与能形成凝胶的辅料制成的具凝胶特性的稠厚液体或半固体制剂。除另有规定外，凝胶剂限局部用于皮肤及体腔，如鼻腔、阴道和直肠。

乳状液型凝胶剂又称乳胶剂。由高分子基质如西黄蓍胶制成的凝胶剂也可称为胶浆剂。小分子无机原料药物如氢氧化铝凝胶是由分散的药物小粒子以网状结构存在于液体中，属两相分散系统，也称混悬型凝胶剂。混悬型凝胶剂可有触变性，静止时形成半固体而搅拌或振摇时为液体。

凝胶剂在生产与贮藏期间应符合下列有关规定：①凝胶剂应均匀、细腻，在常温时保持胶状，不干涸或液化；②混悬型凝胶剂中胶粒应分散均匀，不应下沉、结块；③凝胶剂根据需要可加入保湿剂、抑菌剂、抗氧剂、乳化剂、增稠剂和透皮促进剂等；④凝胶剂一般应检查 pH；⑤除另有规定外，凝胶剂应避光，密闭贮存，并应防冻。

二、凝胶剂的基质

凝胶剂基质属单相分散系统，有水性与油性之分。水性凝胶基质一般由水、甘油或丙二醇与纤维素衍生物、卡波姆和海藻酸盐、西黄蓍胶、明胶、淀粉等构成；油性凝胶基质由液状石蜡与聚乙烯或脂肪油与胶体硅或铝皂、锌皂等构成。

临床上应用较多的是水性凝胶基质。水性凝胶基质大多在水中溶胀成水性凝胶而不溶解，本类基质一般无油腻感，易涂布和洗除，能吸收组织渗出液不妨碍皮肤正常功能，由于黏度较小有利于药物、特别是水溶性药物的释放。其缺点是润滑作用较差，易失水和生霉，故常需加入保湿剂、防腐剂等附加剂。最为常用的水性凝胶基质主要是卡波姆和纤维素衍生物。

1. 卡波姆   卡波姆目前应用较广，为丙烯酸与烯丙基蔗糖或丙烯基季戊四醇交联的高分子聚合物，按黏度不同分为 934、940、941 等多种规格。本品为吸湿性强的白色疏松粉末。分子结构中含有52% ~68% 的酸性基团，具有亲水性，吸水迅速溶胀，但不溶解。卡波姆的水分散液呈酸性，1% 水分散液的 pH 为 2.5 ~3.0，黏度较低。加碱中和时，卡波姆与碱反应成盐使溶解度增大，随着大分子不断溶解，黏度逐渐上升，在低浓度时形成透明溶液，浓度较大时则形成半透明凝胶，pH 6 ~11 时黏度最大、最稳定。中和剂可用氢氧化钠、氢氧化钾、碳酸氢钠、硼砂、碱性氨基酸类及有机胺类（如三乙醇胺），通常中和 1g 卡波姆约需 0.4g 氢氧化钠或 1.35g 三乙醇胺。强电解质、强酸可使卡波姆凝胶的黏性下降，碱土金属离子及阳离子型聚合物等均可与之结合成不溶性盐。卡波姆制成的基质一般无油腻感，涂布润滑舒适，特别适宜于治疗脂溢性皮肤病。

2. 纤维素衍生物   一些纤维素衍生物可在水中溶胀或溶解为胶性物质，调节适宜的稠度即可形成水性凝胶基质。此类基质有一定黏度，随着分子量、取代度和介质的不同而具有不同的黏度。常用的品种是甲基纤维素（MC）、乙基纤维素（EC）、羧甲基纤维素钠（CMC-Na）和羟丙甲基纤维素（HPMC），常用浓度为2%~6%。这类基质涂布于皮肤时附着性较强，较易失水、干燥而有不适感，易霉败，通常都需要加保湿剂（如10%~15%的甘油）和防腐剂（如0.2%~0.5%的羟苯乙酯）。

3. 壳聚糖　壳聚糖是甲壳素在碱性条件下，脱乙酰基后的水解产物，属大分子阳离子聚合物。根据脱乙酰化程度的不同或含游离氨基的多少而具有不同的性质。壳聚糖在水中少量溶解，溶于酸性水溶液形成高黏度的胶体溶液，与盐酸、醋酸结合形成离子型聚合物而溶于水形成凝胶。壳聚糖可广泛用作凝胶剂基质，膜剂、涂膜剂的成膜材料，增稠剂，薄膜包衣材料，微球、微囊、纳米粒缓释和靶向给药制剂载体以及中药提取液絮凝澄清剂等。

三、水溶性凝胶剂的制备

通常水溶性凝胶剂的制备方法为：药物先溶于或研磨分散于部分水或甘油中，必要时加热以加速溶解；基质与水混合制成水性凝胶基质；将药物溶液与水性凝胶基质混合，并加水至全量即得。

四、凝胶剂的质量评价

凝胶剂应均匀、细腻，常温时保持胶状，不干涸或液化。其制剂需进行鉴别、pH、含量测定等检查。依照《中国药典》，除另有规定外，凝胶剂应进行粒度（混悬型凝胶剂）、装量、无菌（用于烧伤和严重创伤的凝胶剂）、微生物限度等检查。

五、凝胶剂的实例分析

复方土荆皮凝胶

【处方】10%土荆皮酊440ml（浓缩成浸膏后入药）、苯甲酸132g、水杨酸66g、卡波姆45g、乙醇300g、丙二醇200g、聚乙二醇400 230g、甘油30g、月桂氮䓬酮5g。

【制法】取土荆皮粉碎成粗粉，按渗漉法用80%乙醇浸渍48小时，渗漉速度为3ml/min·kg，渗漉液为10%土荆皮酊，再将土荆皮酊回收乙醇，浓缩至相对密度为1.25~1.30的浸膏；称取卡波姆，加聚乙二醇400搅拌均匀，制得卡波姆凝胶；将乙醇、丙二醇混合，依次加入土荆皮浸膏、苯甲酸、水杨酸搅拌均匀，与经流通蒸汽灭菌后的卡波姆凝胶混匀；加入甘油搅匀，经灭菌后机械化灌装。

【注解】本品抑制表皮霉菌及止痒，用于手癣、脚癣、体癣等。本品为浅红色至红色的凝胶。土荆皮酊、苯甲酸、水杨酸为主药，土荆皮具有杀虫、疗癣、止痒之功效，苯甲酸具有抑菌、止痒等作用，水杨酸具有溶解角质作用。卡波姆为凝胶基质。乙醇、丙二醇、聚乙二醇400为溶剂。丙二醇、甘油作为保湿剂。月桂氮䓬酮为透皮吸收促进剂。土荆皮酊、苯甲酸、乙醇兼具防腐作用。

第五节　贴膏剂

一、贴膏剂概述

贴膏剂系指将原料药物与适宜的基质制成膏状物、涂布于背衬材料上供皮肤贴敷、可产生全身性或局部作用的一种薄片状柔性制剂。贴膏剂包括橡胶贴膏（原橡胶膏剂）和巴布贴膏（原巴布膏剂或凝胶贴膏）。

贴膏剂在生产与贮藏期间应符合下列有关规定。

1. 贴膏剂所用的材料及辅料应符合国家标准有关规定，并应考虑到对贴膏剂局部刺激性和药物性质的影响。

2. 贴膏剂根据需要可加入表面活性剂、乳化剂、保湿剂、抑菌剂或抗氧剂等。

3. 贴膏剂的膏料应涂布均匀，膏面应光洁、色泽一致，贴膏剂应无脱膏、失黏现象；背衬面应平整、洁净、无漏膏现象。

4. 涂布中若使用有机溶剂的，必要时应检查残留溶剂。

5. 采用乙醇等溶剂应在标签中注明过敏者慎用。

6. 根据原料药物和制剂的特性，除来源于动、植物多组分且难以建立测定方法的贴膏剂外，贴膏剂的含量均匀度、释放度、黏附力等应符合要求。

7. 除另有规定外，贴膏剂应密封贮存。

二、橡胶贴膏

（一）概念、特点与组成

橡胶贴膏系指原料药物与橡胶等基质混匀后涂布于背衬材料上制成的贴膏剂。橡胶贴膏黏着力强，可直接贴于皮肤应用，不污染皮肤或衣物。但膏料层较薄，载药量较小，维持时间较短，且有刺激性、易老化、引起过敏反应等缺点。

橡胶贴膏是 19 世纪发展起来的一种新剂型。19 世纪俄国应用橡胶、树胶汁等为基质，硬膏剂逐渐发展成橡胶贴膏。我国在 20 世纪 60 年代引进橡胶贴膏生产技术，在我国传统膏药的基础上，吸取橡胶基质的特点开发多种中药橡胶贴膏品种。与传统膏药相比，橡胶贴膏使用方便、制备过程环境污染小、质量控制更为准确，极大促进了橡胶贴膏的发展。1990 年版《中国药典》首次将橡胶膏剂作为独立剂型收载，反映这一技术在我国的应用研究已经成熟，橡胶贴膏在我国贴膏的市场份额一度占到 90% 以上。

橡胶贴膏的结构包括三部分：①背衬层，一般采用漂白细布，也可用无纺布；②膏料层，由基质和药物组成，是橡胶贴膏的主要成分；③膏面覆盖层，常用硬质纱布、塑料薄膜、防黏纸等。

（二）基质

橡胶贴膏常用的基质由生橡胶、增黏剂、软化剂、填充剂组成。根据实际情况可添加透皮吸收促进剂、抗氧剂、防腐剂等（表 9 – 1）。

表 9 – 1　橡胶贴膏基质的组成及作用

成分	常用材料	作用
基质	生橡胶	具有良好的黏性和弹性，不透气，不透水
增黏剂	松香、甘油松香酯、氢化松香、β - 蒎烯等	增加膏体的黏性。松香中含有的松香酸可加速橡胶贴膏的老化
软化剂	凡士林、羊毛脂、液状石蜡、植物油等	使生胶软化，增加其可塑性，增加制品的柔软性、耐寒性及黏性
填充剂	氧化锌、锌钡白（俗称立德粉）	缓和的收敛作用；与松香酸生成松香酸锌盐，增加膏料的黏性，增加膏料与背衬材料间的黏着性；降低松香酸对皮肤的刺激性

（三）制备方法

橡胶贴膏的制备方法常用的有溶剂法和热压法。

1. 溶剂法 常用的溶剂为汽油、正己烷，此法制备橡胶贴膏的工艺流程如图 9 - 2 所示。

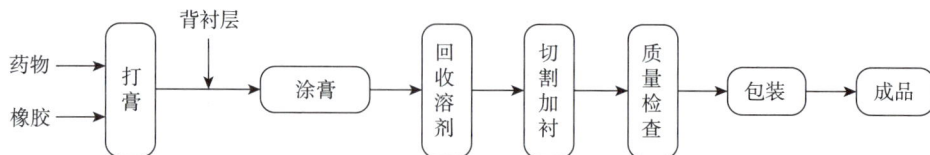

图 9 - 2 橡胶贴膏生产工艺流程图

制备过程：①药料处理：药材提取物应按各品种项下规定的方法进行提取，固体药物应预先粉碎成细粉或溶于适宜的溶剂中。②膏料的制备：取生橡胶洗净，在 50 ~ 60℃ 干燥或晾干后，切成大小适宜的条状，在炼胶机压成网状薄片，摊开放冷，消除静电后，浸于适量汽油中溶胀约 18 ~ 24 小时后，待完全溶胀后移至打膏机中搅拌 3 ~ 4 小时，再分次加入凡士林、羊毛脂、氧化锌、液状石蜡及松香等制成基质，加入药物浸膏或细粉，继续搅拌制成均匀膏浆，经滤胶机过滤后的膏浆即为膏料。③涂膏：将膏料摊涂于背衬层上。④回收溶剂：涂布了膏料的胶布，以一定的速度经过封闭的加热干燥和溶剂回收装置，进行干燥后卷于滚筒上。⑤加衬、切割及包装：先将膏布在切割机上切成一定宽度，再移至纱布卷筒装置上，使膏面上覆盖一层硬质纱布或塑料薄膜，再切割成小块后包装。

2. 热压法 取橡胶洗净，在 50 ~ 60℃ 干燥或晾干后，切成大小适宜的条块，在炼胶机中塑炼成网状薄片，加入处方中油脂性药物使溶胀，再加入其他药物和锌钡白、松香等，炼压均匀，放入烘箱（60℃ 以上）20 ~ 30 分钟，即可保温涂膏、切割、加衬、包装。该法在制膏工艺中省去了汽油且制成的膏药黏性小而持久，剥离时不伤皮肤，成品的香味也较好。

（四）质量评价

1. 外观检查 膏料应涂布均匀，膏面应光洁，色泽一致，无脱膏、失黏现象；背衬面应平整、洁净、无漏膏现象。涂布中若使用有机溶剂的，必要时应检查残留溶剂。

2. 含膏量 取供试品 2 片，按照《中国药典》贴膏剂项下含膏量检查第一法检查，应符合各品种项下的有关规定。

3. 耐热试验 除另有规定外，取试品 2 片，除去盖衬，在 60℃ 加热 2 小时，放冷后膏背面应无渗油现象；膏面应有光泽，用手指触试应仍有黏性。

4. 微生物限度 除另有规定外，照《中国药典》非无菌产品微生物限度检查：微生物计数法和非无菌产品微生物限度检查：控制菌检查法及非无菌产品微生物限度标准检查，每 10cm² 不得检出金黄色葡萄球菌和铜绿假单胞菌。

三、巴布贴膏

（一）概念、特点与组成

巴布贴膏（原巴布膏剂或凝胶贴膏）系指原料药物与适宜的亲水性基质混匀后涂布于背衬材料上制成的贴膏剂。常用基质有聚丙烯酸钠、羧甲纤维素钠、明胶、甘油和微粉硅胶等。

与橡胶贴膏相比，巴布贴膏具有以下特点：①与皮肤的生物相容性好，亲水性高分子基质具有透气性、耐汗性、无致敏性以及无刺激性；②载药量大，尤其适合中药浸膏；③释药性能好，与皮肤的亲和性强，能提高角质层的水化作用，有利于药物透皮吸收；④应用透皮吸收控释技术，使血药浓度平稳，药效持久；⑤使用方便，不污染衣物，易洗除，可反复粘贴；⑥生产过程中不使用汽油及其他有机溶剂，避免了对环境的污染。

巴布贴膏的结构包括以下三部分：①背衬层：主要作为膏体的载体，常用无纺布、人造棉布等。②膏体层：即基质和主药部分，在贴敷中产生一定的黏附性使之与皮肤紧密接触，以达到治疗目的。③防黏层：起保护膏体的作用，常用防黏纸、塑料薄膜、硬质纱布等。

（二）基质

基质原料的选择是巴布贴膏基质配方的重要环节，对巴布贴膏基质的成型有很大影响。基质的选择应具备以下条件：①对主药的稳定性无影响，无不良反应；②有适当的弹性和黏性；③对皮肤无刺激和过敏性；④不在皮肤上残存，能保持巴布膏剂的形状；⑤不因汗水作用而软化，在一定时间内具有稳定性和保湿性。

巴布贴膏的基质主要由黏着剂、保湿剂、填充剂和透皮吸收促进剂组成，还可加入软化剂、表面活性剂、防腐剂、抗氧剂等其他成分（表9-2）。

表9-2 巴布贴膏基质的组成及作用

成分	常用材料	作用
黏着剂	天然高分子材料：明胶、阿拉伯胶、海藻酸钠、西黄蓍胶等 半合成高分子材料：羧基甲纤维素及其钠盐、甲基纤维素、羟丙纤维素等 合成高分子材料：聚丙烯酸及其钠盐、聚乙烯醇、聚维酮、聚丙烯酸酯共聚物等	基质骨架材料，也是产生黏性的主要物质
保湿剂	甘油、丙二醇、山梨醇、聚乙二醇等	保湿，巴布贴膏的含水量很大程度上决定着基质的黏耐力、赋形性、释放度的好坏
填充剂	微粉硅胶、高岭土、氧化锌、碳酸钙、白陶土、硅藻土、二氧化钛	影响膏体成型性

（三）制备方法

巴布贴膏的制备工艺流程如图9-3所示。

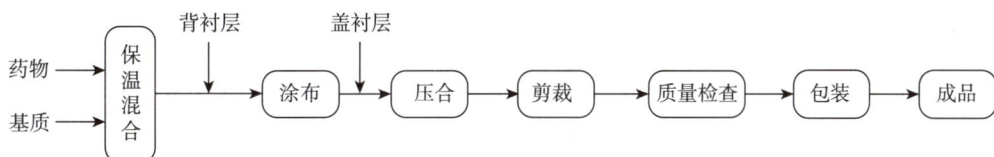

图9-3 巴布贴膏生产工艺流程图

巴布贴膏的制备工艺主要包括基质原料和药物的前处理、基质成型和制剂成型三部分。基质原料类型及其配比、基质与药物的比例、配制程序等均影响巴布贴膏的成型。基质的性能是决定巴布贴膏质量优劣的重要因素，黏附力与赋形性是基质处方筛选的重要评价指标。

（四）质量评价

1. 外观检查 膏料应涂布均匀，膏面应光洁，色泽一致，无脱膏、失黏现象；背衬面应平整、洁净、无漏膏现象。

2. 含膏量 取供试品1片，按照《中国药典》贴膏剂项下含膏量检查第二法检查，应符合各品种项下的有关规定。

3. 赋形性 取试品1片，置于37℃、相对湿度为64%的恒温恒湿箱中30分钟，取出，用夹子将供试品固定在一平整钢板上，钢板与水平面的倾斜角为60°，放置24小时，膏面应无流淌现象。

4. 黏附力 除另有规定外，照《中国药典》黏附力测定法检查，应符合各品种项下的有关规定。

5. 微生物限度 除另有规定外，照《中国药典》非无菌产品微生物限度检查：微生物计数法和非无菌产品微生物限度检查：控制菌检查法及非无菌产品微生物限度标准检查，应符合规定。

四、贴膏剂的实例分析

伤湿止痛膏

【处方】伤湿止痛用流浸膏50g、颠茄流浸膏30g、芸香浸膏12.5g、水杨酸甲酯15g、薄荷脑10g、冰片10g、樟脑20g、生橡胶16kg、松香16kg、羊毛脂4kg、凡士林1.5kg、液状石蜡1kg、氧化锌20kg、汽油45kg。

【制法】伤湿止痛用流浸膏：生草乌、生川乌、乳香、没药、生马钱子、丁香各1份，肉桂、荆芥、防风、老鹳草、香加皮、积雪草、骨碎补各2份，白芷、山柰、干姜各3份，粉碎成粗粉，用90%乙醇制成流浸膏；按处方量称取伤湿止痛用流浸膏、水杨酸甲酯、颠茄流浸膏、芸香浸膏、薄荷脑、冰片、樟脑，加3.7～4.0倍基质，制成膏料。涂膏，回收溶剂后，切段，盖衬，切成小块，即得。

【注解】本品祛风湿，活血止痛，用于风湿性关节炎，肌肉疼痛，关节肿痛的治疗。本品为溶剂法制备的橡胶贴膏。为提高制剂的载药量，提高疗效，将方中生草乌、生川乌等制成流浸膏。生橡胶为基质，松香调节黏度，羊毛脂、凡士林、液状石蜡作软化剂，氧化锌为填充剂，汽油为溶剂。

第六节　膏药

一、膏药概述

膏药系指饮片、食用植物油和红丹（又名铅丹）或宫粉（又名铅粉、光粉等）炼制成膏料，滩涂于裱褙材料上制成的供皮肤贴敷的外用制剂。前者称为黑膏药，后者称为白膏药。药物中如果含有血竭、朱砂等药物使膏药呈红色的，也可称红膏药。膏药与软膏的辅料、工艺、质地完全不同，因此也被称为硬膏药。膏药作用比软膏剂持久，是我国传统医学的宝贵遗产，是古老的传统剂型之一，目前在中医外科、伤科等领域仍广泛应用。

膏药具有如下特点：①作用持久、疗效可靠；②价格低廉；③携带、运输、贮存及使用比较方便。

但膏药也存在不足：①制备过程污染较大，对周围环境影响大，产生的气体对空气有污染性、对人体具有损害性；②释药速度缓慢，显效慢；③易污染衣物及皮肤，撕扯性能差；④含有一定量的重金属离子，使用具有局限性。

制备时需将中药饮片适当粉碎，加食用植物油加热炸枯，炼制使成"滴水成珠"状，加入红丹或宫粉混合均匀，最后滩涂于裱褙材料上制成。

二、黑膏药

黑膏药用前须烘软，一般贴于患处，亦可贴于经络穴位，局部起到保护、封闭、拔毒生肌、收口及消肿止痛等作用；全身则通过经皮吸收系统进入血循环起到祛风散寒、行滞祛瘀、通经活络、强筋健骨等作用，用于治疗跌打损伤、风湿痹痛等病症。急性、糜烂渗出性的皮肤病禁用。

（一）原辅料的选择与药料的处理

1. 植物油　以麻油为最好，其优点是熬炼时泡沫少，有利于操作，其制成的膏药色泽光亮，黏性好，产品质量优。棉籽油、豆油、花生油、菜油等亦可用，但炼油时一般较易产生泡沫，应多加注意。

2. 红丹 又称章丹、铅丹、黄丹、东丹、陶丹等为橘红色粉末，主要成分为四氧化三铅，含量要求大于 95% 以上，为干燥细粉。红丹如果湿润易相互聚集而沉于锅底，不易与油发生反应，故在使用前应炒去水分，过 80 目筛后使用。油与红丹的比例一般为 2：1，俗称"一丹二油"。具体应用时可根据季节、丹的质量及油炼的火候老嫩而定。

3. 药物的选择与处理 在生产时应选择质量合格的药物，要按性质的不同分为一般性药物与贵重细料药。一般性药物经适当粉碎，大多用的是药物的饮片；贵重细料药、挥发性药材及矿物药等，如乳香、没药、麝香、樟脑、冰片、雄黄、朱砂等，则粉碎成细粉。然后摊膏前直接加入到温度不超过 70℃ 的熔化膏药中，混匀或在摊涂时撒布于膏药表面。

（二）黑膏药的制备

1. 药料提取（炸料） 将植物油置锅中，先加入质地坚硬的甲、角、根、根茎等药料炸至枯黄，然后加入质地疏松的花、草、叶、皮等药料，炸至表面深褐色，内部焦黄为度（油温控制在 200～220℃）；过滤，除去药渣，得药油。现在多采用炸料罐提取，将油和药物装入罐内，密闭浸渍 24 小时，加热榨取药油。可溶性或挥发性的药材如乳香、没药、冰片等可先研成细粉，摊涂前加入到已熔化的膏体中混匀；贵重药材如麝香等可研成细粉，待膏药摊涂后撒布于表面。

2. 炼油 将药油过滤至装有搅拌、抽气、排烟设备的炼油锅内继续加热，熬炼，使油脂在高温条件下发生氧化、聚合等反应的过程。炼油程度与下丹方式有关。火上下丹时，滤除药渣微炼后即可下丹；离火下丹必须掌握药油离火的时间，温度应控制在 320℃ 左右。熬炼过老，则制成的膏药质硬，黏附力小，贴于皮肤上易脱落；若过嫩则膏药质软，贴于皮肤易移动；应老嫩适宜，则贴之即粘，揭之即落。

3. 下丹成膏 在炼成的油中加入红丹，使之反应生成脂肪酸铅盐，从而使油脂进一步氧化、聚合、增稠而成膏状的过程。当油温达到约 300℃ 时，在不断搅拌下，将红丹缓缓加入油锅中，使油与红丹在高温下充分反应，直至成为黑褐色稠厚状液体。下丹的方式分为火上下丹法和离火下丹法两种。火上下丹法是指将药油微炼后，边加热边下丹；而离火下丹法是将炼好的药油连锅离开火源，趁热加入红丹。下丹时撒布要均匀，速度不宜太快（溢锅），也不宜太慢（冷却），要不断地沿同一方向搅拌。由于下丹时的油液温度高，会有大量丙烯酸等刺激性浓烟产生，应注意防火、通风。

检查熬炼程度的方法有：取膏体少许滴入水中数秒后取出，若膏黏手，拉之有丝则过嫩，需继续熬炼；若拉之有脆感，则过老。膏不粘手，稠度适中，则表示合格。膏药也可用软化点测定仪来判断其老嫩程度。

4. 去火毒 因在熬炼过程中油在高温条件下氧化分解有刺激性的低级分解产物如醛、酮、低级脂肪酸等俗称"火毒"，若膏药直接应用皮肤，会对局部产生一定的刺激性，轻则出现瘙痒、红斑，重则产生发泡、溃疡，因此须用水漂、水浸或长期置于阴凉处的方法除去"火毒"。操作时，应将炼成的膏药以细流状倒入冷水中，不断搅拌，待膏体冷却凝结后取出，反复搓揉膏体，挤出内部水分，制成团块，并将团块置冷水中浸泡至少 24 小时，每天换水一次，去火毒。

5. 摊涂 取一定量的膏药团块，文火或水浴熔融，加入细料药或挥发性药物搅匀，按规定量摊涂于纸或布等裱褙材料上，折合，包装即可。

知识链接

"国家级非物质文化遗产"中的膏药制作技艺

膏药是中药五大剂型——丸、散、膏、丹、汤之一，起源于春秋战国时期，体现了中国传统医学"内病外治"的理论和方法，具有独特的医学价值。在中华民族同疾病作斗争的历史长河中，膏药做出了不可磨灭的贡献，在现代社会也被广泛使用。一代代中医药传承人固本培元、守正创新，膏药制作技艺也紧紧地同中华民族的命运联系在一起，不仅见证了中国历史的沧桑巨变，更表现出中华民族生生不息、坚韧不拔的道劲与力量。传统膏药制作技艺具有杰出的中药学价值、文化价值、民俗学价值和社会价值。由于现代生活方式的改变和西医药的普遍运用，传统膏药应用减少，其传统制作技艺面临着失传的危险，要保护好、传承好、利用好这项技术。朱养心传统膏药制作技艺、马明仁膏药制作技艺、老王麻子膏药制作技艺等先后被认定为"国家级非物质文化遗产"。

（三）质量评价

膏药的质量要求从总体上看，主要有：①膏药的原料饮片应按规定处理，制备用红丹、宫粉均应干燥、无吸潮结块。②炸过药的油应炼至"滴水成珠"，再加入红丹或宫粉。③膏药的膏体应油润细腻、光亮、老嫩适度、摊涂均匀、无飞边缺口，加温后能粘贴于皮肤上且不移动。黑膏药应乌黑、无红斑；白膏药应无白点。④除另有规定外，膏药应密闭，置阴凉处贮存。

除另有规定外，膏药应进行以下相应检查。

1. 软化点　照《中国药典》膏药软化点测定法测定，应符合各品种项下的有关规定。

2. 重量差异　取供试品5张，分别称定每张总重量，剪取单位面积（cm^2）的裱背，称定重量，换算出裱背重量，总重量减去裱背重量，即为膏药重量，与标示重量相比较，应符合表9-3中规定。

表9-3　膏药重量差异限度

标示重量	重量差异限度
3g 及 3g 以下	±10%
3g 以上至 12g	±7%
12g 以上至 30g	±6%
30g 以上	±5%

（四）黑膏药实例分析

狗皮膏

【处方】生川乌80g、生草乌40g、羌活20g、独活20g、青风藤30g、香加皮30g、防风30g、铁丝威灵仙30g、苍术20g、蛇床子20g、麻黄30g、高良姜9g、小茴香20g、官桂10g、当归20g、赤芍30g、木瓜30g、苏木30g、大黄30g、油松节30g、续断40g、川芎30g、白芷30g、乳香34g、没药34g、冰片17g、樟脑34g、肉桂11g、丁香17g。

【制法】以上二十九味，乳香、没药、丁香、肉桂分别粉碎成粉末，与樟脑、冰片粉末配研，过筛，混匀；其余生川乌等二十三味酌予碎断，与食用植物油3495g同置锅内炸枯，去渣，滤过，炼至滴水成珠。另取红丹1040～1140g，加入油内，搅匀，收膏，将膏浸泡于水中。取膏，用文火熔化，加入上述粉末，搅匀，分摊于兽皮或布上，即得。

【注解】本品祛风散寒，活血止痛。用于风寒湿邪、气血瘀滞所致的痹病，症见四肢麻木、腰腿疼痛、筋脉拘挛，或跌打损伤、闪腰岔气、局部肿痛；或寒湿瘀滞所致的脘腹冷痛、行经腹痛、寒湿带下、积聚痞块。用生姜擦净患处皮肤，将膏药加温软化，贴于患处或穴位。方中乳香、没药、丁香、肉桂为贵重细料药，故粉碎成细粉，而樟脑、冰片能产生低共熔又具有挥发性，须与它粉配研；剩余的药物用油炸取时油温比较高，只需稍加粉碎。生产环境通风设备要运转良好；炼油时要不断搅拌，注意炼制的程度。

实训 20　中药软膏剂与乳膏剂的制备

一、实训目的

1. 能进行软膏剂和乳膏剂处方分析。
2. 能按照标准操作规程制备软膏剂和乳膏剂。
3. 能进行软膏剂和乳膏剂的质量评价。

二、实训条件

1. 实训场地　实验室或实训车间。

2. 实训仪器与设备　万能粉碎机、药筛、油锅、天平、乳钵、烧杯、量筒、刻度吸管、玻璃棒等。

3. 原辅料　紫草、防风、白芷、没药、当归、地黄、乳香、麻油、蜂蜡、丹皮酚、丁香油、硬脂酸、碳酸钾、单硬脂酸甘油酯、三乙醇胺、甘油、纯化水等。

三、实训内容

紫草软膏

（一）药品概况

项目名称	紫草软膏			
处方	紫草	10g	当归	3g
	防风	3g	地黄	3g
	白芷	3g	乳香	3g
	没药	3g	麻油	100g
	蜂蜡	200～400g		
	共制		100g	
功能主治	化腐生肌，解毒止痛。用于热毒蕴结所致的溃疡，症见疮面疼痛、疮色鲜活、脓腐将尽			
用法用量	外用，摊于纱布上贴患处，每隔 1～2 日换药一次			

（二）制备方法

1. 乳香、没药粉碎成细粉，过筛。
2. 当归、防风、地黄、白芷酌予碎断，取麻油，同置锅内炸枯，去渣。
3. 将紫草用水湿润，置锅内炸至油呈紫红色，去渣，滤过。
4. 加蜂蜡适量熔化，待温，加入上述粉末，搅匀，即得。

（三）注意事项

1. 乳香、没药为细料药，故粉碎成细粉；当归、防风、地黄、白芷炸枯至黄黑色；紫草为全草类药材，容易炸枯，故后炸，而干燥后的紫草易碎，因而在炸前用水润湿。

2. 乳香、没药对热稳定性差，需温度降低后再加入膏中。

3. 搅拌时注意力度和方向。

丹皮酚乳膏

（一）药品概况

项目名称	丹皮酚乳膏			
处方	丹皮酚	5g	丁香油	0.7ml
	硬脂酸	11g	碳酸钾	0.9g
	单硬脂酸甘油酯	2.5g	三乙醇胺	0.3ml
	甘油	10g	纯化水	72ml
功能主治	抗过敏药，有消炎止痒作用。用于湿疹，皮炎，皮肤瘙痒，蚊臭虫叮咬红肿等各种皮肤疾患，对过敏性鼻炎和防治感冒也有一定效果			
用法用量	外用，涂敷患处，一日2~3次；防治感冒可涂鼻下上唇处，鼻炎涂鼻腔内			

（二）制备方法

1. 称取硬脂酸、碳酸钾、单硬脂酸甘油酯置于同一容器内，加热至70℃，搅拌均匀，即为油相。
2. 量取三乙醇胺、甘油、水，置于另一容器内，加热至70℃，搅拌均匀，即为水相。
3. 将油相与水相混合均匀，冷凝，得乳剂型基质。
4. 将丹皮酚、丁香油二味药加入到上述基质中混匀，即得。

（三）注意事项

1. 温度控制需准确。
2. 搅拌中将水相以细流状缓缓加入油相，再继续搅匀几分钟。
3. 在室温下搅拌至冷凝。
4. 丹皮酚、丁香油最后加入到基质中。

四、质量检查

质量检查项目参照《中国药典》规定，实训结果填写下表。

检查项目	检查结果
性状	
粒度	
装量	
pH 值	
微生物限度	

五、实训报告及思考

小组完成实训后，对实训过程、结果及收获进行讨论并总结，撰写实训报告。
1. 比较油脂性基质与乳剂型基质的异同点。
2. 比较乳剂型基质与乳剂在组成和作用等方面的不同点。

实训 21　中药凝胶剂的制备

一、实训目的

1. 能进行凝胶剂处方分析。
2. 能按照标准操作规程制备凝胶剂。
3. 能进行凝胶剂的质量评价。

二、实训条件

1. **实训场地**　实验室或实训车间。
2. **实训仪器与设备**　天平、乳钵、烧杯、量筒、刻度吸管、玻璃棒、pH 试纸等。
3. **原辅料**　苦参总碱、羧甲基纤维素钠、甘油、稀盐酸、纯化水等。

三、实训内容

（一）药品概况

项目名称	苦参凝胶	
处方	苦参总碱	6.67g
	羧甲基纤维素钠	3g
	甘油	10g
	稀盐酸	适量
	纯化水	适量
	共制	100 g
功能主治	清热燥湿，杀虫止痒。用于湿热下注所致的带下、阴痒。症见带下量多，质稠如豆腐渣样或黄色泡沫样，其气腥臭，阴道潮红、肿胀，外阴瘙痒，甚则痒痛，尿频急涩痛，口苦黏腻，大便秘结或溏而不爽，小便黄赤；霉菌性阴道炎和滴虫性阴道炎见上述证候者	
用法用量	阴道用药。每晚 1 支，将膏体轻轻挤入阴道深处，连用 7 日为一疗程，或遵医嘱	

（二）制备方法

1. 取苦参总碱加水 66.7ml，滴加稀盐酸，搅拌使溶解，并用稀盐酸调节 pH 值至 4~5，溶液备用。
2. 取甘油与羧甲基纤维素钠，混匀。
3. 边搅拌凝胶基质边加入苦参总碱溶液，加水适量，混匀，制成100g，即得。

（三）注意事项

1. 苦参总碱系从苦参根中提取的生物碱，是苦参的主要活性成分，包括氧化苦参碱、槐定碱、苦参碱和槐果碱等多种成分。苦参总碱溶于水，调节 pH 值至 4~5 后与阴道固有 pH 值一致（女性正常阴道的 pH 值介于 4.2~4.5 之间），降低药物刺激性。同时，调节 pH 值至偏酸性后能增加苦参总碱的溶解度。

2. 羧甲基纤维素钠粉末不能直接加入水中溶解，需先用甘油充分研磨分散后再加水溶解，否则容易成团，影响基质均匀性。

3. 搅拌时注意沿同一方向，避免基质成团。

四、质量检查

质量检查项目参照《中国药典》规定，实训结果填写下表。

检查项目	检查结果
性状	
pH	
粒度	
装量	
微生物限度	

五、实训报告及思考

小组完成实训后，对实训过程、结果及收获进行讨论并总结，撰写实训报告。

1. 影响药物从凝胶基质释放的因素有哪些？
2. 凝胶制备过程中如何选择适宜的药物加入方法？

目标检测

答案解析

一、选择题

[A 型题]

1. 用于改善凡士林吸水性、穿透性的物质是
   A. 羊毛脂　　　　　　B. 二甲硅油　　　　　　C. 石蜡
   D. 植物油　　　　　　E. 液状石蜡

2. 糊剂一般含固体粉末的最低比例是
   A. 5%　　　　　　　　B. 15%　　　　　　　　C. 25%
   D. 35%　　　　　　　E. 45%

3. 下列选项属于水溶性软膏基质的是
   A. 羊毛脂　　　　　　B. 液状石蜡　　　　　　C. 聚乙二醇
   D. 凡士林　　　　　　E. 二甲硅油

4. 下列选项属于水性凝胶基质是
   A. 羊毛脂　　　　　　B. 卡波姆　　　　　　　C. 胆固醇
   D. 凡士林　　　　　　E. 液状石蜡

5. 下列选项属于油脂性软膏基质是
   A. 甲基纤维素　　　　B. 卡波姆　　　　　　　C. 凡士林
   D. 甘油明胶　　　　　E. 聚乙二醇

6. 组成中含有背衬材料的剂型是

    A. 软膏剂　　　　　　　B. 凝胶剂　　　　　　　C. 糊剂

    D. 乳膏剂　　　　　　　E. 贴膏剂

7. 乳膏剂的制备应采用

    A. 研磨法　　　　　　　B. 熔融法　　　　　　　C. 乳化法

    D. 分散法　　　　　　　E. 聚合法

8. 药物在以下基质中穿透力较强的是

    A. 凡士林　　　　　　　B. 液状石蜡　　　　　　C. O/W 型乳剂型基质

    D. 聚乙二醇　　　　　　E. 卡波姆

9. 常用于 O/W 型乳剂型基质的乳化剂是

    A. 硬脂酸钙　　　　　　B. 单硬脂酸甘油酯　　　C. 脂肪酸山梨坦

    D. 十二烷基硫酸钠　　　E. 羊毛脂

10. 常用于 W/O 型乳剂型基质的乳化剂是

    A. 脂肪酸山梨坦　　　　B. 聚山梨酯类　　　　　C. 十二烷基硫酸钠

    D. 硬脂酸三乙醇胺皂　　E. 钠皂

[X 型题]

11. 下列有关软膏剂、乳膏剂基质的叙述，正确的是

    A. 油脂性基质能促进皮肤水合作用

    B. 聚乙二醇类有较强的吸水性，久用可引起皮肤脱水干燥

    C. 乳剂型基质穿透性较油脂性基质弱

    D. 有大量渗出液的患处不宜选用油脂性基质

    E. 水溶性基质释药快，无油腻性

12. 下列关于软膏剂的质量要求叙述中正确的是

    A. 软膏剂应均匀、细腻

    B. 易涂布于皮肤或黏膜上并融化

    C. 混悬型软膏剂应作粒度检查

    D. 软膏剂无需进行装量检查

    E. 用于烧伤和严重创伤的应做无菌检查

13. 有关熔融法制备软膏剂的叙述，正确的是

    A. 挥发性成分应在基质冷却至近室温时才加入

    B. 熔融时熔点低的基质先加，熔点高的后加，液体组分最后加

    C. 冬季可适量增加基质中石蜡的用量

    D. 熔融法应注意冷却速度不能过快

    E. 冷凝成膏状后应停止搅拌

14. 眼膏剂常用基质的组成和比例为

    A. 黄凡士林 8 份　　　　B. 羊毛脂 1 份　　　　　C. 液状石蜡 1 份

    D. 石蜡 1 份　　　　　　E. 黄凡士林 10 份

15. 软膏剂、乳膏剂膏体的制备方法有

    A. 研合法　　　　　　　B. 熔融法　　　　　　　C. 溶剂法

    D. 乳化法　　　　　　　E. 挤压成形法

二、简答题

1. 简述软膏基质的种类和特点。

2. 简述乳化法制备乳膏剂的操作要点。

3. 简述橡胶贴膏和凝胶贴膏的组成。

（杨怡君）

书网融合……

| 重点小结 | 微课 | 习题 |

第十章　其他制剂

PPT

学习目标

知识目标

通过本章学习，应能掌握栓剂、气雾剂的概念、分类、特点及应用；熟悉剂型常用的基质或辅料、制备方法、质量要求及贮存条件；了解膜剂、胶剂的特点和应用。

能力目标

能运用所学知识解释栓剂中药物的吸收途径，并学会采用热熔法制备栓剂、涂膜法制备膜剂的基本技能。

素质目标

通过本章学习，树立从事中药制剂工作应有的职业素质及科学严谨的工作态度，严格遵守岗位规范和生产规程。

情境导入

情境：4岁患儿因感冒引起咳嗽、鼻塞，测体温39.3℃，为防止出现高热惊厥，家长立即喂服布洛芬混悬剂，因多次呕吐未果。家长改用对乙酰氨基酚栓，将1粒栓剂塞入患儿肛门内，30分钟后孩子的体温降至37.2℃。

思考：1. 栓剂是腔道给药的剂型之一，具有悠久的历史。早期人们认为栓剂只起局部作用，后发现栓剂可以通过直肠吸收发挥全身作用。查阅相关文献，查找传统的栓剂主要用于哪些疾病？

2. 常见的栓剂有哪些制备方法？

3. 除了学习过的剂型外，中药制剂还有哪些剂型呢？

第一节　栓剂

一、栓剂概述

（一）栓剂的含义与分类

1. 栓剂的含义　栓剂系指原料药物与适宜基质等制成供腔道给药的固体制剂。多数用于直肠给药，少数用于阴道、尿道。

栓剂在常温下为固体，塞入人体腔道后，在体温下迅速软化、熔化或溶解于分泌液，逐渐释放药物而产生局部或全身作用。

栓剂为传统中药剂型之一，古代亦称为"坐药"或"塞药"。栓剂在中外均有悠久历史，在公元前1550年的埃及《伊伯氏纸草本》中就有记载。我国用栓剂治疗疾病的记载可上溯至《史记·仓公列传》，晋代葛洪的《肘后备急方》中用半夏和水为丸纳入鼻中的鼻用栓及用巴豆鹅脂制成的耳用栓，可能是关于鼻用栓与耳用栓的最早记载。由于新基质不断出现、新设备不断更新、新型单个密封包装技术的应用等，使栓剂应用越来越广泛。我国近年来栓剂制备及品种创新方面，都取得了新进展，研发了双层栓剂、微囊栓剂、中空栓剂、渗透泵栓剂、凝胶栓剂等。

2. 栓剂的分类

（1）按作用范围　栓剂分为局部作用栓和全身作用栓。局部作用栓是直接到达病灶部位，药物局部浓度较高，利于疾病的治疗，主要起止痛、止痒、抗菌消炎等作用，常用药物为消炎药、局部麻醉药、杀菌药等，如用于治疗便秘的甘油栓、用于治疗妇女阴道炎的达克宁栓等。全身作用栓主要通过直肠给药，药物由腔道吸收至血液循环起全身治疗作用。常用药物为解热镇痛药、抗生素类药、肾上腺皮质激素类药、抗恶性肿瘤药等，如治疗感冒发热的阿司匹林栓和消炎镇痛的吲哚美辛栓等。起局部作用的栓剂要求释药缓慢而持久；起全身治疗作用的栓剂要求进入腔道后迅速释药。

（2）按施用腔道的不同　栓剂分为直肠栓、阴道栓和尿道栓。其中最常用的是直肠栓和阴道栓。阴道栓可分为普通栓和膨胀栓。阴道膨胀栓系指含药基质中插入具有吸水膨胀功能的内芯后制成的栓剂；膨胀内芯系以脱脂棉或粘胶纤维等经加工、灭菌制成。尿道栓一般为棒状，呈笔形，有男、女之分。由于使用时疼痛感，现已较少使用。

为适应机体应用部位，栓剂的形状及重量各不相同，见表10-1。

表 10-1　临床常用栓剂概况

用药对象	使用部位	常见形状	作用特点	重量和长度
女性	阴道	鸭嘴形、球形、卵形	局部作用	重量3~5g；长度2~3cm
成人	直肠	鱼雷形、圆锥形、圆柱形	局部/全身作用	重量2g；长度3~4cm
儿童	直肠	鱼雷形、圆锥形、圆柱形	局部/全身作用	重量1g；长度1.5~2cm

（二）栓剂的特点

1. 优点

（1）用法简便，绝大部分可由患者或家属独立给药，特别适用于低龄儿童。

（2）适用于不能或者不愿口服给药的患者，或伴有呕吐的患者。

（3）不经胃肠道给药，避免胃肠道pH值、酶或细菌对药物的分解破坏，也可减少药物对胃的刺激性。

（4）全身作用的直肠栓若使用得当，药物可直接进入中下腔静脉系统吸收，减少了肝脏的首过效应。局部用药浓度高，停留时间较长。

（5）栓剂的生产工艺较为简单，易于生产。

2. 缺点　不如口服给药方便，吸收不稳定，受压后易变形或折断，遇高温时会发生融化（或软化）；栓剂基质中的一些成分易变质、易吸潮。所以在贮存时应注意避免受热、受潮及受压。

（三）栓剂中药物的吸收途径及其影响因素

1. 栓剂中药物的吸收途径　药物经直肠吸收有三条途径：①通过门肝系统，塞入距肛门6cm处的栓剂，药物经直肠上静脉进入门静脉，经肝脏代谢后再进入血液循环；②不通过门肝系统，塞入距肛门2cm处的栓剂，有50%~70%药物经直肠中、下静脉和肛管静脉进入下腔静脉，绕过肝脏直接进入血液循环起全身作用；③药物经直肠黏膜进入淋巴系统，经肠导管进入大循环。

阴道栓中释放的药物，可经内阴静脉至下腔静脉，最后直接进入血液大循环产生全身作用，药物的吸收不经过肝脏。但阴道栓主要发挥局部作用，一般不作为全身治疗给药。

2. 影响栓剂中药物吸收的因素

（1）生理因素　直肠内容物会影响药物的扩散，阻碍药物与直肠黏膜接触的面积和时间，使用栓剂前排便有助于药物的吸收。直肠液 pH 值约为 7.4，且无缓冲能力；药物进入直肠后，直肠的 pH 是由被溶解的药物所决定的；弱酸、弱碱比强酸、强碱、强电离药物更易吸收，分子型药物易透过肠黏膜，而离子型药物则不易透过。

（2）药物的理化性质　药物的解离度、溶解度、粒度等都可影响药物从直肠部位的吸收。一般脂溶性非解离型药物的吸收优于解离型药物；溶解度小的药物吸收少；混悬在栓剂基质中难溶性药物，其粒度越小，越易吸收。

（3）基质和附加剂的影响　栓剂纳入腔道后，药物需从基质中释放出来才能吸收。油溶性药物在水溶性基质中或水溶性药物在脂肪性基质中，释放速度较快，易吸收。表面活性剂的加入可能可增加难溶性药物的吸收量。

（四）栓剂的质量要求

栓剂中的原料药物与基质应混合均匀，其外形应完整光滑，放入腔道后应无刺激性，应能融化、软化或溶化，并与分泌液混合，逐渐释放出药物，产生局部或全身作用；并应有适宜的硬度，以免在包装或贮存时变形。栓剂还应符合《中国药典》制剂通则中栓剂的各项要求及各品种项下的检查规定。

二、栓剂的制备与举例

（一）栓剂的处方组成

栓剂的处方组成中除药物外，还包含基质和附加剂。基质是药物的载体，并可影响药物的作用效果。优良的栓剂基质应符合以下要求：①室温时应具有适宜的硬度，塞入腔道时不变形、不破碎；②基质的熔点与凝固点相差小，在腔道温度下易软化、熔化或溶解；③具有润湿或乳化能力，能容纳较多的水；④性质稳定，与药物混合后无相互作用，不妨碍主药的作用与含量测定；⑤对黏膜无刺激性、无毒性、无过敏性；⑥释药速率应符合治疗要求，需产生局部作用的栓剂基质释药应缓慢而持久，起全身作用的栓剂引入腔道后能迅速释药；⑦适用于冷压法或热熔法制备栓剂，易于脱模；⑧脂溶性基质要求酸价在 0.2 以下，皂化值为 200～245，碘价低于 7。

1. 脂肪性基质

（1）可可豆脂　是由梧桐科植物可可树的种仁，经烘烤、压榨而得的固体脂肪，在常温下为白色或淡黄色固体，可塑性好，无刺激性，熔点为 31～34℃，加热至 25℃时开始软化，在体温下能迅速融化。可可豆脂为同质多晶型物质，其中 β 晶型最稳定，熔点为 34℃，各种晶型可因温度不同而变化。热熔时应缓缓加热升温，待熔化至 2/3 时，停止加热，让余热使其完全融化，以避免晶体转型。有些药物如樟脑、薄荷脑等能使本品熔点降低，可加入适量的蜂蜡、鲸蜡等提高其熔点。

（2）半合成或全合成脂肪酸甘油酯　系由天然植物油经水解、分馏所得 C_{12}～C_{18} 游离脂肪酸，部分氢化后再与甘油酯化而得的甘油三酯、二酯、一酯的混合物。这类基质具有适宜的熔点，不易酸败，为目前取代天然油脂的较理想的栓剂基质。目前国内品种主要有半合成椰油脂、半合成山苍子油脂、半合成棕榈油酯、混合脂肪酸甘油酯、硬脂酸丙二醇酯等。

（3）氢化植物油　是普通植物油在一定温度和压力下加氢催化得到的固态或半固态油脂，其熔点可以调至与体温相近。此类基质性质稳定、无毒、无刺激性、价廉，主要用于直肠的制备。

2. 水溶性基质

（1）甘油明胶　系用明胶、甘油与水制成，有弹性，不易折断，且在体温下不熔化，但塞入腔道后能软化并缓慢溶于分泌液中，故药效缓慢、持久。其中药物的溶出速度与明胶、甘油及水的用量有关，甘油与水的比例越高溶解越快，通常以水：明胶：甘油＝10：20：70 的配比为宜。甘油还能防止栓剂干燥。由于本品含有明胶，故不适用于鞣酸、重金属盐等与蛋白质有配伍禁忌的药物，本品常用作阴道栓的基质。

（2）聚乙二醇　将不同相对分子量的聚乙二醇（PEG）以一定比例加热融合，可制成硬度适当的栓剂基质。本品遇体温不熔化，能缓缓溶于体液中而释放药物，但对黏膜有一定的刺激性。加入约20%的水可减轻刺激性，为避免刺激性还可在塞入腔道前先用水润湿，亦可在栓剂表面涂一层鲸蜡醇或硬脂醇膜。本品吸湿性较强，制成的栓剂易受潮而变形，应注意包装并贮存于干燥处。

（3）泊洛沙姆　本品有多种型号，随聚合度增大，物态从液体、半固体至蜡状固体，均易溶于水，能促进药物的吸收并起到缓释与延效的作用，可用作栓剂基质。较常用的型号为泊洛沙姆188型，熔点为52℃。

（4）聚氧乙烯（40）单硬脂酸酯　呈白色或微黄色蜡状固体，熔点39~45℃，可溶于水、乙醇、丙酮等，不溶于液状石蜡。商品名为Myri52，商品代号为S-40。其与PEG混合使用可制得崩解、释放性能均较好的稳定的栓剂。

在栓剂的制备中，为了改变栓剂的物理性状、改善药物的吸收和提高栓剂的稳定性，栓剂中往往要加入一些附加剂，见表10-2。

表10-2　常用的栓剂附加剂

种类	作用	常用物质
增塑剂	增加基质弹性，防止栓剂破裂	聚山梨酯80、蓖麻油、甘油、丙二醇
增稠剂	增加基质稠度	氢化蓖麻油、单硬脂酸甘油酯
硬化剂	避免栓剂在贮藏或使用时过软	白蜡、蜂蜡、鲸蜡醇、巴西棕榈油、硬脂酸
吸收促进剂	促进药物释放吸收	非离子型表面活性剂、氮酮、水杨酸钠、尿素
抗氧剂	防止药物氧化	没食子酸酯、间苯二酚、丁基羟基茴香醚
防腐剂	防止生霉变质	羟苯甲酯类

知识链接

置换价

置换价是用以计算栓剂基质用量的参数，一定体积药物的重量与同体积基质重量之比值称为该药物对某基质的置换价。同药物不同基质，同基质不同药物其置换价不同。栓剂模型的容积是固定的，通常指的1g或2g栓剂是指纯基质（常为可可豆脂）栓的重量，由于药物与基质相对密度不同，加入药物所占体积不一定是等重量基质体积，特别是堆密度小的药物占有的体积更大，为使栓剂含药量准确，必须测定置换价，从而准确计算基质用量。

（二）栓剂的制备

1. 搓捏法　取药物的细粉在研钵中，加入等量的基质混合均匀后，再缓缓加入剩余的基质，制成均匀的可塑团块，在光滑平板上用工具揉搓、轻压、滚转成圆柱体，然后按需要分成若干等份，搓捏成适当的形状。搓捏法适用于脂肪性基质小量制备，此法目前较少采用。

2. 冷压法　先将基质磨碎或搓成粉末，再与主药混合均匀，装于压栓机中，在配有栓剂模型的圆桶内，通过水压机或手动螺旋活塞挤压成型。冷压法避免了加热对主药或基质稳定性的影响，不溶性药物也不会在基质中沉降，但生产效率不高，成品中往往夹带空气而不易控制栓重。冷压法适用于大量生产脂肪性基质栓剂。

3. 热熔法　热熔法应用最为广泛，适用于脂肪性基质和水溶性基质栓剂的制备。大量生产可采用半自动栓剂灌封机组或全自动栓剂灌封机组，其工艺流程如图 10 - 1 所示。

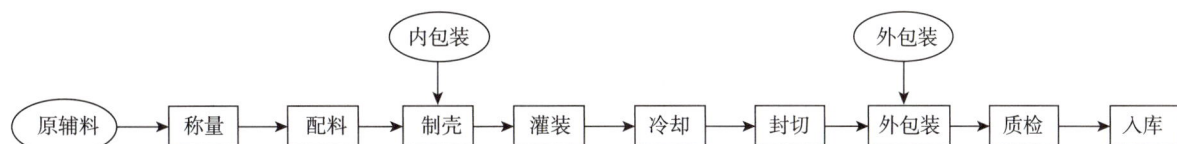

图 10 - 1 热熔法制备栓剂的工艺流程图

少量生产可采用手工灌模法，其工艺流程为熔化基质→加入药物混匀→注模→冷却成型→整理削平→脱模→质检→包装。

（1）熔化基质 一般采用水浴加热的方法熔化，为了避免过热，一般在基质熔融达 2/3 时即停止加热，适当搅拌，利用余热将剩余基质熔化。

（2）加入药物 按药物的性质以不同方法将药物加入上述已熔基质中。若加入不溶性药物，如中药粉末，除特殊要求外一般应粉碎成细粉，过六号筛再与基质混匀并应一直搅拌，避免下沉；若加入脂溶性药物，如樟脑等，可直接溶解于已熔化的脂肪性基质中，若药物用量大而降低基质的熔点或使栓剂过软时，可加入适量石蜡、鲸蜡进行调节；若加入水溶性药物，如中药材水提浓缩液，可直接与已熔化的水溶性基质混匀，或将提取浓缩液制成干浸膏粉，直接与熔化的脂肪性基质混匀，或用适量羊毛脂吸收后，与已熔化的脂肪性基质混匀。

（3）栓模处理 为了使栓剂成型后易于取出，在熔融物注入前，应先在模具内表面涂润滑剂。常用的润滑剂有两类：①脂肪性基质的栓剂常用软肥皂、甘油各一份与 95% 乙醇五份所制成的醇溶液。也称肥皂醑。②水溶性基质的栓剂则用液状石蜡或植物油等油性润滑剂。有的基质如可可豆脂或聚乙二醇类不粘模，可不用润滑剂。

（4）注模 待熔融的含药基质倾入栓模中，注意要一次完成，以免发生液层凝固出现断层，同时倾入时应稍溢出模口，以避免凝固时栓剂表面凹陷。

（5）冷却脱模 注模后可将模具置于室温或冰箱中冷却，待完全凝固后，削去溢出部分，然后打开模具，推出栓剂，晾干，包装即得。实验室用栓剂制备模具如图 10 - 2 所示。

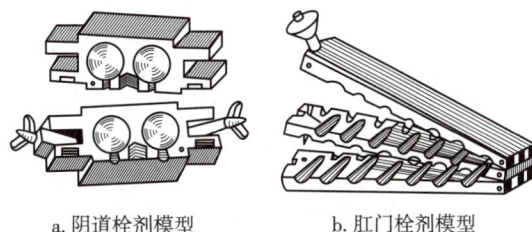

a. 阴道栓剂模型　　　　b. 肛门栓剂模型

图 10 - 2 实验室用栓剂制备模具

栓剂大量生产时，栓剂灌封机组可自动完成塑料制壳（一次性栓模）、灌装、冷却、封口、印批号、计数剪切等功能。

（三）栓剂的包装与贮存

栓剂所用的内包装材料应无毒，并不得与原料药物或基质发生理化作用。目前常用的包装形式有塑料壳包装、塑料袋包装、铝塑包装和双铝包装。栓剂应独立包装，防止栓剂互相黏结，互相挤压。

除另有规定外，栓剂应在 30℃ 以下密闭贮存和运输，防止因受热、受潮而变形、发霉、变质。一般脂肪性基质栓剂应置于阴凉干燥处贮存。对光敏感药物的栓剂一般用不透光材料如锡箔等包装。高湿度时栓剂易吸潮，干燥时可使之失水而变脆。甘油明胶栓剂、聚乙二醇栓可置室温阴凉处贮存，并宜密闭于容器中以免吸湿、变形。

（四）举例

麝香痔疮栓

【处方】人工麝香 0.6g、珍珠 0.6g、冰片 67.5g、炉甘石粉 135g、三七 15g、五倍子 75g、人工牛黄 6.3g、颠茄流浸膏 30ml。

【制法】以上八味，除人工牛黄、颠茄流浸膏外，其余珍珠等六味分别粉碎成细粉；颠茄流浸膏与部分炉甘石细粉混合，烘干，过筛，并与人工牛黄和剩余的炉甘石细粉及上述细粉混匀。取混合脂肪酸甘油酯 1112.7g 和二甲亚砜 67.5g，加热融化，在温度为 60～70℃ 时加入上述药粉，搅拌均匀，注入栓模，冷却，制成 1000 粒，即得。

【注解】①本品为直肠给药，禁止内服。②本品清热解毒，消肿止痛，止血生肌。用于大肠热盛所致的大便出血、血色鲜红、肛门灼热疼痛；各类痔疮和肛裂见上述证候者。③处方中麝香作用为辛温行散，活血消肿，通经散结止痛，芳香走窜，内彻脏腑，外达肌肤；牛黄作用为清热解毒之良药，善治痈疽疔疮；冰片作用为清热止痛，防腐生肌；珍珠清热解毒，生肌敛疮；炉甘石能收湿生肌；三七用于化瘀止血，消肿定痛；五倍子作用为收敛止血，涩肠止泻；颠茄流浸膏能够改善微循环。④本品应在 30℃ 以下密闭贮存。

三、栓剂的质量评价

（一）重量差异

取供试品 10 粒，精密称定总重量，求得平均粒重后，再分别精密称定每粒的重量。每粒重量与平均粒重相比较（有标示粒重的中药栓剂，每粒重量应与标示粒重比较），按表 10-3 中的规定，超出重量差异限度的不得多于 1 粒，并不得超出限度 1 倍。

表 10-3　栓剂重量差异限度表

平均粒重或标示粒重	重量差异限度
1.0g 及 1.0g 以下	±10%
1.0g 以上至 3.0g	±7.5%
3.0g 以上	±5%

凡规定检查含量均匀度的栓剂，一般不再进行重量差异检查。

（二）融变时限

除另有规定外，照《中国药典》融变时限检查法检查，应符合规定。脂肪性基质的栓剂 3 粒均应在 30 分钟内全部融化、软化或触压时无硬心；水溶性基质的栓剂 3 粒均应在 60 分钟内全部溶解。如有 1 粒不符合规定，应另取 3 粒复试，均应符合规定。

（三）膨胀值

除另有规定外，阴道膨胀栓应取 3 粒检查膨胀值，3 粒栓的膨胀值均应大于 1.5。

（四）微生物限度

除另有规定外，照《中国药典》非无菌产品微生物限度检查：微生物计数法和非无菌产品微生物限度检查：控制菌检查法及非无菌产品微生物限度标准检查，应符合规定。

第二节　膜　剂

一、膜剂概述

（一）膜剂的含义与分类

膜剂系指原料药物与适宜的成膜材料经加工制成的膜状固体制剂，供口服或黏膜用。膜剂的厚度一般为 0.05～0.2mm，面积为 1cm^2 者供口服和黏膜用，0.5cm^2 者供眼用，5cm^2 者供阴道用。膜剂为近年来国内外研究和应用进展很快的剂型，很受临床欢迎。

膜剂按结构特点可分为单层膜剂、多层膜剂和夹心膜剂等；按给药途径可分为内服膜剂、口腔用膜剂、眼用膜剂、皮肤用膜剂及腔道用膜剂等。

（二）膜剂的特点

1. 优点

（1）含量准确，稳定性好，吸收好，起效快。

（2）重量轻，体积小，使用方便，适用于多种给药途径。

（3）采用不同的成膜材料，可制成具有不同释药速度的膜剂；如用多层复方膜剂可解决药物间的配伍禁忌问题以及药物分析上的干扰检验因素问题。

（4）制备工艺简单，成膜材料用量少。

（5）制备过程中无粉末飞扬，有利于车间劳动保护。

2. 缺点　载药量小，不适于剂量较大的药物，故在品种上受到很大限制。

（三）膜剂的质量要求

膜剂外观应完整光洁、厚度一致、色泽均匀、无明显气泡。多剂量膜剂，分隔压痕应均匀清晰，并能按压痕撕开；膜剂所用的包装材料应无毒性、能够防止污染、方便使用，并不能与原料药物或成膜材料发生理化作用；膜剂应密封贮存，防止受潮、发霉和变质。膜剂还应符合《中国药典》四部制剂通则中膜剂的各项要求及各品种项下的检查规定。

二、膜剂的制备

（一）膜剂的成膜材料及附加剂

成膜材料性能和质量对膜剂的成型工艺、成品的质量及药效的发挥有重要影响。理想的成膜材料应无毒、无刺激性，无致癌、致畸等有害作用；外用不影响炎症、创面组织的愈合，口服不吸收或吸收后不影响机体生理功能，在体内可代谢或消除；成膜与脱膜性能好，成膜后应具有足够的强度和柔韧性；来源丰富，价格便宜。

1. 常用成膜材料

（1）天然高分子化合物　天然的高分子材料有明胶、玉米朊、淀粉、糊精、琼脂、阿拉伯胶、纤维素、海藻酸等，其中多数可降解或溶解，但成膜、脱膜性能较差，故常与其他成膜材料合用。

（2）聚乙烯醇（PVA）　是由醋酸乙烯在醇溶液中进行聚合反应生成聚醋酸乙烯，再经氢氧化钾醇溶液降解（降解的程度称醇解度）制得的高分子物质。为白色到类白色颗粒状粉末。其性质主要取决于聚合度和醇解度，聚合度越大，水溶性越差，水溶液的黏度相应增大。目前国内常用两种规格为 PVA05-88 和 PVA17-88，其平均聚合度分别为 500～600 和 1700～1800，醇解度均为 88%，

PVA05 - 88 聚合度小、水溶性大、柔韧性差；PVA17 - 88 聚合度大、水溶性小、柔韧性好。常将二者以适当比例（1∶3）混合使用，能制成很好的膜剂。PVA 是目前较理想的成膜材料，它对眼黏膜及皮肤无毒性、无刺激性，是一种安全的成膜材料；口服后在消化道中吸收很少，80% 的 PVA 在 48 小时内由直肠排出体外。

（3）乙烯 - 醋酸乙烯共聚物（EVA）　是乙烯和醋酸乙烯共聚而成的水不溶性高分子聚合物。为无色粉末或颗粒。EVA 无毒性、无刺激性，对人体组织有良好的适应性；不溶于水，溶于有机溶剂，熔点较低，成膜性能良好，成膜后较 PVA 有更好的柔韧性。可用于制备非溶蚀型膜剂或制备眼、阴道等控释膜剂的外膜。

（4）其他　聚维酮、壳聚糖及其衍生物、羟丙甲纤维素、羟丙基纤维素、丙烯酸树脂类、聚乙烯醇缩醛等。

2. 附加剂　膜剂的附加剂主要有：①增塑剂：具有改善成膜材料的成膜性，增加柔韧性的作用。如甘油、丙二醇、山梨醇等。②着色剂：为增加膜剂的美观及识别度。如食用色素、二氧化钛等。③矫味剂：可对膜剂中的苦味成分进行矫味。如蔗糖、甜菊糖苷等。④表面活性剂：可起润湿作用，使不溶性药物均匀分散，并增加药物的生物有效性。还可添加填充剂、稳定剂、增稠剂及乳化剂等辅料。

（二）膜剂的制备

膜剂常用涂膜法（涂布法）、流涎法、胶注法等方法制备。涂膜法是目前国内制备膜剂常用的技术，先将成膜材料溶解于适当溶剂中，再将药物及附加剂溶解或分散在上述成膜材料溶液中制成均匀的药浆，静置除去气泡，经涂膜、干燥、脱膜、主药含量测定、剪切、包装等，最后制成所需膜剂。涂膜法制备膜剂工艺流程如图 10 - 3 所示。

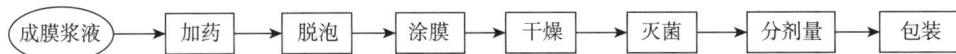

图 10 - 3　涂膜法制备膜剂的工艺流程图

原料药物如为水溶性，应与成膜材料制成具有一定稠度的溶液；如为不溶性原料药物，应粉碎成极细粉，并与成膜材料等混合均匀。浆液倾倒前应在涂膜工具上涂上适量的脱膜剂或润滑剂，如液状石蜡。

小量制备时可将药浆倾倒于平板玻璃上，经振动或用推杆涂成厚度均匀的薄层，烘干后根据药物含量确定单剂量的面积，再按单剂量面积切割、包装。

大量生产时，药物浆液的配制方法同上，采用涂膜机（图 10 - 4）进行涂膜。取配好的药液加入加料斗中，通过流液嘴将药液以一定速度（并确定一定的宽度）涂于不锈钢循环带上，经热风干燥，迅速成膜。药膜从循环带上剥脱被卷入卷膜盘上，再将药膜带密封在聚乙烯薄膜或涂塑铝箔中，取样品测定含量，计算出单剂量分割的面积，分割，包装，即得。

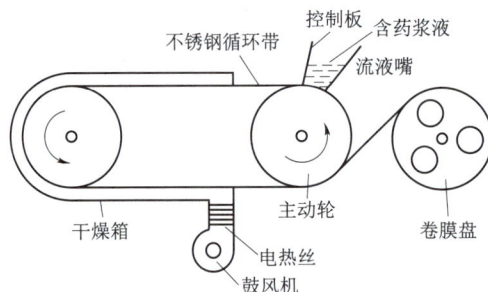

图 10 - 4　涂膜机示意图

（三）举例

复方青黛散膜

【处方】复方青黛散 5.0g、羧甲基纤维素钠溶液（1∶10）92.0g、丙二醇 3.0g。

【制法】将复方青黛散加入羧甲基纤维素钠溶液，混匀，再加入丙二醇，研匀，放置排除气泡，再均匀涂布于玻璃平板上，制膜，70℃干燥 1 小时，脱膜，剪成适当大小，包装即得。

【注解】①本品具有消炎、生肌的作用，用于口腔溃疡及烧伤、烫伤、创伤引起的溃疡等。②复方青黛散是发挥治疗作用的组分，由青黛、牛黄、薄荷脑、冰片、龙胆草、甘草、枯矾、黄柏、煅石膏组成。羧甲基纤维素钠是成膜材料，丙二醇是增塑剂。③本品局部贴用，用量酌情而定。

三、膜剂的质量评价

（一）重量差异

除另有规定外，取供试品 20 片，精密称定总重量，求得平均重量，再分别精密称定各片的重量。每片重量与平均重量相比较，按表 10-4 中的规定，超出重量差异限度的不得多于 2 片，并不得有 1 片超出限度的 1 倍。

表 10-4　膜剂重量差异限度表

平均重量	重量差异限度
0.02g 及 0.02g 以下	±15%
0.02g 以上至 0.20g	±10%
0.20g 以上	±7.5%

凡进行含量均匀度检查的膜剂，一般不再进行重量差异检查。

（二）微生物限度

除另有规定外，照《中国药典》非无菌产品微生物限度检查：微生物计数法和非无菌产品微生物限度检查：控制菌检查法及非无菌产品微生物限度标准检查，应符合规定。

第三节　气雾剂

一、气雾剂概述

（一）气雾剂的含义

气雾剂系指原料药物或原料药物和附加剂与适宜的抛射剂共同封装于具有特制阀门系统的耐压容器中，使用时借助抛射剂的压力将内容物呈雾状物喷至腔道黏膜或皮肤的制剂。气雾剂可在皮肤、呼吸道或其他腔道起局部或全身治疗作用，临床上主要用于祛痰、平喘、扩张血管、强心、利尿及治疗烫伤、烧伤或耳鼻喉疾病等。

（二）气雾剂的分类

1. 按医疗用途分类

（1）吸入用气雾剂　指经口吸入沉积于肺部的制剂，通常也被称为压力定量吸入剂。揿压阀门可定量释放活性药物。

（2）皮肤和黏膜用气雾剂　皮肤用气雾剂主要起保护创面、清洁消毒、局部麻醉及止血等作用，如麝香去痛气雾剂、局麻止痛利多卡因气雾剂。阴道黏膜用气雾剂常用 O/W 型气泡气雾剂，主要用于治疗微生物、寄生虫等引起的阴道炎，也可用于节制生育，如治疗阴道炎的复方甲硝唑气雾剂。鼻黏膜用气雾剂指经鼻吸入沉积于鼻腔的制剂，揿压阀门可定量释放活性物质，主要适用于蛋白类药物的全身作用，如降钙素等药物的鼻腔给药系统。

（3）空间消毒与杀虫用气雾剂　主要用于杀虫、驱蚊及室内空间消毒。喷出的粒子极细，一般在 $10\mu m$ 以下，能在空气中悬浮较长时间。

2. 按分散系统分类

（1）溶液型气雾剂　固体或液体药物溶于抛射剂中或在潜溶剂的作用下与抛射剂混合而形成的溶液，喷射时抛射剂挥发，药物以液体或固体微粒形式到达作用部位。

（2）混悬型气雾剂　固体药物以微粒形式分散在抛射剂中形成的混悬液，喷射时抛射剂挥发，药物以固体微粒形式到达作用部位。此类气雾剂又称为粉末气雾剂。

（3）乳剂型气雾剂　液体药物或药物溶液与抛射剂经乳化形成的乳剂，其类型有 O/W 型和 W/O 型。O/W 型在喷射时会随着内相抛射剂的气化而以泡沫形式喷出，故又称为泡沫气雾剂；W/O 型在喷射时会随着外相抛射剂的气化而形成液流。

3. 按相的组成分类

（1）二相气雾剂　一般指溶液型气雾剂，由气－液两相组成，气相是抛射剂部分气化产生的蒸气，液相是药物与抛射剂形成的均相溶液。

（2）三相气雾剂　一般指混悬型气雾剂和乳液型气雾剂。混悬型气雾剂由气－液－固三相组成，气相是抛射剂部分气化产生的蒸气，液相是抛射剂，固相是不溶性药物微粒；乳剂型气雾剂由气－液－液三相组成：气相是抛射剂产生的蒸气，药液与抛射剂形成液－液两相。

4. 按给药定量与否分类　分为定量气雾剂和非定量气雾剂。

（三）气雾剂的特点

1. 具有速效和定位作用　气雾剂可使药物直接到达作用部位或吸收部位，分布均匀，奏效快，具有速效和定位作用，尤其是在呼吸道给药方面具有其他剂型不能替代的优势。如治疗哮喘的气雾剂可使药物粒子直接进入肺部，吸入 2 分钟即能显效。

2. 增加药物的稳定性　药物密闭于容器内能保持清洁无菌，由于容器不透明，避光，不与空气中的氧或水分直接接触，增加了药物的稳定性。

3. 使用方便　无需饮水，一揿（吸）即可，有助于提高患者的用药顺应性，尤其适用于 OTC 药物。

4. 提高生物利用度　气雾剂不通过胃肠道吸收，既可避免胃肠道的副作用，又可防止药物在胃肠道内被破坏和肝脏对药物的首过效应。

5. 给药剂量准确　气雾剂可以用定量阀门准确控制剂量。

6. 对创面的刺激性小　外用气雾剂使用时药物可在皮肤上形成均匀的薄膜，刺激性相对较小，且不接触患部，减少了对创面的机械刺激性。

气雾剂的缺点主要表现在：①因气雾剂需要耐压容器、阀门系统和特殊的生产设备，所以生产成本高。②因抛射剂有高度挥发性而具有致冷效应，多次用于受伤皮肤上可引起不适与刺激。③气雾剂具有一定的内压，遇热或受撞击后易发生爆炸。④吸入用气雾剂因肺部吸收干扰因素多，往往吸收不完全。⑤若封装不严会导致抛射剂泄露而致治疗失败。

（四）气雾剂的质量要求

1. 根据需要可加入溶剂、助溶剂、抗氧剂、抑菌剂、表面活性剂等附加剂，气雾剂中所有附加剂均应对皮肤或黏膜无刺激性、无毒性。

2. 二相气雾剂应按处方制得澄清的溶液后，按规定量分装。三相气雾剂应将微粉化（或乳化）原料药物和附加剂充分混合制得混悬液或乳状液，如有必要，抽样检查，符合要求后分装。在制备过程中，必要时应严格控制水分，防止水分混入。

3. 气雾剂常用的抛射剂为适宜的低沸点液体。根据气雾剂所需压力，可将两种或几种抛射剂以适宜比例混合使用。

4. 气雾剂的包装容器应能耐受气雾剂所需的压力，各组成部件均不得与原料药物或附加剂发生理化作用，其尺寸精度与溶胀性必须符合要求。

5. 定量气雾剂释出的主药含量应准确、均一，喷出的雾滴（粒）应均匀。

6. 制成的气雾剂应进行泄漏检查，确保使用安全。

7. 气雾剂应置凉暗处贮存，并避免曝晒、受热、敲打、撞击。

8. 定量气雾剂应标明：①每罐总揿次；②每揿主药含量或递送剂量。

9. 气雾剂用于烧伤治疗如为非无菌制剂的，应在标签上标明"非无菌制剂"；产品说明书中应注明"本品为非无菌制剂"，同时在适应证下应明确"用于程度较轻的烧伤（Ⅰ°或浅Ⅱ°）"；注意事项下规定"应遵医嘱使用"。

二、气雾剂的制备

（一）气雾剂的组成

1. 药物与附加剂

（1）药物　液体、固体药物均可制备气雾剂。药物制成供呼吸道吸入用气雾剂时，应测定其血药浓度，测出有效剂量，安全指数小的药物必须做毒性试验，以确保安全。

（2）附加剂　为制备质量稳定的气雾剂，可根据药物的性质及气雾剂的不同类型选择适宜的附加剂，如潜溶剂、润湿剂、乳化剂、稳定剂，必要时还应添加矫味剂、防腐剂等。

2. 抛射剂　抛射剂是喷射药物的动力，也可兼作气雾剂的溶剂和稀释剂。抛射剂为低沸点物质，常温下蒸气压大于大气压，当阀门打开时抛射剂急剧气化产生压力，克服了液体分子间的引力，将药物分散成雾状微粒喷射出来。抛射剂喷射能力的大小直接受其种类和用量影响，同时也要依据气雾剂用药目的和要求进行合理选择。

理想的抛射剂应具备以下条件：①在常温下的蒸气压高于大气压；②对机体无毒、无刺激性和致敏性；③性质稳定，不易与药物和容器材料发生化学反应，具有不可燃性和不易爆炸性；④环保，不破坏大气臭氧层；⑤价廉易得。

（1）氟氯烷烃类（CFC）　又称为氟利昂，常用的有三氯一氟甲烷（F_{11}）、二氯二氟甲烷（F_{12}）和二氯四氟乙烷（F_{114}）。氟利昂作为抛射剂比较经济，但其对臭氧层有破坏，有关国际组织已经要求停止使用，我国规定到 2010 年全面禁用。

（2）氢氟烷烃类（HFA）　目前被认为是最合适的氟利昂替代品，其不含氯，不破坏臭氧层，并且在人体内残留量少、毒性小，代替氟利昂作为抛射剂的应用前景广阔。目前氢氟烷烃类如四氟乙烷（HFA－134a）和七氟丙烷（HFA－227）作为一种新型抛射剂已在逐步替代氟利昂作为抛射剂。

（3）碳氢化合物　作抛射剂的主要品种有丙烷、正丁烷和异丁烷。此类抛射剂虽然稳定，毒性不大，密度低，沸点较低，但易燃、易爆，不宜单独应用，常与其他抛射剂合用。

（4）压缩气体　用作抛射剂的主要有二氧化碳、氮气和一氧化氮等。其化学性质稳定，不与药物发生反应，不燃烧。但常温时蒸气压过高，对容器耐压性能的要求高。

3. 耐压容器 气雾剂的容器是贮存抛射剂、药物和附加剂的部件。要求性质稳定，不得与药物和抛射剂发生理化作用，具有一定的耐压性和撞击性，耐腐蚀，价廉易得。常用的有以下几类。

（1）玻璃容器 由中性硬质玻璃制成，具有良好的化学稳定性、耐腐蚀且抗泄露性好。但耐压性和耐撞击性差。因此，在玻璃容器外面搪一层塑料防护层，以弥补这一缺点。

（2）金属容器 有铝制、马口铁和不锈钢三种，其中马口铁最常用，其特点是耐压力高、抗腐蚀性好，有利于机械化生产，但成本高。同时对药液不稳定，需内涂聚乙烯或环氧树脂等。

（3）塑料容器 塑料容器质地轻而耐压，耐腐蚀性和抗撞击性较好。但因通透性较高、成本较高以及塑料添加剂可能存在的影响，药剂工业上少用。

4. 阀门系统 阀门系统是气雾剂的重要组成部分，其基本功能是调节药物和抛射剂从容器中的流出量及速度，其精密程度直接影响到气雾剂给药剂量的准确性。阀门种类较多，气雾剂的阀门系统一般由封帽推动钮、阀门杆、封圈、弹簧、带有封圈的底盘、定量室、浸入管组成，如图10-5、图10-6所示。

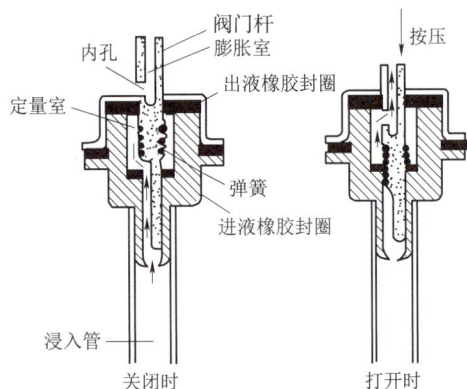

图 10-5　有浸入管的定量阀门结构示意图

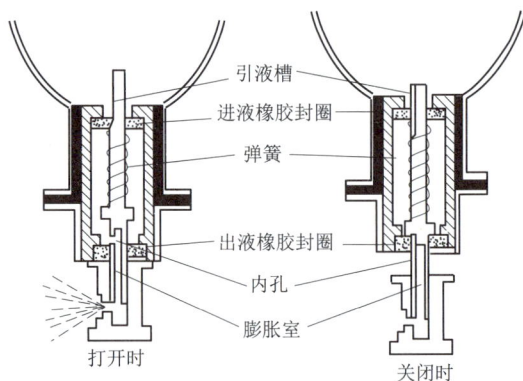

图 10-6　无浸入管的（倒喷）气雾剂阀门启闭示意图

（1）封帽 通常是铝制品，用来将阀门固封在容器上，必要时内镀锡或涂上环氧树脂等薄膜。

（2）推动钮 常由塑料制成，装在阀门杆的顶端，推动阀门杆用以开启或关闭气雾剂阀门，上有喷嘴，可控制药液喷出的方向。

（3）阀门杆（轴芯） 简称阀杆，常由尼龙或不锈钢制成。顶端与推动钮相连，其上端有内孔和膨胀室，其下端有一段细槽或缺口（引液槽）以供药液进入定量室。① 内孔：内孔位于阀门杆一侧，通常被橡胶封圈封在定量室之外，使容器内外不连通。当撤下推动钮时，内孔进入定量室，与药液相通，药液立即通过其进入膨胀室，然后从喷嘴喷出。② 膨胀室：在阀门杆内，位于内孔之上。药液进入此室时，部分抛射剂因气化而骤然膨胀，使药液雾化，并从喷嘴喷出形成细雾滴。

（4）橡胶封圈 有弹性，通常由丁腈橡胶制成，分为进液橡胶封圈和出液橡胶封圈两种。

（5）弹簧 一般由不锈钢制成，套于阀门杆，位于定量室内，其作用是为推动钮提供上升的弹力。

（6）定量杯（室） 由塑料或金属制成，其容量一般为 0.05 ~ 0.2ml，它决定了剂量的大小。由上下封圈控制药液不外溢，从而喷出准确的剂量。

（7）浸入管 用聚乙烯或聚丙烯制成，是将容器内药液向上输送到阀门系统的通道。国产吸入型气雾剂不用浸入管，而用具有引液槽的阀门杆，故使用时需将容器倒置，使药液通过阀门杆上的引液槽进入阀门系统的定量室。

（二）气雾剂的制备

气雾剂在制备时使用各种用具、容器等需用适宜的方法清洁、灭菌，整个操作过程都应注意防止微生物的污染。其主要制备过程可分为容器和阀门系统的处理与装配、药物的配制与分装、抛射剂的充填三部分，最后经质量检查合格后为气雾剂成品。制备工艺流程图如图 10 – 7 所示。

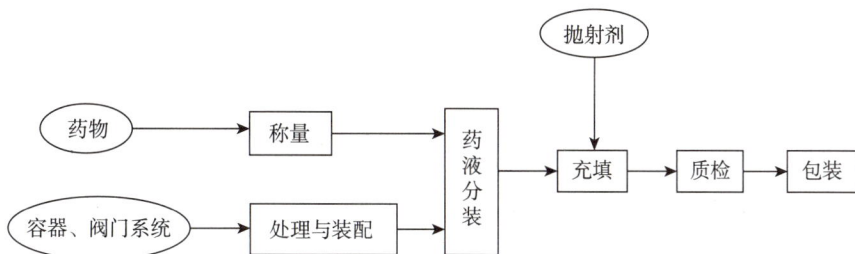

图 10 – 7 气雾剂的制备工艺流程图

1. 容器与阀门系统的处理与装配

（1）容器的处理 目前国内医用气雾剂的容器多选用玻璃瓶，将玻璃瓶洗净并置于预热至 120 ~ 130℃的烘箱中烘干，浸入搪瓷液中，使瓶口以下黏敷一层浆液，倒置放入 150 ~ 170℃烘箱中备用。

（2）阀门系统的处理与装配 橡胶制品、塑料及尼龙零件可用 75% 乙醇浸泡、烘干，将定量杯与橡胶封圈套合，阀门杆装上弹簧，并与橡胶封圈及封帽等阀门结构组合装配。

2. 药物的配制与分装 采用适当的溶剂和提取方法将中药中有效成分提取并精制，加入附加剂，进行配制。

（1）溶液型气雾剂 将中药提取物与附加剂溶解于溶剂中，制成澄清均匀的溶液。

（2）混悬型气雾剂 将药物微粉化并保持干燥，严防药物微粉吸附水蒸气。制备时常需加入表面活性剂作为润湿剂、分散剂和助悬剂，以使药物微粒分散均匀并稳定。

（3）乳剂型气雾剂 按乳剂的一般制备方法，制成合格、稳定的药物乳剂。目前应用较多的是 O/W 型乳剂型气雾剂。

将上述配置好的药液，分别经过质量检查，定量分装在备用容器内，安装阀门，轧封帽铝盖。

3. 抛射剂的充填

（1）压灌法 将已灌装药液轧紧封帽的气雾剂容器，抽去内部空气，然后以压缩空气为动力源，通过压力灌装机将定量的抛射剂压灌于容器内。压灌法设备简单，不需低温操作，抛射剂损耗少。但抛射剂需经阀门进入容器，生产速度较慢，且受阀门影响，抛射剂进入容器后，同体积的空气无法排出，使成品压力较高，且使用过程中压力的变化幅度较大。压灌法为国内目前使用较多的方法。

（2）冷灌法 一般的操作步骤是首先制备药液，将冷却的药液灌入容器后随即加入已冷却的抛射剂；也可将药液和抛射剂同时灌入。灌入之后，立即装阀并轧紧。全部操作过程均在低温下进行。冷灌法中抛射剂直接灌入容器，速度快，对阀门无影响，容器内的空气易于排出，成品压力较稳定。但采用此法需制冷设备及低温操作，抛射剂损耗较多，含水产品不宜用此法充填抛射剂。

（三）举例

麝香祛痛气雾剂

【处方】人工麝香 0.33g、红花 1g、樟脑 30g、独活 1g、冰片 20g、龙血竭 0.33g、薄荷脑 10g、地黄 20g、三七 0.33g。

【制法】以上九味，取人工麝香、三七、红花，分别用 50% 乙醇 10ml 分三次浸渍，每次 7 天，合并浸渍液，滤过，滤液备用；地黄用 50% 乙醇 100ml 分三次浸渍，每次 7 天，合并浸渍液，滤过，滤液备用；龙血竭、独活分别用乙醇 10ml 分三次浸渍，每次 7 天，合并浸渍液，滤过，滤液备用；冰片、樟脑加乙醇 100ml，搅拌使溶解，再加入 50% 乙醇 700ml，混匀；加入上述各浸渍液，混匀；将薄荷脑用适量 50% 乙醇溶解，加入上述药液中，加 50% 乙醇至总量为 1000ml，混匀，静置，滤过，灌装，封口，充入抛射剂适量，即得。

【注解】①本品为非定量阀门气雾剂，在耐压容器中的药液为橙红色澄清液体；气芳香。②本品具有活血祛瘀，舒经活络，消肿止痛的作用。用于各种跌打损伤，瘀血肿痛，风湿瘀阻，关节疼痛。③外用。喷涂患处，按摩 5 ~ 10 分钟至患处发热，一日 2 ~ 3 次；软组织扭伤严重或有出血者，将药液喷湿的棉垫敷于患处。

三、气雾剂的质量评价

1. 每罐总揿次　定量气雾剂照《中国药典》吸入制剂相关项下方法检查，每罐总揿次应符合规定。

2. 递送剂量均一性　除另有规定外，定量气雾剂照《中国药典》吸入制剂相关项下方法检查，递送剂量均一性应符合规定。

3. 每揿主药含量　定量气雾剂取供试品 1 罐，照《中国药典》方法检查，每揿主药含量应为每揿主药含量标示量的 80% ~ 120%。

4. 喷射速率　非定量气雾剂取供试品 4 罐，照《中国药典》方法检查，计算每罐的平均喷射速率（g/s），均应符合各品种项下的规定。

5. 喷出总量　非定量气雾剂取供试品 4 罐，照《中国药典》方法检查，每罐喷出量均不得少于标示装量的 85%。

6. 每揿喷量　定量气雾剂取供试品 1 罐，照《中国药典》方法检查，除另有规定外，均应为标示喷量的 80% ~ 120%。

7. 粒度　混悬型气雾剂取供试品 1 罐，照《中国药典》方法检查，应符合各品种项下的规定。

8. 装量　非定量气雾剂照《中国药典》最低装量检查法检查，应符合规定。

9. 无菌　除另有规定外，用于烧伤［除程度较轻的烧伤（Ⅰ°或浅Ⅱ°外）］、严重创伤或临床必需无菌的气雾剂，照《中国药典》无菌检查法检查，应符合规定。

10. 微生物限度　除另有规定外，照《中国药典》非无菌产品微生物限度检查：微生物计数法和非无菌产品微生物限度检查：控制菌检查法及非无菌产品微生物限度标准检查，应符合规定。

第四节　胶　剂

一、胶剂概述

（一）胶剂的含义

胶剂系指将动物皮、骨、甲或角用水煎取胶质，浓缩成稠胶状，经干燥后制成的固体块状内服制剂。其成分以动物水解蛋白类物质为主，常加入一定量的辅料如糖类、油脂、酒类等，常见为黄褐色至深褐色的透明小方块或长方块固体。胶剂多供内服，有补血、止血、祛风、调经、滋补强壮等功效，用以治疗虚劳羸弱、吐血、衄血、崩漏、腰酸腿软等症。

（二）胶剂的分类

按原料来源不同，胶剂可分为以下几类。

1. 皮胶　以动物皮为原料经熬炼制成。用驴皮制成的称阿胶，牛皮制成的称黄明胶，猪皮制成的称新阿胶。

2. 骨胶　用动物的骨骼熬炼制成，如狗骨胶、鱼骨胶等。

3. 甲胶　用龟科动物乌龟的背甲及腹甲或鳖科动物鳖的背甲为原料，经熬炼制成，如龟甲胶、鳖甲胶等。

4. 角胶 用雄鹿骨化的角为原料，经熬炼制成，称鹿角胶。鹿角胶应呈黄棕色或红棕色，半透明，有的上部有黄白色泡沫层。若制备时掺入部分阿胶，则成品颜色加深，呈黑褐色。

5. 其他胶类 凡含蛋白质的动物药材，经水煎提取浓缩，一般均可制成胶剂。如以牛肉制成的霞天胶，以龟甲和鹿角为原料制成的龟鹿二仙胶等。

（三）胶剂的质量要求

1. 胶剂所用原料应用水漂洗或浸漂，除去非药用部分，切成小块或锯成小段，再次漂净。

2. 加水煎煮数次至煎煮液清淡为止，合并煎煮液，静置，滤过，浓缩。浓缩后的胶液在常温下应能凝固。

3. 胶凝前，可按各品种制法项下规定加入适量辅料（如黄酒、冰糖、食用植物油等）。

4. 胶凝后，按规定重量切成块状，阴干。

5. 胶剂应为色泽均匀，无异常臭味的半透明固体。溶于热水后应无异物。

6. 一般应检查总灰分、重金属、砷盐或重金属及有害元素等。

7. 胶剂应密闭贮存，防止受潮。

二、胶剂原辅料选择

原、辅料的优劣直接影响胶剂的质量，故应精心选择以充分保证胶剂的质量与疗效。

（一）原料的选择

动物的皮、骨、甲、角质量优劣的差异很大，一般以取自健康强壮的动物为佳。

1. 皮类 驴皮以张大，毛色黑、质地肥厚，伤少无病为好，尤以冬季宰杀者为优，名为"冬板"，张小皮薄色杂的"春秋板"次之，夏季剥取的驴皮为"伏板"最差。黄明胶所用的黄牛皮以皮张厚大，毛色黄，无病的北方黄牛皮为优。制新阿胶的猪皮以质地肥厚，新鲜者为好。

2. 角类 主要用鹿角。鹿角分砍角与脱角两种，砍角为优，脱角次之。砍角表面呈灰黄或灰褐色，质重坚硬有光泽，角中含有血质，角尖对光照视呈粉红色者为佳。春季鹿自脱的角称为脱角，表面灰色，质轻无光泽，较差。野外自然脱落的鹿角称霜脱角，不宜采用。

3. 甲类 龟甲为龟的腹甲和背甲，以板大质厚，颜色鲜明为佳，称"血板"，而以产于洞庭湖一带者最为著名，俗称"汉板"，对光照之微呈透明、色粉红，又称"血片"。鳖甲也以个大质厚、未经水煮为佳。

4. 骨类 如狗骨，以骨骼粗大，质地坚实者为优。

（二）辅料的选择

胶剂制备过程中常加入一定量的糖、油、酒等作为辅料，既有辅助成型、矫味作用，亦有一定的治疗作用。因此，辅料的质量也是直接影响胶剂的重要因素。

1. 糖 多用冰糖，以色白洁净无杂质者为佳。加入糖能增加胶剂的硬度和透明度，同时具有矫臭、矫味作用。

2. 酒 多用黄酒，以绍兴酒为佳，有时也可用白酒代替黄酒。加酒的主要作用是矫臭、矫味。

3. 油类 常用花生油、豆油、麻油三种，以纯净新鲜者为佳。油类能降低胶的黏性，便于切胶，而且浓缩胶液时气泡易于逸散，有利于胶剂成品的透明。

4. 明矾 明矾能使胶液中存在的细微杂质凝聚沉淀，以保证胶块具有洁净的透明度，所用明矾以色白纯净者为佳。

5. 水　胶剂制备时对熬胶用水要有一定的选择，一般应选择硬度较低的洁净淡水，也可用离子交换树脂处理的去离子水。

三、胶剂的制备与举例

（一）胶剂的制备

胶剂制备一般工艺流程如图 10 - 8。

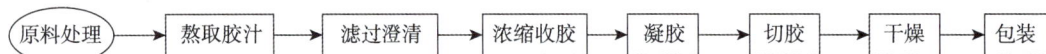

原料处理 → 熬取胶汁 → 滤过澄清 → 浓缩收胶 → 凝胶 → 切胶 → 干燥 → 包装

图 10 - 8　胶剂制备工艺流程图

1. 原料处理　胶剂的原料如动物的皮、骨、甲、角、肉等常附着毛、脂肪、筋、肉及血等杂物，必须经过水洗、浸泡、开水烫、沸水短时间煎煮等方法，去除不洁之物后方可供制备胶剂。

2. 熬取胶汁（熬胶）　原料经处理后置锅中加适量水（以浸没原料为度），置夹层蒸汽锅中用蒸汽加热，煎取胶汁。

3. 滤过、澄清　每次煎出的胶汁趁热滤过，滤液澄清后才能浓缩。由于胶汁黏性大，所含杂质不易沉降，常须在胶汁中加入适量明矾水（每 100kg 原料约加入 60～120g 明矾），经搅拌静置数小时，分取上清液，用细筛或丝棉滤过后，滤液即可浓缩。

4. 浓缩收胶　滤清的胶汁加热浓缩，并不断搅拌，以加速蒸发及防止焦化。如有泡沫产生，应及时除去。胶汁浓缩至糖浆状，必要时可取出静置 24 小时，待沉淀下降后倾出上清液进一步浓缩。当胶液浓缩至相对密度为 1.25 左右时，加入豆油，搅匀，再加入糖搅拌至完全溶解，继续浓缩至近出胶时，搅拌加入黄酒，此时应减弱火力，并强力搅拌，直至锅内有大馒头状气泡产生（俗称"发锅"），挑起时胶汁黏附棒上呈片状而不至坠落（也叫"挂旗"），胶汁中无水蒸气逸出为度。胶汁浓缩的程度应根据胶剂品种不同而适当掌握，胶汁浓缩后加入油类时应强力搅拌使其分散均匀，以免出现小油泡。

5. 凝胶　胶汁熬炼成后，趁热倒入已洗净并涂有少量麻油的凝胶盘内胶凝。胶汁倾入后于 8～12℃静置 12～24 小时即可凝固成块状。

6. 切胶　将凝固的胶块按需要切成一定规格和重量的小片。大生产时采用机器切胶。

7. 干燥　胶片切成后，置于有干燥防尘的晾胶室内，放于特制的晾胶床上，使其在微风阴凉的条件下干燥。一般每隔 48 小时或 3～5 天将胶片翻一次，使两面水分均匀散发，以免成品发生弯曲现象。经 7～10 天，待胶表面干硬，再将其装入木箱内，密闭闷之，称之"闷胶"或"伏胶"，促使胶片内部水分向外扩散。2～3 日后，取出胶片拭去表面水分，然后再置于晾胶床上晾之，数日之后，再"闷胶"2～3 日，再晾之，此操作反复 2～3 次，至胶片充分干燥为止。

为了缩短干燥时间，也可将胶片用纸片包好，置石灰干燥箱或烘房中通风干燥。

8. 包装　胶片充分干燥后，用微湿毛巾拭其表面，使之呈现光泽，再用朱砂或金箔印上品名，装盒即可。胶剂应密闭贮存于阴凉干燥处。

（二）举例

阿胶

【处方】驴皮 50.0kg、冰糖 3.3kg、豆油 1.7kg、黄酒 1.0kg。

【制法】将驴皮浸泡去毛，切块洗净，分次水煎，滤过，合并滤液，浓缩（分别加入黄酒、冰糖、豆油）至稠膏状，冷凝，切块，晾干，即得。

【注解】①本品具有补血滋阴，润燥，止血的作用。用于血虚萎黄，眩晕心悸，肌萎无力，心烦不眠，虚风内动，肺燥咳嗽，痨嗽咯血，吐血尿血，便血崩漏、妊娠胎漏。②冰糖能增加阿胶的硬度和透明度，同时具有矫味作用。豆油能降低胶的黏性，便于切胶，且浓缩收胶时气泡易于逸散，使胶净透。黄酒主要起矫臭、矫味作用，同时出胶前喷入黄酒，有利于气泡逸散。③烊化兑服，3~9g。

四、胶剂的质量评价

1. 水分　取供试品 1g，置扁形称量瓶中，精密称定，加水 2ml，置水浴上加热使溶解后再干燥，使厚度不超过 2mm，照《中国药典》水分测定法测定，不得过 15.0%。

2. 微生物限度　照《中国药典》非无菌产品微生物限度检查：微生物计数法和非无菌产品微生物限度检查：控制菌检查法及非无菌产品微生物限度标准检查，应符合规定。

实训 22　中药栓剂的制备

一、实训目的

1. 掌握栓剂的制备原理、工艺流程、制备方法。
2. 熟悉栓剂基质中加入药物的方法。
3. 能按标准操作规程制备栓剂并进行栓剂的质量检查和评价。

二、实训条件

1. 实训场所　实验室或实训车间。

2. 实训仪器与设备　粉碎设备、药筛、乳钵、蒸发皿、水浴锅、栓模、分析天平、融变时限检查仪等。

3. 原辅料　蛇床子、黄连、硼酸、葡萄糖、甘油、明胶、纯化水等。

三、实训内容

（一）药品概况

项目名称	蛇黄栓	
处方	蛇床子（10 号粉）	0.5g
	黄连（10 号粉）	0.25g
	硼酸	0.25g
	葡萄糖	0.25g
	甘油	15.0g
	明胶	4.5g
	纯化水	加至 25.0g
规格	每枚重 5g	
功能主治	消炎杀虫。用于治疗阴道滴虫	
用法用量	纳入阴道内，一次 1 枚，一日 1 次	

（二）制备方法

1. 取蛇床子、黄连、硼酸、葡萄糖加适量甘油研成糊状。

2. 将甘油明胶置于水浴上加热，待熔化后，再将上述蛇床子等糊状物加入，搅拌均匀。

3. 倾入已涂有润滑剂的阴道栓模内，共制成10枚，冷却，刮去多余栓块，启模，取出，包装即可。

（三）注意事项

1. 甘油明胶由明胶、甘油和水三者按一定比例组成。制备时明胶需先用水浸泡使之溶胀变软，加热时才易溶解，否则无限溶胀时间延长，且含有一些未溶解的明胶小块或颗粒。

2. 甘油明胶多用作阴道栓剂基质，具有弹性，在体温时不熔融，而是缓缓溶于体液中释出药物，故作用持久。制备时须轻轻搅拌，以免胶液中产生不易消除的气泡，影响成品质量。应注意基质中含水量过多栓剂太软，水量过少栓剂又太硬。

3. 健康妇女的阴道分泌液应维持在 pH 3.8～4.2，而阴道滴虫适于在 pH 5～6 的环境中生长，栓剂中加入硼酸调 pH 值至正常范围，可防止原虫及致病菌生长，葡萄糖分解为乳酸以保持阴道的酸性，恢复阴道的生物特性和自洁作用。

4. 注模时如混合物温度太高会使稠度变小，所制栓剂易发生顶端凹陷现象，故应在适当的温度下于混合物稠度较大时注模，并注至模口稍有溢出为度，且一次注完。

四、质量检查

质量检查项目参照《中国药典》规定，实训结果填写下表。

检查项目	检查结果
外观	
重量差异	
融变时限	

五、实训报告及思考

小组完成实训后，对实训过程、结果及收获进行讨论并总结，撰写实训报告。

1. 热熔法制备栓剂应注意什么问题？基质中加入药物有哪些方法？

2. 如何评价栓剂的质量？

目标检测

答案解析

一、选择题

[A 型题]

1. 混悬型气雾剂的组成部分不包括

　　A. 抛射剂　　　　　B. 潜溶剂　　　　　C. 耐压容器

　　D. 阀门系统　　　　E. 助悬剂

2. 不能作为气雾剂抛射剂的是

　　A. 四氟乙烷　　　　B. 二甲醚　　　　　C. 丙烷

　　D. 正丁烷　　　　　E. 甲烷

3. 气雾剂的质量评定不包括

    A. 喷射速率   B. 抛射剂用量   C. 粒度

    D. 每罐总揿次   E. 装量

4. 有关栓剂的不正确表述是

    A. 正确使用栓剂可有效避免首过消除

    B. 最常用栓剂是肛门栓和阴道栓

    C. 使用栓剂前排便有助于药物的吸收

    D. 栓剂不如口服给药方便

    E. 甘油栓和洗必泰栓均为全身作用的栓剂

[X 型题]

5. 关于气雾剂的叙述，正确的有

    A. 气雾剂可在呼吸道、皮肤或其他腔道起局部作用或全身作用

    B. 气雾剂可采用定量阀门准确控制剂量

    C. 气雾剂喷出的粒子愈细愈好

    D. 气雾剂按相组成分为单相、二相和三相气雾剂

    E. 气雾剂可以直接到达作用部位，奏效快

6. 气雾剂按医疗用途分类包括

    A. 呼吸道吸入   B. 皮肤   C. 阴道黏膜

    D. 空间消毒   E. 杀虫

7. 膜剂的特点有

    A. 含量准确   B. 稳定性好   C. 多层膜可实现控制释药

    D. 成膜材料用量大   E. 载药量少，仅适用于剂量小的药物

8. 胶剂的辅料包括

    A. 酒   B. 明矾   C. 豆油

    D. 冰糖   E. 明胶

二、简答题

1. 栓剂常用制备方法有哪些？简述热熔法制备栓剂的工艺流程。

2. 简述气雾剂的主要特点。

（马春娟）

书网融合……

                重点小结   微课   习题

第十一章 中药制剂新技术与新剂型

PPT

学习目标

知识目标

通过本章学习，应能掌握固体分散体、包合物、缓释与控释制剂、经皮给药系统、靶向制剂的概念、特点等相关知识。熟悉固体分散体、环糊精包合物的制备方法、缓释与控释制剂释药原理及处方设计；影响经皮吸收的因素和促进药物经皮吸收的方法；靶向给药新剂型。了解固体分散体、缓释与控释制剂的质量评价、包合物在中药制剂中的作用、口服定速、定位和定时释药系统、中药经皮给药系统的开发等。

能力目标

能根据中药制剂新技术与新剂型的相关知识合理选择新剂型。

素质目标

通过本章学习，了解中药制剂新技术与新剂型的发展现状，增强爱国情感及中医药文化自信心和自豪感，强化中医药事业传承创新的责任感和使命感。

情境导入

情境：慢性病主要指心脑血管疾病、糖尿病、慢性呼吸系统疾病、癌症等不构成传染性，具有长期积累形成疾病形态损害的疾病。慢性病的病程长、病因复杂、预后差，需要长期甚至终身服药。临床治疗慢性病宜选用疗效确切、作用持久、毒副作用小的制剂。随着缓控释制剂、靶向制剂、经皮给药系统、包合技术、固体分散技术等新剂型、新技术的迅速发展，临床治疗慢性病有了更多的选择，提高了患者治疗慢性病的安全性、有效性及依从性。

思考：1. 各种新型制剂有哪些特点？

2. 缓控释制剂如何释放药物？

3. 靶向制剂有哪些新剂型？

第一节 固体分散技术

一、固体分散体概述

固体分散体系指难溶性药物以分子、胶态、微晶等状态均匀分散在某一固态载体物质中所形成的分散体系。固体分散体一般作为制备其他制剂的中间体，可以根据需要进一步制成适宜剂型，如胶囊剂、片剂、软膏剂、栓剂、滴丸剂等。将药物制成固体分散体的制剂技术称为固体分散技术。

固体分散体的特点是：①可增加难溶性药物的溶解度和溶出速率，从而提高药物的生物利用度；②可产生缓释、控释作用或在小肠定位释药；③载体可包埋、吸附药物，延缓药物水解和氧化，提高药物的稳定性，并能掩盖药物的不良气味及刺激性，减少药物不良反应；④使液体药物固体化，从而便于应用与贮存；⑤分散度高，稳定性差，久贮易老化。

二、固体分散体的常用载体

1. 水溶性载体

（1）聚乙二醇类（PEG）　此类载体为结晶型聚合物，用于固体分散体的分子量在1000到20 000，熔点55~65℃，毒性小，化学性质稳定，能与多种药物配伍。主要用于增加某些药物的溶出速率，提高药物的生物利用度；也可作为缓释固体分散体的载体材料。常用PEG4000和PEG6000。

（2）聚维酮类（PVP）　又称聚乙烯吡咯烷酮，为无定形高分子聚合物，其特点为熔点高，对热稳定，易溶于水和多种有机溶剂，对许多药物有较强的抑晶作用。用PVP制成固体分散体，其体外溶出度有明显提高，在体内起效快，生物利用度也有显著改善，但成品易吸湿而析出药物结晶，因其熔点高不宜采用熔融法。

（3）表面活性剂类　此类材料大多属于含聚氧乙烯基的表面活性剂，其特点是溶于水或有机溶剂，载药量大，在蒸发过程中可阻滞药物产生结晶，是较理想的速效载体材料。常用的有泊洛沙姆188，毒性小，对黏膜的刺激性极小，提高溶出速率和生物利用度效果好于PEG载体。

此外，水溶性载体还有有机酸类、糖类与醇类、纤维素衍生物类等。

2. 水不溶性载体

（1）乙基纤维素（EC）　无毒、无药理活性，性质稳定，是一种理想的水不溶性载体材料。EC能溶于乙醇等多种有机溶剂，常采用溶剂法制备固体分散体。EC在溶剂中呈网状结构，此时将药物溶于溶剂，则会以分子状态进入网状结构，如将溶剂蒸发除去后，药物则以分子或微晶状态包埋在EC的网状骨架中。

（2）聚丙烯酸树脂类　聚丙烯酸树脂Eudragit（包括E、RL、RS等多种型号）在胃液中可溶胀，在肠液中不溶，不被机体吸收，安全无毒。广泛用于包衣片和缓释固体分散体的制备。此类固体分散体中适当加入PEG或PVP等可调节释药速率。

（3）其他　胆固醇、β-谷甾醇、棕榈酸甘油酯、胆固醇硬脂酸酯、巴西棕榈蜡及蓖麻油蜡等脂质材料均可作为载体制备缓释固体分散体。

3. 肠溶性载体

（1）纤维素类　常用醋酸纤维素酞酸酯（CAP）、羟丙甲纤维素酞酸酯（HPMCP）以及羧甲乙纤维素（CMEC）等，它们在胃液中不溶，而能溶于肠液中，可用于胃中不稳定需在肠道释放和吸收的药物固体分散体的制备。

（2）聚丙烯酸树脂类　常用的Eudragit L（聚丙烯酸树脂Ⅱ号）和Eudragit S（聚丙烯酸树脂Ⅲ号），前者在pH 6以上的介质中溶解，后者在pH 7以上的介质中溶解，两者联合使用，可制成缓释速率较理想的固体分散体。

三、固体分散体的制备方法

根据药物的性质和载体的结构、性质、熔点及溶解性等选用不同的固体分散技术，常用的方法有熔融法、溶剂法、溶剂-熔融法和研磨法等。

1. 熔融法　将药物与载体材料混匀，加热至熔融，然后将熔融物在剧烈搅拌下迅速冷却成固体，或将熔融物倾倒在不锈钢板上成薄膜，在板的另一面吹冷空气或用冰水，使骤冷成固体，再将固化后的熔融物置于干燥器中室温干燥，数日后变脆易于粉碎，经粉碎后，可制备各种剂型。本法关键在于药物均匀地、高度地的分散在熔融的载体中和高温下的迅速冷却，使胶态晶核迅速形成，进而形成高度分散的固体分散体。

也可将熔融物滴入冷凝液中使之迅速收缩、凝固成丸，这样制成的固体分散体俗称滴丸。如中药速效新制剂丹参滴丸就是用此法制成的固体分散体制剂。

本法较简便、经济，适用于对热稳定的药物。对于不耐热的药物或载体不宜采用此法，以免分解、氧化。

2. 溶剂法　又称作共沉淀法或共蒸发法。是指将药物和载体同时溶于有机溶剂中或分别溶于有机溶剂中后混匀，蒸去溶剂，得到药物与载体混合的共沉淀固体分散物。蒸发溶剂时，宜先用较高温度，蒸发至黏稠时，突然冷冻固化，从而得到分散度高的产品。所用的载体既能溶于水，又能溶于有机溶剂。如甲基纤维素、聚维酮类、半乳糖、甘露糖等。

本法加热时间短，适用于受热稳定性差的药物和易挥发的药物。本法制备的固体分散体分散性好，但使用有机溶剂的用量较多，成本较高且有时难于除尽。

3. 溶剂－熔融法　先用少量有机溶剂溶解药物，再将溶解的药物溶液加到熔融的载体中，混合均匀，蒸去溶剂，迅速冷却固化得到固体分散体。

本法制备过程中使用的有机溶剂量少，除去溶剂的受热时间短，产物稳定，质量好。适用于液态药物（如鱼肝油及维生素 A、D、E 等）和小剂量的药物（一般药物剂量小于 50mg）。凡适用熔融法的载体材料均可采用。

4. 研磨法　将药物与较大比例的载体材料混合后，强力持久地研磨一定时间，使药物与载体材料以氢键相结合，形成固体分散体。研磨时间的长短因药物而异。常用的载体材料有微晶纤维素、乳糖、聚维酮类、聚乙二醇类等。

本法可用于工业化生产，但劳动强度大，费时费力，仅适用于小剂量的药物。

四、固体分散体的质量评价

固体分散体的质量评价主要是对固体分散体中药物成分的分散状态的评价，固体分散体的稳定性、药物溶出速率和生物利用度的评价，常用的方法有红外分光光度法、X 射线衍射法、热分析法、核磁共振波谱法和溶出速率测定法等。

第二节　包合技术

一、包合技术概述

（一）含义

包合技术是指使一种分子进入另一种分子空穴结构内，形成包合物的技术。包合物是一种分子被包藏在另一种分子空穴结构内具有独特形式的复合物，亦称包藏物、加合物、包含物。包合物是一种非键复合物，由具包合作用的外层分子（称为主分子）和被包合到主分子空间中的小分子物质（称为客分子）组成。主分子为包合材料，具有较大的空穴结构，足以将客分子（药物）容纳在内，形成分子囊。

（二）包合物的分类

1. 按包合物的结构和性质分类　包合物可分为单分子包合物、多分子包合物和大分子包合物。

2. 按主分子形成的几何形状分类　包合物可分为笼状包合物、管状包合物和层状包合物，如图 11－1 所示。

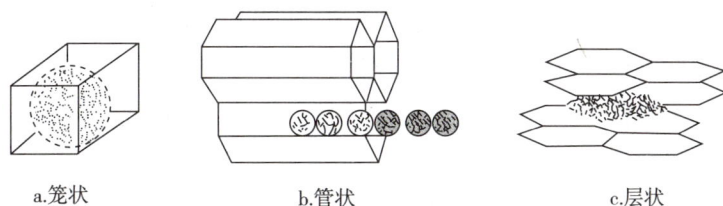

a.笼状　　　　　　　b.管状　　　　　　　c.层状

图 11 – 1　不同几何形状的包合物

（三）包合材料

包合材料有环糊精、淀粉、胆酸、纤维素等，目前环糊精及其衍生物在药物制剂中最为常用。

1. 环糊精（CD）　是淀粉通过环糊精葡萄糖转位酶作用后形成的产物，由 6～12 个 D – 葡萄糖分子以 1,4 – 糖苷键连接形成的环状低聚糖化合物，为水溶性的非还原性白色结晶性粉末，常见的有 α、β、γ 三种，分别由 6、7、8 个葡萄糖分子构成，其中 β – 环糊精在水中溶解度最小，降低温度最易析出结晶，故最为常用。β – 环糊精立体结构为上窄下宽两端开口的环状中空圆筒形状，两端开口和外部分布葡萄糖的羟基，呈亲水性，筒的内部分布葡萄糖苷键氧原子，呈疏水性（图 11 – 2），可将一些易挥发、亲脂性等形状、大小适合的药物分子包合于环状结构内，形成包合物。

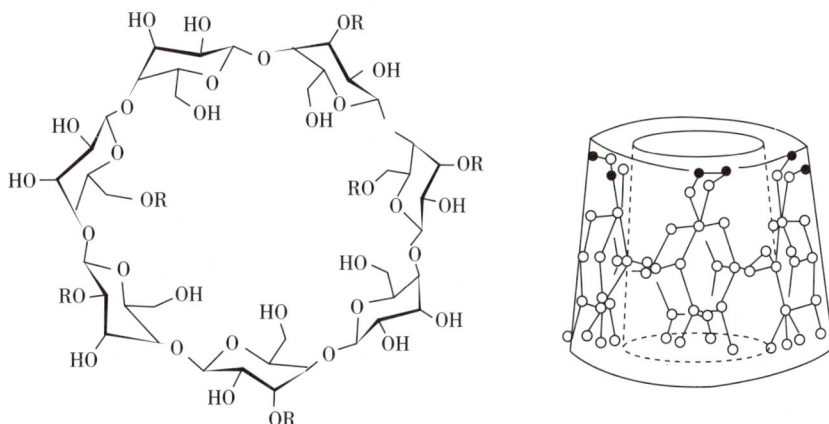

图 11 – 2　β – 环糊精环状结构与立体结构图

2. 环糊精衍生物　β – 环糊精圆筒状结构两端和外部的羟基在其分子间或分子内部形成氢键，导致其在水中溶解度较低，限制其在药物制剂中的应用。近年来，能通过 β – 环糊精结构进行修饰，可改变其在水中的溶解性，扩大其应用范围。如在 β – 环糊精结构中引入甲基、羟丙基、葡萄糖基等基团，破坏 β – 环糊精分子内氢键，水溶性增加，形成水溶性 β – 环糊精衍生物，包合药物后，可使难溶性药物溶解度增大。乙基化 β – 环糊精水溶性降低，形成疏水性 β – 环糊精衍生物，常包合水溶性药物，使其具有缓释作用。

二、环糊精包合物的制备方法

1. 饱和水溶液法　也称重结晶法或共沉淀法。将环糊精与水配成饱和水溶液，然后依据药物水溶性的不同进行以下操作。①水溶性药物：直接加入到环糊精饱和水溶液中，一般摩尔比为 1∶1 搅拌约 30 分钟以上，待形成包合物并从液体中析出。②水难溶性固体药物：可加少量丙酮或异丙醇等有机溶剂溶解，再加入到环糊精饱和水溶液中，搅拌，直至成为包合物。③水难溶性液体药物：直接或先溶于少量有机溶剂中，再加入到环糊精饱和水溶液中，搅拌，直至成为包合物。所得包合物多为固体沉淀，需过滤，水洗，再用少量适当的溶剂洗去残留药物，减压干燥，即得环糊精的包合物。

2. 研磨法　又称捏合法。取环糊精加入 2～5 倍量的水，研匀，加入客分子药物（水难溶性者先溶于少量有机溶剂中），充分研磨成糊状，低温干燥后，再用有机溶剂洗净，干燥，即得。

3. 超声波法 将客分子药物加入到环糊精饱和水溶液中，溶解后，立即用超声波破碎仪或超声波清洗机（选择合适强度）超声适当时间，使客分子被包合，然后过滤、洗涤、低温干燥即可。

4. 包合物常用的干燥方法

（1）喷雾干燥法 将包合物液体通过喷雾干燥器喷雾干燥，即得干燥的包合物粉末。此法干燥温度高，受热时间短，生产效率高，适合不易从水中析出，且对热较稳定的包合物的干燥。

（2）冷冻干燥法 将包合物液体（溶液或混悬液）通过冷冻干燥机，除去水分或溶剂，得到干燥粉末状包合物。此法制得的包合物外形疏松，溶解性能好。加热干燥易分解、变色的包合物可采用冷冻干燥的方法干燥。

（3）真空减压干燥 适用于加热条件下易分解、变色、变性的包合物。

知识链接

包合率的影响因素

包合率是评价包合物包合效果的重要指标之一。环糊精包合过程中，影响包合率的主要因素包括投料比、包合温度、包合时间、搅拌方式等。当环糊精过量时，包合率高，但药物含量低。一般认为客分子为油时，油与β－环糊精的投料比为1:6时包合效果比较理想，包合时间30分钟以上，包合温度一般30~60℃较适宜。通常提高包合温度可提升包合率，但包合温度过高也会影响药物的稳定性，并会使挥发油的挥发速度加快。

三、包合物在中药制剂中的作用

1. 增加药物的溶解度和溶出度 β－环糊精具有外部亲水、内部疏水的特点，包合难溶性药物，可增加药物在水中的溶解度及制剂的溶出速率。

2. 提高药物的稳定性 包合物形成后，药物嵌入包合材料空穴内，其活性部位被包裹，相对减少了与外界环境（阳光、湿、热等）接触的机会，从而使药物稳定性提高。

3. 使液体药物粉末化 中药的挥发油通常为有效成分，由于其挥发性给制剂造成困难。将其制成包合物后即可呈粉末状，可与其他固体物料共同制成片剂、颗粒剂、胶囊剂等固体制剂，提高了制剂的稳定性，并利于制剂。

4. 掩盖药物的不良气味和降低刺激性 药物包合后，可掩盖不良臭味，降低刺激性，如大蒜精油有臭味，对胃肠道有刺激性，采用β－环糊精包合后，不良臭味消失，胃肠道刺激减小。

5. 提高药物的生物利用度 包合物不仅可以提高药物的溶解度与溶出度，由于包合物处于分子状态，还可使药物易通过细胞膜和血脑屏障，提高药物的生物利用度。

6. 作为缓控释制剂和靶向制剂的载体 药物制成包合物后，由于其超微囊结构呈分子状分散，释药缓慢，延长药物疗效，易于吸收。其超微结构可通过被动靶向作用到达靶器官。

第三节 缓控释制剂

一、缓控释制剂概述

（一）缓控释制剂的含义

缓释制剂系指在规定的释放介质中，按要求缓慢地非恒速释放药物，与相应的普通制剂比较，给药频率减少一半或有所减少，且能显著增加患者用药依从性的制剂。缓释制剂中药物释放主要是一级速度过程，药物保持缓慢释放，达到长效作用，如葛根素缓释（骨架）片。

控释制剂系指在规定的释放介质中，按要求缓慢地恒速释放药物，与相应的普通制剂比较，给药频率减少一半或有所减少，血药浓度比缓释制剂更加平稳，且能显著增加患者用药依从性的制剂。广义的控释制剂包括控制释药的速度、方向和时间，靶向制剂、透皮吸收制剂等都属于控释制剂的范畴。狭义的控释制剂则一般是指在预定时间内以零级或接近零级速度释放药物的制剂，如苦参素渗透泵型控释片。

缓释制剂与控释制剂的主要区别在于缓释制剂是依照时间先多后少地非恒速的释放药物，而控释制剂释药在任何时间均是以恒速释放药物。

（二）缓控释制剂的特点

1. 优点

（1）减少服药次数　缓控释制剂能在较长的时间内维持一定的血药浓度，使药效延长，减少给药次数，改善患者的顺应性，特别适用于慢性疾病的给药。

（2）血药浓度平稳　药物进入体内后，避免了血药浓度的峰谷现象，降低毒副作用，增加药物治疗的稳定性，提高药效，如图 11-3 所示。

（3）降低药物毒副作用　由于体内血药浓度的峰谷现象减少，可减少某些药物的毒副作用，降低耐药性的发生。

（4）定时定位释药　某些缓控释制剂可以按照要求定时、定位释放药物，实现针对性治疗，能更好地满足临床需求。

2. 缺点

（1）在临床应用中，缓控释制剂剂量调整灵活性降低，如出现较大的不良反应等特殊情况，往往不能立即停药。针对这种情况需设计多种剂量规格来解决。

（2）缓控释制剂通常是基于健康人群的群体药动学参数设计而成，当药动学受疾病情况影响而有变化时，往往难以灵活调节给药方案。

（3）缓控释制剂生产工艺复杂，生产成本高，制剂价格昂贵。

（4）对于半衰期过长或过短、一次给药剂量太大、吸收不规则或吸收差的药物都不宜制成缓释、控释制剂。

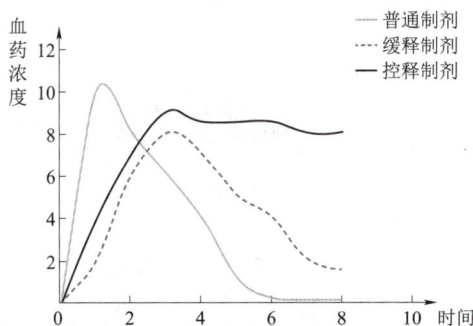

图 11-3　缓控释制剂与普通制剂血药浓度随时间变化曲线图

二、缓控释制剂的分类及释药原理

（一）缓控释制剂的分类

1. 按给药途径分类　缓控释制剂可分为口服、透皮、植入、注射等缓控释制剂。

2. 按制备工艺分类 可分为骨架型（基质型）缓控释制剂、膜控型（包衣型）缓控释制剂、渗透泵型控释制剂。

3. 按释药原理分类 可分为溶出型、扩散型、溶蚀型、渗透泵型或离子交换型。

4. 按释药类型分类 可分为定速、定位、定时释药系统。

（二）缓控释制剂的释药原理

1. 溶出原理 药物的释放受溶出速率限制，减少药物的溶解度，可降低药物的溶出速率从而使药物缓慢释药，起到长效作用。

2. 扩散原理 某些缓控释制剂在释药时，药物首先溶解成溶液，再从制剂中扩散出来进入体液，其释药受扩散速率的控制。

3. 溶蚀与扩散、溶出相结合 骨架材料因 pH 变化或体内酶的作用而降解发生溶蚀。在生物溶蚀型给药系统中，药物不仅可从骨架中释放（溶出）出来，而且骨架本身也不断溶蚀，从而使药物加速扩散。在这一过程中，药物的释放由溶蚀与扩散、溶出共同起作用。

4. 渗透泵原理 利用渗透压为动力制成控释制剂，以均匀恒速释放药物，如渗透泵片。口服渗透泵片剂的片芯由水溶性药物和水溶性聚合物或其他辅料制成，外层用水不溶性聚合物包衣，形成渗透膜，水可以由此膜渗入片芯，但药物不能由片芯渗出，在包衣壳顶部用激光打一细孔，根据渗透泵片内部结构特点可分为单室和双室两种，如图 11-4 所示。单室渗透泵片由片芯、包衣（即渗透膜）、释药小孔组成。口服后，水可以通过包衣渗入片芯，使药物溶解成饱和溶液，在膜内外形成渗透压差，药物的饱和溶液由细孔持续以恒速流出，药物溶液流出量与渗透进膜内的水量相等，直到片芯内的药物完全溶解。

双室渗透泵片的片芯是用一弹性隔膜隔开的两室，分别为药室和膨胀室，外包衣膜，药室一侧衣膜上打孔。口服后，药室内的药物遇水形成溶液或混悬液；膨胀室内装膨胀剂，膨胀剂遇水膨胀产生压力，推动隔膜将药室内的药物由小孔推出。

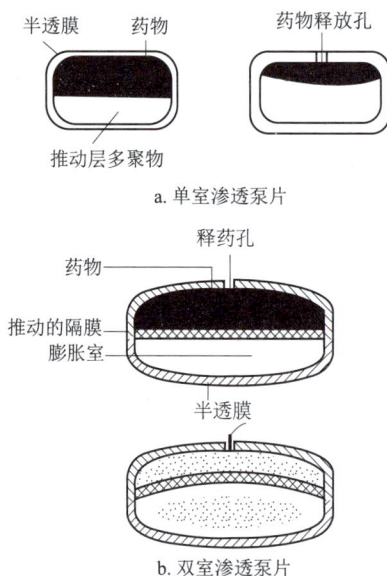

图 11-4 渗透泵片的结构

5. 离子交换作用 带电荷的药物与树脂上的成盐基团结合，当消化道中带有适当电荷的离子与带有药物基团的树脂接触时，通过交换可以将药物缓慢释放出来，起到缓释作用。

三、缓控释制剂的处方设计

缓控释制剂的处方设计较普通制剂更为复杂，需要对原料、辅料的性质及彼此的相容性进行充分的考察与研究。

（一）药物的选择

1. 药物的性质

（1）溶解度　药物的溶解度较大，更易被机体吸收，在缓控释制剂的处方设计时更有优势。某些在水中溶解度很小的药物（<0.01mg/ml）不宜制成缓控释制剂，对于难溶性药物制成缓控释制剂时，需采用一定的技术提高其溶解度。

（2）解离度　大多数药物呈弱酸性或弱碱性，有解离型和非解离型两种存在形式，其中非解离型易透过生物膜，易吸收，但在水溶液中溶解度小，其所占比例与消化液的 pH 有关，因此药物在不同 pH 条件下的解离度是缓控释制剂处方设计时必须考虑的因素。

（3）分配系数　药物口服后进入胃肠道，须穿过多种生物膜才能到达治疗部位起治疗作用，药物的油水分配系数对其能否透过生物膜起决定作用。分配系数过高，药物脂溶性越大，与亲脂性生物膜结合力较大，分配系数过低，难以穿过生物膜，一般油水分配系数适中的药物（lgP1~5）能较好地通过生物膜进入血液循环。

（4）稳定性　口服给药时，药物经胃肠道中酸、碱的水解和酶的降解作用。如药物在胃中不稳定，可制成肠溶型制剂。

2. 生物因素

（1）半衰期　半衰期（$t_{1/2}$）是判断药物能否制成缓控释制剂的重要参数之一。其中，短半衰期药物（$t_{1/2}$ 为 2~8）比较适合制成缓控释制剂。随着缓释、控释制剂的相关技术不断发展，一些半衰期过长或过短的药物也被开发制成缓释、控释制剂，并在国内外上市应用。

（2）吸收　缓控释制剂是通过控制药物的释放速度进而控制药物的吸收速度，因此药物在人体内的吸收特点影响缓控释制剂的设计。一般缓控释制剂中药物释放速度与吸收速度相当，吸收速度常数低的药物，不宜制成缓控释制剂。同时，在设计缓控释制剂时还应考虑药物在胃肠道中的滞留时间，使药物在吸收部位滞留期间基本释放完全，否则药物没释放完，制剂已离开吸收部位。

（3）代谢　某些药物通过胃肠道后，被肠壁酶或肝脏代谢或灭活，这种现象称为首过效应。首过效应使进入体循环的药物减少，药效降低。这种在吸收前有代谢作用的药物制成缓控释制剂，会使药物的生物利用度降低。

（二）设计要求

1. 生物利用度　缓控释制剂的生物利用度一般为普通制剂的 80%~120%。为确保缓释、控释制剂具有较好的生物利用度，一般根据药物在胃肠道中的吸收速度控制药物的释放速度。如药物吸收部位主要在胃与小肠，可设计为每 12 小时服药 1 次，如药物在结肠也有一定的吸收，则可考虑每 24 小时服药 1 次。

2. 峰浓度与谷浓度之比　缓控释制剂稳态时峰浓度与谷浓度之比应小于普通制剂，一般用波动百分数表示。一般半衰期短、治疗指数小的药物，可设计为每 12 小时服药 1 次，而半衰期长的或治疗指数大的药物可 24 小时服药 1 次。

（三）常用辅料

在缓控释制剂的设计中，选择适当的辅料，可以调节和控制药物的释放速度和释放量，主要是利用高分子材料作为阻滞剂，以控制药物的释放速度，根据阻滞方式不同，可将阻滞剂分为骨架型缓释材料、包衣型缓释材料和增稠剂等。

1. 骨架型缓释材料

（1）亲水凝胶骨架材料　是指遇水膨胀形成凝胶屏障控制药物释放，主要包括：①天然胶：海藻酸钠、琼脂、西黄蓍胶；②纤维素类：甲基纤维素（MC）、羧甲纤维素钠（CMC-Na）、羟丙甲纤维素（HPMC）、羟乙基纤维素（HEC）等；③非纤维素多糖类：甲壳素、壳聚糖、卡波姆等；④高分子聚合物：聚维酮（PVP）、乙烯聚合物、丙烯酸树脂、聚乙烯醇（PVA）等。

（2）不溶性骨架材料　是指不溶于水或水溶性极小的高分子聚合物或无毒塑料。在释药过程中，不溶性骨架材料几乎不变，可随大便排出体外。主要包括：①纤维素类：乙基纤维素（EC）；②聚烯烃类：聚乙烯、聚丙烯、无毒聚氯乙烯、乙烯-醋酸乙烯共聚物等；③聚丙烯酸酯类：聚甲基丙烯酸甲酯。

（3）生物溶蚀性骨架材料　指疏水性强的脂肪类或蜡质，此类材料本身不溶解，但在胃肠液环境下可以逐渐溶蚀，通过扩散和溶蚀来控制药物释放速度。主要有：①脂肪酸及其酯类：硬脂酸、氢化植物油、单硬脂酸甘油酯等；②蜡质类：蜂蜡、巴西棕榈蜡、蓖麻蜡、硬脂醇等。

2. 包衣型缓释材料

（1）不溶性材料　如乙基纤维素（EC）、醋酸纤维素（CA）等在水中不溶或溶解性极低的高分子聚合物，不受胃肠液的影响，具有良好的成膜性，可作为缓释片或丸的包衣材料。

（2）肠溶性材料　在胃液中不溶，在肠液偏碱性环境下溶解的高分子材料。如纤维素酞酸酯（CAP）、丙烯酸树脂（L型、S型）

3. 增稠剂　增稠剂是指一些水溶性高分子材料，溶于水后，使溶液黏度随浓度增加而增大，可以降低药物扩散速度，延缓药物的吸收，主要用于液体缓控释制剂。常用的有明胶、羧甲基纤维素（CMC）、聚维酮（PVP）等。

知识链接

中国古代缓释制剂——蜡丸

蜡丸是我国传统剂型之一。晋代葛洪所著《肘后备急方》中记载的"蜜蜡丸"以蜜和蜂蜡的混合物做黏合剂制成，被认为是蜡丸的雏形；至唐代的《备急千金要方》中首次出现以纯蜂蜡作为黏合剂的蜡丸；宋代是蜡丸成熟的阶段，人们对蜡丸的制作工艺和理论认识均达到新的高度。李杲是我国医学史上的"金元四大家"之一，曾说"蜡丸取其难化而旋，旋取效或毒药不伤脾胃。"可见我国古代医者便对蜡丸的缓释特点有了明确认识。现代研究显示，蜡丸的释药机制类似现代的骨架型缓释制剂，故"蜡丸"也被认为是缓释制剂的先驱。

四、缓控释制剂的体内、体外评价

缓控释制剂的质量评价包括体外药物释放度试验、体内试验和体内-体外相关性试验，测定方法详见《中国药典》溶出度与释放度测定法，缓释、控释和迟制剂指导原则和药物制剂人体生物利用度和生物等效性试验指导原则等相关文件。

五、口服定时与定位释药系统

随着时辰病理学、时辰药理学、时辰治疗学等方面的深入研究，发现许多疾病的发作存在着明显的周期节律特点，如胃溃疡患者胃酸在夜间分泌增多，造成病情在夜间加重的节律特征。针对这种情况，普通制剂或追求平稳血药浓度以达到治疗效果的缓控释制剂已不能满足临床治疗节律性变化疾病的需要。

1. 口服定时释药系统　系指根据疾病节律性变化特点设计，按照生理和治疗的需要而定时、定量释药的一种新型给药系统，又称为口服择时释药系统，如脉冲式释药系统。脉冲式释药系统又称为脉冲制剂，系指不立即释放药物，而在某种条件下（如在体液中经过一定时间或一定 pH 值或某些酶作用下）一次或多次突然释放药物的制剂。

2. 口服定位释药系统　系指口服给药后能将药物选择性地输送到胃肠道的某一特定部位，以速释、缓释或控释等方式释放药物的剂型，如肠溶制剂、结肠定位制剂等。

（1）肠溶制剂　系指在规定的酸性介质（pH 1.0~3.0）中不释放或几乎不释放药物，而在要求的时间内，于 pH 6.8 磷酸盐缓冲液中大部分或全部释放药物的制剂。

（2）结肠定位制剂　系指在胃肠道上部基本不释放、在结肠内大部分或全部释放的制剂，即一定时间内在规定的酸性介质与 pH 6.8 磷酸盐缓冲液中不释放或几乎不释放，而在要求的时间内，于 pH 7.5~8.0 磷酸盐缓冲液中大部分或全部释放的制剂。

第四节　经皮给药系统

一、经皮给药系统概述

经皮给药系统，或称经皮治疗系统（transdermal therapeutic system，TTS）系指药物穿过皮肤吸收在局部起到治疗作用或药物经由皮肤吸收进入人体循环并达到有效血药浓度，发挥全身治疗作用的制剂。

经皮给药系统是继口服给药和注射给药后的一种新型给药途径。与普通剂型相比，经皮给药系统具有显著特点：①避免口服给药可能发生的肝脏首过效应和胃肠道消化降解，提高了治疗效果，同时避免药物对胃肠的刺激性；②维持恒定的血药浓度或药理效应，避免因血药浓度变化而产生的毒副作用；③延长药物作用时间，减少给药次数，提高患者的用药顺应性；④使用方便，患者可以自行用药和中断用药。

但经皮给药系统也有其局限性：①皮肤是限制药物吸收的主要屏障，对于大多数药物透过皮肤的速度都很小，因此起效速度较慢，达到有效治疗量较为困难；②每日剂量超过 5mg 的药物和对皮肤有刺激性的药物不宜经皮给药。

药物的透皮吸收途径详见第九章第一节。

二、影响经皮吸收的因素

1. 药物的性质

（1）药物的溶解性与油/水分配系数　一般认为，脂溶性药物较水溶性药物更易穿透皮肤。油/水分配系数（$K_{o/w}$）适中的药物，由于具有一定的油溶性，又具有适当的水溶性，此类药物的穿透作用较理想。而在油、水中都难溶的药物及脂溶性太强的药物，均难以透皮吸收。

（2）药物的相对分子质量　当药物穿透表皮后，通常相对分子质量较小的药物更有利于吸收，而相对分子质量越大的药物吸收越慢。

（3）药物的熔点　低熔点的药物容易渗透通过皮肤。

（4）药物在基质中的存在状态影响其吸收　药物在基质中呈溶解状态的比混悬状态更容易吸收，细颗粒药物比粗颗粒药物更容易吸收。

2. 基质

（1）基质的种类　基质的组成若与皮脂分泌物相似，则有利于某些药物的吸收。如软膏剂中基质对药物释放和穿透皮肤的促进作用最好的是乳剂型基质，动物油脂基质次之，植物油脂基质更次之，烃类基质最差；水溶性基质如聚乙二醇对药物的释放虽然快，但制成的软膏很难透皮吸收。

（2）基质的pH　若基质的pH有利于药物以未解离型（分子型）形式存在，则有利于药物的吸收，即基质的pH小于酸性药物的pK，或大于碱性药物的pK时，有利于药物的穿透与吸收。

3. 皮肤　皮肤的渗透性是影响药物透皮吸收的重要因素。存在着个体差异、年龄、性别、用药部位和皮肤状态等方面的不同。

（1）用药部位　不同用药部位的皮肤其表皮各层的厚薄、粗细及毛孔的多少不同，而致药物的透皮吸收程度不同，故选择角质层薄、施药方便的皮肤部位有利于外用膏剂更好地发挥药效。另外，选择适宜的经络穴位皮肤给药也可促进药物发挥作用。

（2）皮肤状况　若皮肤表面有创伤、烧伤或患湿疹、溃疡时，药物可自由地进入真皮层，则药物的吸收速度和程度可显著增加，但药物的刺激性及不良反应也可能相应增大。

（3）皮肤温度与湿度　当皮肤的温度增高时，皮下血管扩张，血流量增加，药物的吸收速度也增加，故有些外用膏剂加热变软后热敷更有利于药效的发挥。当皮肤的润湿度增加，角质层的水合作用增强，使角质层细胞结构的致密程度降低而有利于药物的穿透吸收。

（4）皮肤清洁　用肥皂等清洁剂清洁皮肤，可洗去毛囊、角质层、皮脂腺上的堵塞物，有利于药物的穿透。

4. 附加剂

（1）透皮促进剂　系指促进药物穿透皮肤屏障的物质。主要有：①二甲亚砜及其类似物：二甲亚砜是应用较早的一种透皮促进剂，促渗透作用较强，但长期或大量使用可导致皮肤产生严重刺激，甚至引起肝损害和神经毒性等。②氮酮类化合物：月桂氮䓬酮是非极性渗透促进剂，它可使角质软化，增强通透性，而使药物透过皮肤屏障，对亲脂性、亲水性药物均有透皮促进作用。有效浓度为1%~6%，起效较慢，药物透过皮肤的时间从2~10小时不等，但发挥作用后可持续多日，若与其他促进剂合用效果更佳。③其他促进剂：如丙二醇、甘油、聚乙二醇、二甲基甲酰胺等也有透皮促进作用，但单独使用效果较差，常与其他促进剂合用。

（2）表面活性剂　在软膏基质中加入适当的表面活性剂（如聚山梨酯、十二烷基硫酸钠等），可增加药物的分散与基质的吸水性，促进药物的释放与穿透。通常非离子型表面活性剂的作用大于阴离子型表面活性剂，且刺激性较小。

5. 其他因素　药物浓度、使用面积、次数及与皮肤接触的时间、人的年龄、性别均对皮肤的穿透、吸收有影响。药物浓度大，吸收量大；老年人皮肤干燥，穿透和吸收能力较差；女性比男性皮肤薄，穿透、吸收能力较强；婴儿的表皮比成人的薄，穿透吸收的能力也比成人强。

三、促进药物经皮吸收的方法

皮肤是人体的天然屏障，限制了大多数药物经皮吸收达到起全身治疗作用的治疗量。目前，为促进药物透皮吸收方法包括化学方法、物理方法和药剂学方法。

1. 化学方法　常用的化学促透方法包括经皮吸收促进剂、离子对和前体药物。

（1）经皮吸收促进剂　可降低皮肤屏障功能，但不损伤皮肤细胞。常用的有月桂氮䓬酮、油酸、肉豆蔻酸异丙酯、N – 甲基吡咯烷酮、丙二醇等。

（2）离子对　离子型药物难以透过角质层，加入与药物带有相反电荷的物质而形成离子对，使药物更易分配进入角质层类脂。当离子对扩散至水性的表皮内，又解离成带电荷的分子并进一步扩散到真皮。

2. 物理方法　物理促透方法可以通过控制外部能量来达到精密控制经皮吸收的目的，目前还处于研究和发展阶段，适用于多肽类或离子型药物等经皮吸收促进剂难以起作用的情况。

常用的物理促透方法有离子导入、微针、超声波导入、电致孔等。离子导入是利用电流将离子型药物经由电极定位导入皮肤，进入局部组织或血液循环的一种物理方法；微针是通过微制造技术制成的极为精巧的微细针簇，针的高为 $10 \sim 2000\mu m$、宽为 $10 \sim 50\mu m$，给药时微针可刺穿角质层，形成微米级的通道，药物可沿通道扩散入真皮，促进药物经皮吸收。

3. 药剂学方法　药剂学方法主要是利用一些新型微粒及纳米药物载体，如脂质体、微乳、纳米粒等技术来改善药物透过皮肤的能力。

四、中药经皮给药系统的开发

中医药经皮给药系统的应用历史悠久，我国现存最早的中医理论著作《素问》中记录有"内病外治"的内容。我国传统中药剂型，如黑膏药、软膏剂均属于经皮给药的代表剂型。目前，中药经皮给药系统的开发取得了很多成果，如已在临床治疗小儿腹泻腹痛而广泛使用的丁桂儿脐贴。同时，积极从中药中寻找新的透皮吸收促进剂，如薄荷醇、冰片、桉油等芳香中药中的脂溶性成分，并将中药与微乳、脂质体等新技术相结合，改善中药的透皮吸收效果。

第五节　靶向制剂

一、靶向制剂概述

靶向制剂又称靶向给药系统（targeted drug delivery system，TDDS），是指利用载体将药物选择性地浓集于或接近于靶器官、靶组织、靶细胞或细胞内特定结构的制剂。

与普通制剂相比，靶向制剂中药物浓集于靶部位，但其他部位药物浓度很低或几乎没有，从而保证药物在靶部位有效地发挥治疗作用，在一定程度上减少药物对其他部位的毒副作用，进而减少服药剂量，提高患者用药的安全性与依从性。

靶向制剂可以按药物在体内分布的位置分为三级：①一级靶向是指药物到达特定的靶器官或靶组织；②二级靶向是指药物到达组织或器官内特定的靶细胞；③三级靶向是指药物到达细胞内特定的细胞器。

二、靶向制剂的分类

按靶向给药的机制，靶向制剂可分为被动靶向制剂、主动靶向制剂和物理化学靶向制剂。

1. 被动靶向制剂　被动靶向制剂是指载药微粒在人体内被巨噬细胞自然吞噬，转运至肝、脾等器官而实现靶向作用的制剂，又称自然靶向。

（1）靶向给药乳剂　是以乳剂为载体，将油状药物或亲脂性药物制成 O/W 型乳剂或 O/W/O 型复乳，水溶性药物制成 W/O 型乳剂或 W/O/W 型复乳，乳剂的类型、粒径大小和乳化剂的种类、用量等均对乳剂的靶向性有影响。如中药鸦胆子油乳剂。

（2）纳米粒　是由高分子材料制成的固态胶体微粒作为靶向制剂的载体，其粒径一般为 $10 \sim 500nm$。

根据纳米粒结构特征分为纳米微囊和纳米微球，药物可以吸附在其表面，也可包裹或溶解其中。纳米粒可作为静脉注射剂的载体，具有良好的被动靶向性。

（3）脂质体　是指将药物包封于类脂质双分子层内形成的微型囊泡，又称为类脂小球或液晶微囊。脂质体的粒径可以在几十纳米到几十微米，由磷脂和胆固醇作膜材，结构类似生物膜，因此具有细胞亲和性和组织相容性，可长时间吸附在靶细胞周围，增加药物透过细胞膜的能力。脂质体进入人体后，被巨噬细胞摄取后浓集于肝、脾、骨髓和淋巴结等部位，具有靶向性和淋巴定向性。如注射用紫杉醇脂质体、榄香烯肿瘤靶向脂质体等。

知识链接

榄香烯肿瘤靶向脂质体

榄香烯是从中药温郁金中提取分离得到的倍半萜烯类化合物，包括 β - 榄香烯（85%）及其同分异构体 γ - 榄香烯和 δ - 榄香烯（15%），其中 β - 榄香烯具有良好的抗肿瘤活性。1994 年，我国学者自主研发的榄香烯乳注射液为国家二类抗肿瘤新药上市，临床上对恶性胸腔积液、妇科肿瘤、乳腺癌、鼻咽癌、脑瘤等多种恶性肿瘤的治疗具有确切疗效。但在临床应用时还存在静脉刺激性大，肿瘤靶向能力弱，疗效不足等问题，影响该药在临床上的推广与应用。将榄香烯制成脂质体注射液可降低榄香烯对注射部位的刺激，并起到缓释和靶向作用，进一步扩大榄香烯的应用。

2. 主动靶向制剂　主动靶向制剂是指修饰的药物载体或前体药物。前者是用修饰过的载体作为"导弹"，将药物定向运送到靶部位浓集而发挥药效作用。后者是将药物制成前体药物，在特定的靶部位被激活而发挥药效。

（1）修饰的脂质体　在脂质体表面接上单克隆抗体，借助抗体的特异性与靶细胞表面抗原结合，实现脂质体的专一靶向性。也可将不同的糖基结合在脂质体表面，使脂质体产生不同的分布，如带有半乳糖残基的脂质体可被肝实质细胞摄取。

（2）前体药物制剂　是指将具有药理活性的母体药物与另一载体基团（或另一母体药物）相结合形成一种新的药理惰性药物，这种新的药物称为前体药物，简称"前体"。前体药物进入人体后经生物化学反应释放出母体药物发挥药效。

3. 物理化学靶向制剂　物理化学靶向制剂是运用物理、化学方法使药物在特定部位发挥疗效。

（1）磁性靶向制剂　将药物与磁性物质共同包裹或分散于药物载体中，利用外加磁场作用，将进入体内的药物引导至靶部位的制剂。磁性靶向制剂在治疗乳腺癌、食管癌、皮肤癌等离表皮较近的癌症时有明显优势。

（2）热敏靶向制剂　利用热敏性载体制成热制剂，在局部加热的作用下使热敏制剂在靶部位释药。如用不同比例的类脂质混合后制成具有不同相变温度的热敏性脂质体，当达到相变温度时，脂质体的类脂质膜通透性增加，药物释放速率增大。

（3）栓塞靶向制剂　动脉栓塞靶向制剂是利用插入动脉的导管将栓塞物输送到靶部位的医疗技术。栓塞可以阻断对靶部位的供血和营养，使靶部位的肿瘤细胞缺血而坏死。如栓塞制剂含有抗肿瘤药物，则可在靶部位形成栓塞，同时药物在栓塞位置缓慢释放，使药物在靶部位维持较高浓度与较长作用时间，提高抗肿瘤药物的疗效，降低毒性反应。

（4）pH 敏感靶向制剂　pH 敏感靶向制剂利用对 pH 敏感的载体制备而成，能在特定 pH 的靶部位释放药物。如 pH 敏感脂质体利用肿瘤间质液的 pH 比正常组织显著低的特点，采用对 pH 敏感的类脂（如 DPPC、十七烷酸磷脂）为类脂质膜制备而成，当 pH 降低时，脂质膜材稳定性被破坏，脂质体中的药物不断地释放，起到靶向作用；再如 pH 敏感的口服结肠定位给药系统，常用 Eudragit L 和 Eudragit S 为载体，口服给药后，不溶于 pH 较低的胃液中，但在 pH 较高的结肠液中可溶解并释放药物，起到靶向作用。

目标检测

答案解析

一、选择题

[A 型题]

1. 载药微粒在人体内被巨噬细胞自然吞噬，转运至肝、脾等器官而实现靶向作用的制剂属于

    A. 被动靶向制剂　　　　　B. 主动靶向制剂　　　　　C. 磁性靶向制剂

    D. 热敏靶向制剂　　　　　E. 栓塞靶向制剂

2. 下列药物不适合制成缓控释制剂的是

    A. 降压药　　　　　　　　B. 解热镇痛药　　　　　　C. 抗哮喘药

    D. 抗癌药　　　　　　　　E. 抗心律失常药

3. 关于缓控释制剂叙述错误的是

    A. 缓释制剂能在较长时间内持续释放药物以达到延长药效的目的

    B. 控释制剂能在预定的时间内缓慢的以非恒速释放药物

    C. 对于半衰期短或需频繁给药的药物，可以减少服药次数

    D. 可使血药浓度平稳，避免峰谷现象，降低药物的毒副作用

    E. 生产成本较高，价格较贵

4. 固体分散体的特点不包括

    A. 可延缓药物的水解和氧化

    B. 可掩盖药物的不良气味和刺激性

    C. 可提高药物的生物利用度

    D. 可使液体药物固体化

    E. 适用于剂量较大的药物

[X 型题]

5. 缓控释制剂的释药原理

    A. 溶出原理　　　　　　　B. 扩散原理　　　　　　　C. 溶蚀原理

    D. 渗透泵原理　　　　　　E. 离子交换作用原理

6. 下列选项中，属于化学促透方法的是

    A. 超声导入　　　　　　　B. 离子对　　　　　　　　C. 应用经皮吸收促进剂

    D. 前体药物　　　　　　　E. 微针技术

7. 属于药物经皮吸收影响因素的是

    A. 皮肤的清洁程度　　　　B. 药物分子的大小　　　　C. 基质的 pH 值

    D. 皮肤的位置　　　　　　E. 皮肤的温度

8. 环糊精包合物的制备方法有

    A. 饱和水溶液法　　　　　B. 研磨法　　　　　　　　C. 超声波法

    D. 溶剂法　　　　　　　　E. 熔融法

二、简答题

1. 什么是固体分散体？有什么特点。
2. 什么是靶向制剂？

（肖　然）

书网融合……

| 重点小结 | 微课 | 习题 |

第十二章　中药制剂稳定性

PPT

学习目标

知识目标

通过本章学习，应能掌握影响中药制剂稳定性的因素及稳定化方法；熟悉中药制剂的降解途径和化学动力学基础知识；了解中药制剂稳定性的考察方法和考察项目。

能力目标

能够自主查阅与中药制剂稳定性相关的资料，学会自主学习和获取信息的方法；能根据中药制剂稳定性科学合理地生产和贮藏药品。

素质目标

通过本章学习，培养学生安全用药意识，增强学生职业使命感和细心、专注、负责的职业操守。

情境导入

情境：近日，赵先生在整理家庭小药箱时剔除了不少过期药品，但同时发现有2种尚在有效期的药品有些异常。一是某中药口服液不再像从前那样澄清透明，而是出现了浑浊和少许沉淀；另一个是某中药颗粒剂出现板结。遂赵先生携带药品来到药店向药师进行咨询。

思考：1. 现在该口服液和颗粒剂还能否使用？为什么？

2. 请分析上述两种药品不稳定变化的原因。

3. 如何保证中药制剂的质量？

第一节　中药制剂稳定性概述

一、研究中药制剂稳定性的意义

中药制剂的稳定性是指中药制剂从生产到使用过程中化学、物理及生物学特性发生变化的速度和程度。药物制剂从生产制备过程到应用于人体前的整个过程环节多、周期长，受温度、水分、光线、微生物、氧气等因素的影响，易发生降解变质；不仅会降低疗效，甚至会产生对机体有害的物质，施用于人体易引起中毒，损害健康甚至危及生命，这样就难以保证用药后机体的安全性和有效性。另一方面，制剂稳定下降有可能造成制药企业重大损失。

中药制剂的基本要求是保证其安全、有效和稳定，而稳定性是保证安全和有效的基础。一个新产品，从制剂的研发、生产、贮存和使用的全过程，稳定性的控制始终贯穿其中。研究稳定性的目的是揭示稳定性变化的实质，探讨其影响因素，并采取相关措施避免或延缓药物制剂的变化；通过测定药物的降解速率来选择辅料、设计处方、确定工艺和贮藏条件等，预测和确定药物制剂的有效期，对保证中药制剂质量，减少经济损失至关重要。我国《药品注册管理办法（2020）》要求新药申请注册，必须呈报有关稳定性试验资料，证明药品的安全性、有效性和质量可控性。

二、中药制剂稳定性的研究范围

中药制剂稳定性研究的范围通常包括化学、物理学和生物学三个方面。化学稳定性变化是指由于温度、湿度、光线、pH 值等影响，药物发生水解、氧化等降解反应，使其含量（或效价）降低，色泽产生变化等。物理稳定性变化是指由于温度、湿度等影响，药物制剂的物理性状发生变化，如混悬液结块、乳剂分层、片剂崩解迟缓等。生物学稳定性变化，可由内在和外在两方面的因素引起，内在因素主要是由于某些活性酶的作用引起药物酶解；外在因素是由于受到微生物污染，引起发霉、腐败和分解。中药制剂稳定性的上述各种变化既可能单独发生，也可能同时发生，一种变化还可能成为另一种变化的诱因。

三、药物稳定性的化学动力学基础

化学动力学是研究化学反应速度、反应历程及影响反应速度的科学，是药物制剂化学稳定性研究的理论基础。利用其原理与方法可以评价药物制剂的处方设计、生产工艺、包装与贮藏选择的合理性，并通过药物的降解速度来预测药物的有效期。

（一）反应速度与反应级数

反应速度是指单位时间内药物浓度的变化。药物的降解速度方程：

$$-\frac{\mathrm{d}C}{\mathrm{d}t} = kC^n \qquad \qquad 式（12-1）$$

式中，k 为反应速度常数；C 为反应物的浓度；t 为反应时间；n 为反应级数。

当 $n=0$ 时，为零级反应；当 $n=1$ 时，为一级反应；当 $n=2$ 时，为二级反应，以此类推。反应级数是用来阐明药物浓度与反应速度的关系。药物的各类降解反应尽管反应机制复杂，但大部分药物及其制剂的降解反应均可以按照零级、一级或伪一级反应处理。零级反应的速率方程：

$$-\frac{\mathrm{d}C}{\mathrm{d}t} = K_0 \qquad \qquad 式（12-2）$$

积分式为：

$$C = -K_0 t + C_0 \qquad \qquad 式（12-3）$$

式（12-3）中，C_0 为 $t=0$ 时反应物浓度（mol/L）；C 为 t 时反应物浓度（mol/L）；K_0 为零级速率常数（mol/L·s）；t 为反应时间。C 与 t 呈线性关系，直线的斜率为 $-K_0$，截距为 C_0。

一级反应的速率方程是：

$$-\frac{\mathrm{d}C}{\mathrm{d}t} = KC \qquad \qquad 式（12-4）$$

积分式为：

$$\lg C = -\frac{Kt}{2.303} + \lg C_0 \qquad \qquad 式（12-5）$$

式（12-5）中，K 为一级速率常数（1/时间）。$\lg C$ 对 t 作图呈一条直线，斜率为 $-K/2.303$，截距为 $\lg C_0$。

（二）半衰期与有效期

半衰期是指反应物浓度降低一半所需要的时间，常用 $t_{1/2}$ 表示。

零级反应的半衰期为：

$$t_{1/2} = \frac{C_0}{2K_0} \qquad \qquad 式（12-6）$$

一级反应的半衰期为：

$$t_{1/2} = \frac{0.693}{K} \qquad \text{式（12-7）}$$

由式（12-6）和式（12-7）可知，零级反应起始浓度 C_0 越大，半衰期越长；恒温时一级反应的 $t_{1/2}$ 与起始浓度 C_0 无关。

有效期是指反应物浓度降低 10% 所需要的时间，常用 $t_{0.9}$ 表示。

零级反应的有效期为：

$$t_{0.9} = \frac{C_0}{10K_0} \qquad \text{式（12-8）}$$

一级反应的有效期为：

$$t_{0.9} = \frac{0.1054}{K} \qquad \text{式（12-9）}$$

由式（12-9）可知，恒温时一级反应的有效期与反应物浓度无关。

四、制剂中药物的化学降解途径

制剂中药物的化学降解途径主要是水解和氧化，还有异构化、聚合、脱羧等反应，有时一种药物成分可能同时发生两种或两种以上的降解反应。

（一）水解反应

水解是药物降解的主要途径之一，属于这类降解的药物主要有酯类（包括内酯）、酰胺类（包括内酰胺）、苷类等成分，它们在水溶液中易发生水解。苦杏仁苷的水解过程见图12-1。药物的水解既可能是受 H^+ 催化的专属酸催化水解，也可能是受 OH^- 催化的专属碱催化水解；或是受广义酸碱催化的水解反应。

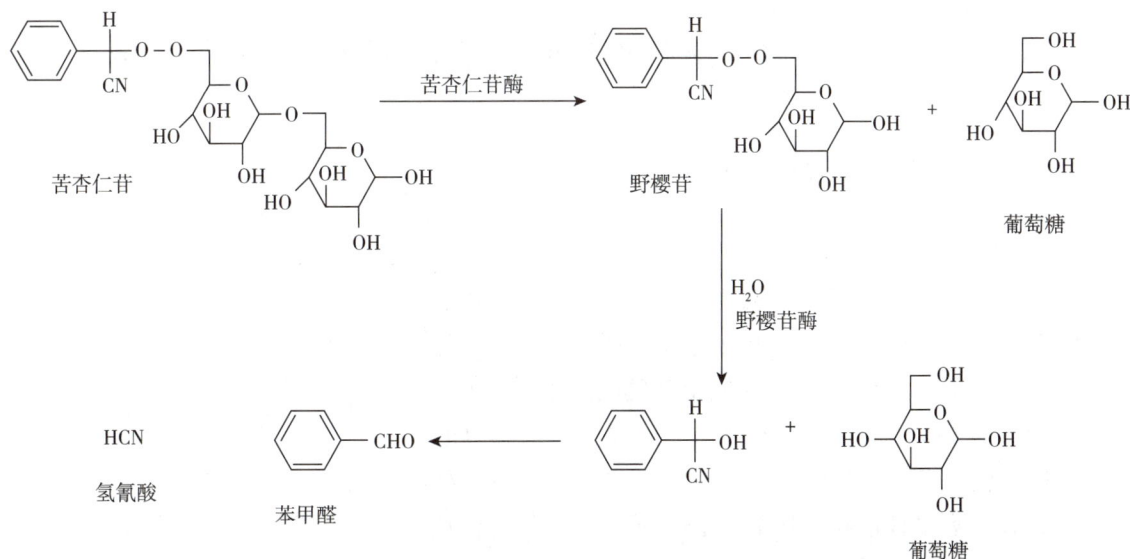

图 12-1 苦杏仁苷的水解过程

（二）氧化反应

氧化反应也是药物降解最常见的反应之一，如含有酚类、烯醇类、芳胺类、吡唑酮类、噻嗪类结构的药物易发生氧化降解，氧化分解的结果往往使颜色加深或变色，或形成沉淀，或产生有毒物质，严重影响药品质量。药物氧化一般是在空气中氧的作用下自动缓慢进行的自动氧化反应，光线、氧、金属离子等对氧化反应往往有催化作用。黄芩素（黄色）氧化为醌类物质（绿色）过程见图 12 - 2，吗啡氧化为有毒的伪吗啡的过程见图 12 - 3。

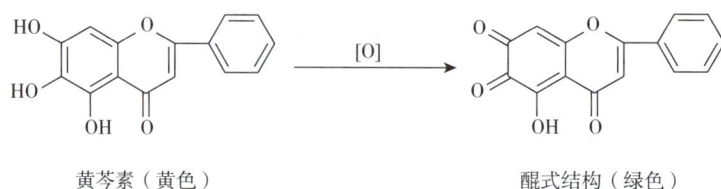

黄芩素（黄色）　　　　　　　　　　醌式结构（绿色）

图 12 - 2　黄芩素的氧化过程

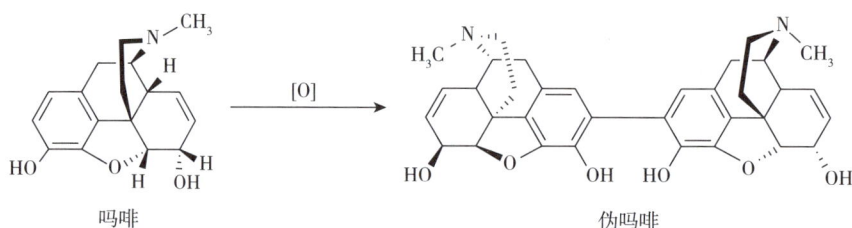

吗啡　　　　　　　　　　　　　　伪吗啡

图 12 - 3　吗啡的氧化过程

（三）异构化反应

异构化通常分光学异构化和几何异构化。光学异构化又分成外消旋化作用和差向异构化。几何异构化包括反式异构体和顺式异构体。如果一个药物的光学异构体或几何异构体之间生理活性不同，在考虑稳定性时要注意是否有异构化反应发生。如毛果芸香碱在碱性条件下，α - 碳原子发生差向异构化作用生成异毛果芸香碱；左旋莨菪碱易发生外消旋化而毒性增大。

其他导致不稳定的化学反应类型还有聚合、光解、脱羧反应等。

第二节　影响中药制剂稳定性的因素及稳定化方法

一、影响中药制剂稳定性的因素

（一）处方因素

1. pH 值　中药制剂有效成分的降解，尤其是水解，如酯类、酰胺类、苷类等有效成分的水解反应主要受 H^+ 或 OH^- 催化，这种催化作用称为专属酸碱催化或特殊酸碱催化。其水解速率与 pH 值关系密切，pH 较低时主要是 H^+ 催化，pH 较高时主要是 OH^- 催化。表示反应速率常数 k 与 pH 关系的图形，称作 pH - 速度图，有多种形状，其中 V 型如图 12 - 4 所示，在 pH - 速度图的最低点对应的横坐标，即为最稳定的 pH，以 pHm 表示。药物的氧化反应也受溶液的 pH 值影响，通常 pH

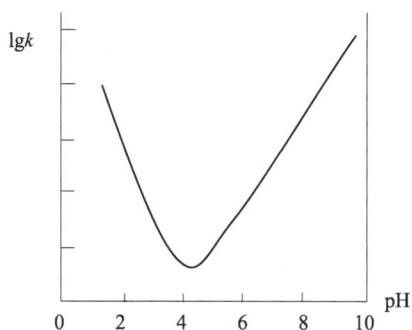

图 12 - 4　pH - 速度图

较低时溶液较稳定，如盐酸吗啡在 pH 值低于 4 时稳定，在 5.5 ~ 7.0 范围内氧化反应加速。

2. 溶剂　溶剂对稳定性影响比较复杂。对含有易水解成分的中药制剂，在药材有效成分提取或配制溶液时，如果选择水为溶剂，则会造成有效成分水解，若采用非水溶剂可减小水解程度。

3. 表面活性剂　表面活性剂可增加某些易水解药物制剂的稳定性，这是由于表面活性剂在溶液中形成的胶束可减少被增溶药物受到 H^+ 或 OH^- 的攻击。但也存在表面活性剂加快某些药物分解而降低药物制剂稳定性的现象。因此，在进行药物制剂处方设计时，应通过试验正确选用表面活性剂。

4. 广义酸碱催化的影响　根据 Bronsted – Lowry 酸碱理论，可给出质子的物质即为广义的酸，可接受质子的物质即为广义的碱。有的药物可被广义的酸碱催化水解，可称为广义的酸碱催化或一般酸碱催化。在许多制剂处方中用到的磷酸盐、枸橼酸盐、醋酸盐、硼酸盐等缓冲液都是广义的酸碱，因此要注意它们对药物的催化作用，应尽量选用没有催化作用的缓冲系统或低浓度缓冲液。

5. 离子强度的影响　在制剂处方中，常会加入一些电解质调节等渗，或加入抗氧剂防止氧化，或加入缓冲剂调节 pH 值，这些均会改变处方中的离子强度。离子强度对降解速度的影响可用式（12 – 10）说明。

$$\log K = \log K_0 + 1.02 Z_A Z_B \sqrt{\mu} \qquad \text{式（12 – 10）}$$

式中，K 是降解速率常数，K_0 是溶液无限稀（$\mu = 0$）时的速率常数，$Z_A Z_B$ 是溶液中解离的药物所带的电荷，μ 是离子强度。

由式（12 – 10）可知，离子强度增加时，若药物离子和与其相互作用的离子带相同电荷，则药物降解反应速率加快；若带相反电荷，则药物降解反应速率下降；若药物为中性分子，则降解反应速率不变（即与离子强度无关）。

6. 辅料　对于栓剂、软膏剂等，药物制剂稳定性可受制剂处方中基质的影响。聚乙二醇若用作阿司匹林栓剂的基质，则可致阿司匹林分解；聚乙二醇若用作氢化可的松软膏的基质，则可促进氢化可的松分解。阿司匹林片的润滑剂若使用硬脂酸钙或硬脂酸镁，则可致阿司匹林溶解度增加、分解加速，故应选择滑石粉或硬脂酸做其润滑剂。

（二）外界因素

1. 温度　温度是外界环境中影响制剂稳定性的重要因素之一。温度对药物水解、氧化等降解反应的影响较大。根据 Van't Hoff 规则，温度每升高 10℃，反应速率增加 2～4 倍。如生物碱阿托品水溶液，在 40℃时，水解 50% 所需时间为 149 小时，而在 59.8℃时水解 50% 所需时间仅为 11.3 小时。中药制剂生产过程中，浸提、浓缩、干燥、加热溶解、灭菌等工艺均需升高温度，特别是某些对热敏感的药物，应注意工艺温度对制剂稳定性的影响。

2. 光线　光是一种辐射能，其能量大小与波长成反比，故紫外线更能激发化学反应。中药制剂有效成分的某些化学变化，如氧化、水解、聚合等反应常可因光线照射而发生。具有酚类结构或具有不饱和双键的化合物等在光照的影响下较易氧化分解，如牛黄中胆红素的颜色变化、莪术油静脉注射液浓度的降低、一些染料的褪色等均为光化降解反应所致。

3. 湿度和水分　水是化学反应的媒介，微量水分可加速许多药物成分的水解、氧化等降解反应。中药固体制剂吸附空气中的水分后，降解反应可在固体表面形成的液膜中进行；同时，含水量的增加，还可导致潮解、结块、生霉变质。对于一些化学稳定性差的药物、易水解的药物，制剂处方中应避免使用吸湿性辅料，制备工艺尽量不使用水，生产环境中的相对湿度严格进行控制，选用密封性好的包装材料。

4. 氧气　空气中的氧气是引起中药制剂氧化的主要因素，药物的氧化反应常为自动氧化过程，制剂中只要有少量氧气的存在，就能引起氧化反应。引发制剂氧化降解的氧气主要来自两个途径，一是氧在水中有一定的溶解度，见表 12 – 1；二是在药物制剂周围的空间或固体制剂的颗粒间隙中，也存在着一定量的氧；因此，各种药物制剂几乎都有与氧接触的机会。药物氧化的结果不仅使有效成分含量降低，还可能改变颜色或出现沉淀，甚至失效、产生有害物质，严重影响制剂的质量。氧气也是需氧菌与霉菌生长的必要条件，如果限制包装中的含氧量，必然减少药品的微生物污染程度。

表 12 - 1　不同温度下平衡时水中氧的溶解度

温度（℃）	0	25	50	100
溶解度（ml/L）	10.19	5.75	3.85	几乎为0

5. 金属离子　制剂中微量金属离子（如铜、铁、钴、镍、锌、铅等）既可来自处方本身（如原辅料、溶剂等），又易从容器以及操作过程中接触的金属设备及工具中获得。微量的金属离子对自动氧化反应有显著的催化作用，如 0.0002mol/L 的 Cu^{2+} 可使维生素 C 的氧化速度增大 10000 倍。此外，金属离子也可与药物形成复合物，使其降解。

6. 包装材料　中药制剂在室温下贮存，主要受光、热、水汽和空气等因素的影响。药品的包装设计要排除热、光、水汽及空气等因素的干扰，同时也要考虑包装材料与药物制剂间的相互作用。常用的包装材料有玻璃、塑料、橡胶和某些金属。玻璃是最常用的包装材料，它性质稳定，密封性好，但盛装液体药剂时往往会溶出碱性物质或产生不溶性脱片。塑料质地轻巧、价格便宜，但透湿透气，塑料中的增塑剂等附加剂能迁移进入溶液、溶液中的物质也能被塑料吸着。橡胶是制备塞子、垫圈等的主要材料，其缺点是吸附主药、抑菌剂等，其成型时加入的填充剂、防老剂等有可能被药物溶液浸出而致污染。金属容器密封性能好，药物不易受污染，但易被氧化剂和酸性物质所腐蚀。包装材料应通过"装样试验"加以选择。

二、提高中药制剂稳定性的方法

（一）延缓水解的稳定化方法

1. 调节 pH 值　为了防止药物的水解，可通过实验或查阅资料找出药物的最稳定 pH 值（pHm），再用酸碱或适当的缓冲剂调节溶液 pH 值，使溶液保持在最稳定的 pH 值范围内。调节 pH 值时要兼顾药物的溶解性、制剂的稳定性、疗效和用药部位的刺激性等因素。

2. 降低温度　药物的水解和其他化学反应一样，温度升高可加速水解反应速度，降低温度有利于药物的稳定性。中药制剂制备中，需注意提取、浓缩、干燥、灭菌等工艺过程中温度对药物稳定性的影响，如血府逐瘀汤提取物在不同温度下干燥，其中芍药苷水解程度不同，85℃干燥芍药苷剩余量平均为 55%，60℃干燥剩余量为 87%。另外，部分药物制剂贮存在低温环境，可延缓降解速度，抑制微生物生长，也是提高制剂稳定性的重要措施。

3. 改变溶剂　在水溶液中易水解的药物，可采用适当浓度的乙醇、丙二醇、甘油等极性较小的溶剂，全部或部分代替水，以避免或延缓药物的水解。如牛磺胆酸钠在人工胃液中的半衰期为 11.37 天，在 25% 乙醇中的半衰期为 60.57 天。

4. 制成固体剂型　某些在水溶液中易水解的药物，可考虑制成片剂、胶囊剂、颗粒剂、粉针剂等固体剂型，是解决药物水解的有效措施之一。

5. 降低湿度　含中药浸膏的固体制剂易吸湿、水解、发霉。为避免吸湿引起的含水量增加，在设计处方时尽量避免使用吸湿性辅料；对生产环境的相对湿度进行控制，如可安装除湿机，以降低空气湿度；采用包衣和防湿包装；在干燥环境下贮存药品等方法以保证制剂稳定性。

（二）延缓氧化的稳定化方法

1. 避光　易被光降解的物质称光敏感物质。对光敏感的药物制剂在处方设计阶段应考虑加抗氧剂；在制备过程应严格避光操作，必要时日光灯用红色玻璃纸包裹；包装与贮藏应采用避光容器或避光技术，如棕色玻璃包装、棕色泡罩包装或在包装容器内衬垫黑纸，避光贮存以提高药物制剂稳定性。

2. 驱除氧气　防止易氧化制剂氧化的根本措施是除氧气。溶解在水中的氧和存在于包装容器空间的氧是药物制剂接触氧的两个主要途径，各种药物制剂均有与氧接触的机会。生产中一般在容器空间及溶液中通入惰性气体，如二氧化碳和氮气，惰性气体可置换其中的氧气，防止氧化反应的发生。应注意二氧化碳溶于水后呈酸性，会改变溶液的 pH 值，可使某些药物产生沉淀。固体制剂可采用真空包装避免氧的影响。

3. 加入抗氧剂 为了防止易氧化药物的自动氧化，在中药制剂中必须加入抗氧剂。抗氧剂本身多具有强还原性，它首先被氧化而保护主药免遭氧化，在此过程中抗氧剂逐渐被消耗。另一些抗氧剂是链反应的阻化剂，能与游离基结合，中断链反应的进行，在此过程中其本身不被消耗。

4. 加入金属络合物 药物制剂中微量金属离子一般来源于原辅料、溶剂、容器、工具等。为避免微量金属离子的催化氧化的影响，应严格控制原辅料和溶剂的质量，尽可能避免与金属器械的接触；同时可以加入依地酸盐（如 0.005% ~ 0.05% 依地酸二钠）等金属络合剂或酒石酸、枸橼酸、磷酸、二巯乙基甘氨酸等附加剂以提高药物制剂的稳定性。有时金属络合剂与亚硫酸盐类抗氧剂联合应用，效果更佳。

5. 调节 pH 值 由于氧化反应的氧化还原电位依赖于 pH，故药物的氧化也受 H^+ 或 OH^- 的影响，液体形态的制剂应调节 pH 在最稳定的范围。

6. 降低温度 在制备和贮存过程中，应适当降低温度，以减少药物的氧化。

（三）稳定化的其他方法

可采用环糊精包合技术或用微囊、微球、脂质体、胶束等制剂技术包封药物；可将药物制成稳定的衍生物、复合物或前药；可改进中药制剂工艺条件；可更换辅料（如新型包衣材料等）；还可通过炒、蒸、煅或曝晒等炮制方法来破坏或抑制中药材中酶的活性。上述方法均可增加中药制剂的稳定性。

> **知识链接**
>
> #### 新工艺、新技术对中药制剂稳定化的影响
>
> 双黄连口服液采用传统水醇法制得后放置一年出现浑浊并有少量沉淀，改为超滤法后放置一年仍澄清且无浑浊沉淀。在玉屏风胶囊的原有国家药品标准中，清膏是采用喷雾干燥工艺，现修订为真空干燥，旨在降低工艺温度，保护制剂中的有效成分黄芪甲苷尽量少受破坏。羟基喜树碱、双氢青蒿素、茜草双酯等易发生水解，但制成 β - 环糊精或羟丙基 - β - 环糊精包合物后，不仅可抑制其水解、增加其热稳定性，还可提高其溶解度。中药制剂要在继承、发扬传统剂型特长的基础上，不断引进现代制药新技术和新方法，将传承精华与守正创新有机结合，逐步实现中药制剂现代化。

第三节 中药制剂稳定性试验

一、稳定性试验的基本要求

药物稳定性试验的目的是考察原料药或制剂在温度、湿度、光线的影响下随时间变化的规律，为药品的生产、包装、贮存、运输条件提供科学依据，同时通过试验确立药品的有效期。

稳定性试验的基本要求是：①稳定性试验包括影响因素试验、加速试验与长期试验。影响因素试验用 1 批原料药物或 1 批制剂进行；如果试验结果不明确，则应加试 2 个批次样品。加速试验与长期试验要求用 3 批供试品进行。②原料药物供试品应是一定规模生产的，供试品量相当于制剂稳定性试验所要求的批量，原料药物合成工艺路线、方法、步骤应与大生产一致。药物制剂供试品应是放大试

验的产品，其处方与工艺应与大生产一致。每批放大试验的规模至少是中试规模。大体积包装的制剂，如静脉输液等，每批放大规模的数量通常应为各项试验所需总量的 10 倍。特殊品种、特殊剂型所需数量根据情况另定。③加速试验与长期试验所用供试品的包装应与拟上市产品一致。其他要求详见《中国药典》收载的原料药物与制剂稳定性试验指导原则。

二、药物制剂稳定性试验方法

（一）影响因素试验

影响因素试验是考察各种极端因素（如高温、光照、反复冻融、振动、氧化、酸碱等相关条件）对产品的影响。药物制剂进行此项试验的目的是考察制剂处方的合理性与生产工艺及包装条件。供试品用 1 批进行，将供试品如片剂、胶囊剂、注射剂（注射用无菌粉末如为西林瓶装，不能打开瓶盖，以保持严封的完整性），除去外包装，并根据试验目的和产品特性考虑是否除去内包装，置适宜的开口容器中，进行高温试验、高湿试验与强光照射试验。

1. 高温试验　供试品开口置适宜的恒温设备中，设置温度一般高于加速试验温度 10℃ 以上，考察时间点应基于制剂本身的稳定性及影响因素试验条件下稳定性的变化趋势设置。可设定 0、5、10、30 天等取样，按稳定性重点考察项目（表 12 - 2）进行检测，若供试品质量有明显变化，则适当降低温度试验。

2. 高湿试验　供试品开口置恒湿密闭容器中，在 25℃ 分别于相对湿度 90% ±5% 条件下放置 10 天，于第 5 天和第 10 天取样，按稳定性重点考察项目（表 12 - 2）要求检测，同时准确称量试验前后供试品的重量，以考察供试品的吸湿潮解性能。

3. 强光照射试验　将供试品开口放在光照箱或其他适宜的光照装置内，光源及其光照度应符合指导原则，于适宜时间取样，按稳定性重点考察项目（表 12 - 2）进行检测，特别要注意供试品的外观变化。

（二）加速试验

加速试验是在加速条件下进行，其目的是通过加速药物制剂的化学或物理变化，探讨药物制剂的稳定性，为处方设计、工艺改进、质量研究、包装改进、运输、贮存提供必要的资料。供试品在温度 40℃ ±2℃，相对湿度 75% ±5% 的条件下放置 6 个月。在至少包括初始和末次等的 3 个时间点（如 0、3、6月）取样，按稳定性重点考察项目（表 12 - 2）进行检测。对于乳剂、混悬剂、软膏剂、乳膏剂、糊剂、凝胶剂、眼膏剂、栓剂、气雾剂、泡腾片及泡腾颗粒的加速试验宜直接在温度 30℃ ±2℃、相对湿度 65% ±5% 的条件下进行。对加速试验所用设备要求及加速试验其他具体要求详见原料药物与制剂稳定性试验指导原则。

（三）长期试验

长期试验是在接近药品的实际贮存条件下进行，其目的是为制订药品有效期提供依据。供试品在温度 25℃ ±2℃，相对湿度 60% ±5% 的条件下放置 12 个月，或在温度 30℃ ±2℃、相对湿度 65% ±5% 的条件下放置 12 个月。基于我国南方与北方气候差异考虑，由研究者选择某一种条件。每 3 个月取样一次，分别于 0、3、6、9、12 个月取样，按稳定性重点考察项目（表 12 - 2）进行检测。12 个月以后，仍需继续考察的，根据产品特性，分别于 18、24、36 个月取样进行检测。将结果与 0 个月比较，以确定药品的有效期。长期试验的其他具体要求详见原料药物与制剂稳定性试验指导原则。

三、中药制剂稳定性考察项目

中药制剂稳定性的考察项目因剂型不同而异，常见剂型的稳定性重点考察项目见表12-2。

表12-2 制剂稳定性重点考察项目参考表

剂型	稳定性重点考察项目
片剂	性状、含量、有关物质、崩解时限或溶出度或释放度
胶囊剂	性状、含量、有关物质、崩解时限或溶出度或释放度、水分，软胶囊要检查内容物有无沉淀
注射剂	性状、含量、pH值、可见异物、不溶性微粒、有关物质，应考察无菌
栓剂	性状、含量、融变时限、有关物质
软膏剂	性状、均匀性、含量、粒度、有关物质
乳膏剂	性状、均匀性、含量、粒度、有关物质、分层现象
糊剂	性状、均匀性、含量、粒度、有关物质
气雾剂（定量）	不同放置方位（正、倒、水平）有关物质、递送剂量均一性、泄漏率
喷雾剂	不同放置方位（正、水平）有关物质、每喷主药含量、递送剂量均一性（混悬型和乳液型定量鼻用喷雾剂）
吸入气雾剂	不同放置方位（正、倒、水平）有关物质、微细粒子剂量、递送剂量均一性、泄漏率
吸入喷雾剂	不同放置方位（正、水平）有关物质、微细粒子剂量、递送剂量均一性、pH值、应考察无菌
吸入粉雾剂	有关物质、微细粒子剂量、递送剂量均一性、水分
吸入液体制剂	有关物质、微细粒子剂量、递送速率及递送总量、pH值、含量、应考察无菌
凝胶剂	性状、均匀性、含量、有关物质、粒度、乳胶剂应检查分层现象
眼用制剂	如为溶液，应考察性状、可见异物、含量、pH值、有关物质品；如为混悬液，还应考察粒度、再分散性；洗眼剂还应考察无菌；眼丸剂应考察粒度与无菌
丸剂	性状、含量、有关物质、溶散时限
糖浆剂	性状、含量、澄清度、相对密度、有关物质、pH值
口服溶液剂	性状、含量、澄清度、有关物质
口服乳剂	性状、含量、分层现象、有关物质
口服混悬剂	性状、含量、沉降体积比、有关物质、再分散性
散剂	性状、含量、粒度、有关物质、外观均匀度
气雾剂（非定量）	不同放置方位（正、倒、水平）有关物质、撤射速率、撤出总量、泄漏率
颗粒剂	性状、含量、粒度、有关物质、溶化性或溶出度或释放度
贴剂（透皮贴剂）	性状、含量、有关物质、释放度、黏附力
冲洗剂、洗剂、灌肠剂	性状、含量、有关物质、分层现象（乳状型）、分散性（混悬型），冲洗剂应考察无菌
搽剂、涂剂、涂膜剂	性状、含量、有关物质、分层现象（乳状型）、分散性（混悬型），涂膜剂还应考察成膜性
耳用制剂	性状、含量、有关物质，耳用散剂、喷雾剂与半固体制剂分别按相关剂型要求检查
鼻用制剂	性状、pH值、含量、有关物质，鼻用散剂、喷雾剂与半固体制剂分别按相关剂型要求检查

目标检测

答案解析

一、选择题

[A型题]

1. 在制剂稳定性研究中，药物含量降低10%所需要的时间称为
   A. 半衰期　　　　　B. 反应速率常数　　　　C. 反应时间
   D. 有效期　　　　　E. 稳定期

2. 经过一个半衰期，药物降解的百分率是

    A. 5%   B. 10%   C. 30%

    D. 50%   E. 90%

3. 苦杏仁苷降解的主要途径是

    A. 脱羧   B. 氧化   C. 光学异构化

    D. 聚合   E. 水解

4. 黄芩素由黄色变成绿色的原因是

    A. 水解   B. 氧化   C. 聚合

    D. 霉变   E. 异构化

5. 影响中药制剂稳定性的处方因素是

    A. 溶剂   B. 光线   C. 温度

    D. 包装材料   E. 湿度

[X 型题]

6. 药物降解主要途径是水解的药物主要有

    A. 酯类   B. 酚类   C. 烯醇类

    D. 苷类   E. 酰胺类

7. 影响中药制剂稳定性的处方因素主要有

    A. pH   B. 辅料   C. 离子强度

    D. 表面活性剂   E. 广义酸碱催化

8. 影响因素试验包括

    A. 高温试验   B. 高湿度试验   C. 强光照射试验

    D. 加速试验   E. 长期试验

二、综合问答题

1. 延缓中药制剂水解的方法有哪些?

2. 延缓中药制剂氧化的方法有哪些?

(王文心)

书网融合……

重点小结   微课   习题

参考文献

［1］李忠文．生物药物制剂技术［M］．北京：中国医药科技出版社，2021.

［2］易东阳，林凤云．中药药剂学［M］．3 版．北京：中国医药科技出版社，2021.

［3］国家药品监督管理局执业药师资格认证中心．药学专业知识（一）［M］．北京：中国医药科技出版社，2023.

［4］奉建芳，毛声俊，冯年平，等．现代中药制剂设计［M］．北京：中国医药科技出版社，2020.

［5］杨明．中药药剂学［M］．5 版．北京：中国中医药出版社，2021.

［6］李范珠，李永吉．中药药剂学［M］．3 版．北京：人民卫生出版社，2022.

［7］黄家利，李忠文．中药药剂技术［M］．3 版．北京：科学出版社，2021.

［8］方亮．药剂学［M］．9 版．北京：人民卫生出版社，2023.

［9］林凤云，李芳，祁秀玲．药剂学［M］．北京：高等教育出版社，2020.

［10］胡英，张炳盛．药物制剂技术［M］．北京：中国医药科技出版社，2021.

［11］朱照静，张荷兰．药剂学［M］．2 版．北京：中国医药科技出版社，2021.

［12］丁立，郭幼红．药物制剂技术［M］．北京：高等教育出版社，2020.